国家卫生健康委员会“十三五”规划教材
全国中医药高职高专教育教材

供康复治疗技术、中医学、针灸推拿、中医骨伤等专业用

中医养生康复技术

第 3 版

主　　编　王德瑜　邓　沂

副 主 编　郭延东　雷龙鸣　陈书敏　黄　萍

编　　委　（按姓氏笔画排序）

王德瑜（湖南中医药高等专科学校）
邓　沂（安徽中医药高等专科学校）
安丽凤（黑龙江中医药大学佳木斯学院）
许卫平（湖南中医药高等专科学校）
李　丰（江西中医药高等专科学校）
李丽英（山东医学高等专科学校）
李秀坤（四川中医药高等专科学校）
张艳艳（黑龙江护理高等专科学校）
陈书敏（湖北中医药高等专科学校）
周少林（江苏医药职业学院）
郭延东（南阳医学高等专科学校）
黄　萍（四川护理职业学院）
雷龙鸣（广西中医药大学第一附属医院）
廖韧赟（安徽中医药高等专科学校）

人民卫生出版社

图书在版编目（CIP）数据

中医养生康复技术 / 王德瑜，邓沂主编.—3版
.—北京：人民卫生出版社，2019
ISBN 978-7-117-28523-0

Ⅰ.①中… Ⅱ.①王…②邓… Ⅲ.①养生（中医）－康复医学－高等职业教育－教材 Ⅳ.①R247.9

中国版本图书馆CIP数据核字（2019）第099858号

中医养生康复技术
第3版

主　　编：王德瑜　邓　沂
出版发行：人民卫生出版社（中继线 010-59780011）
地　　址：北京市朝阳区潘家园南里19号
邮　　编：100021
E - mail：pmph @ pmph.com
购书热线：010-59787592　010-59787584　010-65264830
印　　刷：中农印务有限公司
经　　销：新华书店
开　　本：787×1092　1/16　**印张**：18
字　　数：415千字
版　　次：2010年7月第1版　2019年6月第3版
2025年12月第3版第12次印刷（总第20次印刷）
标准书号：ISBN 978-7-117-28523-0
定　　价：52.00元

《中医养生康复技术》数字增值服务编委会

主　　编　王德瑜　邓　沂

副 主 编　郭延东　雷龙鸣　陈书敏　黄　萍

编　　委　（按姓氏笔画排序）

王德瑜（湖南中医药高等专科学校）
邓　沂（安徽中医药高等专科学校）
安丽凤（黑龙江中医药大学佳木斯学院）
许卫平（湖南中医药高等专科学校）
李　丰（江西中医药高等专科学校）
李丽英（山东医学高等专科学校）
李秀坤（四川中医药高等专科学校）
张艳艳（黑龙江护理高等专科学校）
陈书敏（湖北中医药高等专科学校）
周少林（江苏医药职业学院）
郭延东（南阳医学高等专科学校）
黄　萍（四川护理职业学院）
雷龙鸣（广西中医药大学第一附属医院）
廖韧赟（安徽中医药高等专科学校）

修 订 说 明

为了更好地推进中医药职业教育教材建设，适应当前我国中医药职业教育教学改革发展的形势与中医药健康服务技术技能人才的要求，贯彻落实《国家中长期教育改革和发展规划纲要（2010—2020年）》《医药卫生中长期人才发展规划（2011—2020年）》《中医药发展战略规划纲要（2016—2030年）》精神，做好新一轮中医药职业教育教材建设工作，人民卫生出版社在教育部、国家卫生健康委员会、国家中医药管理局的领导下，组织和规划了第四轮全国中医药高职高专教育、国家卫生健康委员会"十三五"规划教材的编写和修订工作。

本轮教材修订之时，正值《中华人民共和国中医药法》正式实施之际，中医药职业教育迎来发展大好的际遇。为做好新一轮教材出版工作，我们成立了第四届中医药高职高专教育教材建设指导委员会和各专业教材评审委员会，以指导和组织教材的编写和评审工作；按照公开、公平、公正的原则，在全国1 400余位专家和学者申报的基础上，经中医药高职高专教育教材建设指导委员会审定批准，聘任了教材主编、副主编和编委；确立了本轮教材的指导思想和编写要求，全面修订全国中医药高职高专教育第四轮规划教材，即中医学、中药学、针灸推拿、护理、医疗美容技术、康复治疗技术6个专业83门教材。

第四轮全国中医药高职高专教育教材具有以下特色：

1. 定位准确，目标明确 教材的深度和广度符合各专业培养目标的要求和特定学制、特定对象、特定层次的培养目标，力求体现"专科特色、技能特点、时代特征"，既体现职业性，又体现其高等教育性，注意与本科教材、中专教材的区别，适应中医药职业人才培养要求和市场需求。

2. 谨守大纲，注重三基 人卫版中医药高职高专教材始终坚持"以教学计划为基本依据"的原则，强调各教材编写大纲一定要符合高职高专相关专业的培养目标与要求，以培养目标为导向、职业岗位能力需求为前提、综合职业能力培养为根本，同时注重基本理论、基本知识和基本技能的培养和全面素质的提高。

3. 重点考点，突出体现 教材紧扣中医药职业教育教学活动和知识结构，以解决目前各高职高专院校教材使用中的突出问题为出发点和落脚点，体现职业教育对人才的要求，突出教学重点和执业考点。

4. 规划科学，详略得当 全套教材严格界定职业教育教材与本科教材、毕业后教育教材的知识范畴，严格把握教材内容的深度、广度和侧重点，突出应用型、技能型教育内容。基础课教材内容服务于专业课教材，以"必须、够用"为度，强调基本技能的培养；专业课教材紧密围绕专业培养目标的需要进行选材。

5. 体例设计，服务学生 本套教材的结构设置、编写风格等坚持创新，体现以学生为中心的编写理念，以实现和满足学生的发展为需求。根据上一版教材体例设计在教学中的反馈意见，将“学习要点”“知识链接”“复习思考题”作为必设模块，“知识拓展”“病案分析(案例分析)”“课堂讨论”“操作要点”作为选设模块，以明确学生学习的目的性和主动性，增强教材的可读性，提高学生分析问题、解决问题的能力。

6. 强调实用，避免脱节 贯彻现代职业教育理念。体现“以就业为导向，以能力为本位，以发展技能为核心”的职业教育理念。突出技能培养，提倡“做中学、学中做”的“理实一体化”思想，突出应用型、技能型教育内容。避免理论与实际脱节、教育与实践脱节、人才培养与社会需求脱节的倾向。

7. 针对岗位，学考结合 本套教材编写按照职业教育培养目标，将国家职业技能的相关标准和要求融入教材中。充分考虑学生考取相关职业资格证书、岗位证书的需要，与职业岗位证书相关的教材，其内容和实训项目的选取涵盖相关的考试内容，做到学考结合，体现了职业教育的特点。

8. 纸数融合，坚持创新 新版教材最大的亮点就是建设纸质教材和数字增值服务融合的教材服务体系。书中设有自主学习二维码，通过扫码，学生可对本套教材的数字增值服务内容进行自主学习，实现与教学要求匹配、与岗位需求对接、与执业考试接轨，打造优质、生动、立体的学习内容。教材编写充分体现与时代融合、与现代科技融合、与现代医学融合的特色和理念，适度增加新进展、新技术、新方法，充分培养学生的探索精神、创新精神；同时，将移动互联、网络增值、慕课、翻转课堂等新的教学理念和教学技术、学习方式融入教材建设之中，开发多媒体教材、数字教材等新媒体形式教材。

人民卫生出版社医药卫生规划教材经过长时间的实践与积累，其中的优良传统在本轮修订中得到了很好的传承。在中医药高职高专教育教材建设指导委员会和各专业教材评审委员会指导下，经过调研会议、论证会议、主编人会议、各专业编写会议、审定稿会议，确保了教材的科学性、先进性和实用性。参编本套教材的近 1 000 位专家，来自全国 40 余所院校，从事高职高专教育工作多年，业务精纯，见解独到。谨此，向有关单位和个人表示衷心的感谢！希望各院校在教材使用中，在改革的进程中，及时提出宝贵意见或建议，以便不断修订和完善，为下一轮教材的修订工作奠定坚实的基础。

人民卫生出版社有限公司

2018 年 4 月

全国中医药高职高专院校第四轮规划教材书目

教材序号	教材名称	主编	适用专业
1	大学语文(第4版)	孙　洁	中医学、针灸推拿、中医骨伤、护理等专业
2	中医诊断学(第4版)	马维平	中医学、针灸推拿、中医骨伤、中医美容等专业
3	中医基础理论(第4版)*	陈　刚　徐宜兵	中医学、针灸推拿、中医骨伤、护理等专业
4	生理学(第4版)*	郭争鸣　唐晓伟	中医学、中医骨伤、针灸推拿、护理等专业
5	病理学(第4版)	苑光军　张宏泉	中医学、护理、针灸推拿、康复治疗技术等专业
6	人体解剖学(第4版)	陈晓杰　孟繁伟	中医学、针灸推拿、中医骨伤、护理等专业
7	免疫学与病原生物学(第4版)	刘文辉　田维珍	中医学、针灸推拿、中医骨伤、护理等专业
8	诊断学基础(第4版)	李广元　周艳丽	中医学、针灸推拿、中医骨伤、护理等专业
9	药理学(第4版)	侯　晞	中医学、针灸推拿、中医骨伤、护理等专业
10	中医内科学(第4版)*	陈建章	中医学、针灸推拿、中医骨伤、护理等专业
11	中医外科学(第4版)*	尹跃兵	中医学、针灸推拿、中医骨伤、护理等专业
12	中医妇科学(第4版)	盛　红	中医学、针灸推拿、中医骨伤、护理等专业
13	中医儿科学(第4版)*	聂绍通	中医学、针灸推拿、中医骨伤、护理等专业
14	中医伤科学(第4版)	方家选	中医学、针灸推拿、中医骨伤、护理、康复治疗技术专业
15	中药学(第4版)	杨德全	中医学、中药学、针灸推拿、中医骨伤、康复治疗技术等专业
16	方剂学(第4版)*	王义祁	中医学、针灸推拿、中医骨伤、康复治疗技术、护理等专业

续表

教材序号	教材名称	主编	适用专业
17	针灸学(第4版)	汪安宁　易志龙	中医学、针灸推拿、中医骨伤、康复治疗技术等专业
18	推拿学(第4版)	郭　翔	中医学、针灸推拿、中医骨伤、护理等专业
19	医学心理学(第4版)	孙　萍　朱　玲	中医学、针灸推拿、中医骨伤、护理等专业
20	西医内科学(第4版)*	许幼晖	中医学、针灸推拿、中医骨伤、护理等专业
21	西医外科学(第4版)	朱云根　陈京来	中医学、针灸推拿、中医骨伤、护理等专业
22	西医妇产科学(第4版)	冯　玲　黄会霞	中医学、针灸推拿、中医骨伤、护理等专业
23	西医儿科学(第4版)	王龙梅	中医学、针灸推拿、中医骨伤、护理等专业
24	传染病学(第3版)	陈艳成	中医学、针灸推拿、中医骨伤、护理等专业
25	预防医学(第2版)	吴　娟　张立祥	中医学、针灸推拿、中医骨伤、护理等专业
1	中医学基础概要(第4版)	范俊德　徐迎涛	中药学、中药制药技术、医学美容技术、康复治疗技术、中医养生保健等专业
2	中药药理与应用(第4版)	冯彬彬	中药学、中药制药技术等专业
3	中药药剂学(第4版)	胡志方　易生富	中药学、中药制药技术等专业
4	中药炮制技术(第4版)	刘　波	中药学、中药制药技术等专业
5	中药鉴定技术(第4版)	张钦德	中药学、中药制药技术、中药生产与加工、药学等专业
6	中药化学技术(第4版)	吕华瑛　王　英	中药学、中药制药技术等专业
7	中药方剂学(第4版)	马　波　黄敬文	中药学、中药制药技术等专业
8	有机化学(第4版)*	王志江　陈东林	中药学、中药制药技术、药学等专业
9	药用植物栽培技术(第3版)*	宋丽艳　汪荣斌	中药学、中药制药技术、中药生产与加工等专业
10	药用植物学(第4版)*	郑小吉　金　虹	中药学、中药制药技术、中药生产与加工等专业
11	药事管理与法规(第3版)	周铁文	中药学、中药制药技术、药学等专业
12	无机化学(第4版)	冯务群	中药学、中药制药技术、药学等专业
13	人体解剖生理学(第4版)	刘　斌	中药学、中药制药技术、药学等专业
14	分析化学(第4版)	陈哲洪　鲍　羽	中药学、中药制药技术、药学等专业
15	中药储存与养护技术(第2版)	沈　力	中药学、中药制药技术等专业

续表

教材序号	教材名称	主编	适用专业
1	中医护理(第3版)*	王　文	护理专业
2	内科护理(第3版)	刘　杰　吕云玲	护理专业
3	外科护理(第3版)	江跃华	护理、助产类专业
4	妇产科护理(第3版)	林　萍	护理、助产类专业
5	儿科护理(第3版)	艾学云	护理、助产类专业
6	社区护理(第3版)	张先庚	护理专业
7	急救护理(第3版)	李延玲	护理专业
8	老年护理(第3版)	唐凤平　郝　刚	护理专业
9	精神科护理(第3版)	井霖源	护理、助产专业
10	健康评估(第3版)	刘惠莲　滕艺萍	护理、助产专业
11	眼耳鼻咽喉口腔科护理(第3版)	范　真	护理专业
12	基础护理技术(第3版)	张少羽	护理、助产专业
13	护士人文修养(第3版)	胡爱明	护理专业
14	护理药理学(第3版)*	姜国贤	护理专业
15	护理学导论(第3版)	陈香娟　曾晓英	护理、助产专业
16	传染病护理(第3版)	王美芝	护理专业
17	康复护理(第2版)	黄学英	护理专业
1	针灸治疗(第4版)	刘宝林	针灸推拿专业
2	针法灸法(第4版)*	刘　茜	针灸推拿专业
3	小儿推拿(第4版)	刘世红	针灸推拿专业
4	推拿治疗(第4版)	梅利民	针灸推拿专业
5	推拿手法(第4版)	那继文	针灸推拿专业
6	经络与腧穴(第4版)*	王德敬	针灸推拿专业
1	医学美学(第3版)	周红娟	医疗美容技术等专业
2	美容辨证调护技术(第3版)	陈美仁	医疗美容技术等专业
3	美容中药方剂学(第3版)*	黄丽萍　姜　醒	医疗美容技术等专业

续表

教材序号	教材名称	主编	适用专业
4	美容业经营与管理(第3版)	申芳芳	医疗美容技术等专业
5	美容心理学(第3版)*	陈　敏　汪启荣	医疗美容技术等专业
6	美容外科学概论(第3版)	贾小丽	医疗美容技术等专业
7	美容实用技术(第3版)	张丽宏	医疗美容技术等专业
8	美容皮肤科学(第3版)	陈丽娟	医疗美容技术等专业
9	美容礼仪与人际沟通(第3版)	位汶军　夏　曼	医疗美容技术等专业
10	美容解剖学与组织学(第3版)	刘荣志	医疗美容技术等专业
11	美容保健技术(第3版)	陈景华	医疗美容技术等专业
12	化妆品与调配技术(第3版)	谷建梅	医疗美容技术等专业
1	康复评定(第3版)	孙　权　梁　娟	康复治疗技术等专业
2	物理治疗技术(第3版)	林成杰	康复治疗技术等专业
3	作业治疗技术(第3版)	吴淑娥	康复治疗技术等专业
4	言语治疗技术(第3版)	田　莉	康复治疗技术等专业
5	中医养生康复技术(第3版)	王德瑜　邓　沂	康复治疗技术等专业
6	临床康复学(第3版)	邓　倩	康复治疗技术等专业
7	临床医学概要(第3版)	周建军　符逢春	康复治疗技术等专业
8	康复医学导论(第3版)	谭　工	康复治疗技术等专业

*为“十二五”职业教育国家规划教材

第四届全国中医药高职高专教育教材建设指导委员会

主任委员　方家选　胡志方

副主任委员　（按姓氏笔画排序）

王义祁　王之虹　刘　斌　李　丽　何文彬
张立祥　张先庚　陈　刚　陈林兴　周建军
秦晓明　郭争鸣

委　　员　（按姓氏笔画排序）

王秀兰　卞　瑶　孔令俭　刘　勇　李灿东
李治田　李景儒　李榆梅　吴　彬　张　科
张美林　张登山　张震云　陈文松　陈玉奇
陈景华　金玉忠　周忠民　顾　强　徐家正
唐家奇　曹世奎　龚晋文　董维春　董辉光
谭　工　潘年松

秘　　书　滕艺萍　范　真　马光宇

第四届全国中医药高职高专康复治疗技术专业教材评审委员会

主任委员　周建军

副主任委员　姚应水　王　飞

委　　员　王德敬　刘　茜　那继文　孙　权
张建中　袁荣高　符逢春

前言

中医养生康复技术涵盖中医药多学科内容，探讨和阐释中医养生保健、疾病康复技术基本理论、实用技术和临床运用，又是中医药体系中最具特色的专业基础课程之一。随着社会的发展和进步，养生康复贯穿人们生命（生、长、壮、老）的全过程，中医养生康复技术的运用，越来越受到人们的喜爱和关注，渗透到人们生活、工作之中，无处不在，无时不有。本教材是在人民卫生出版社指导下，组织全国中医药高等专科学校相关专家编写，遵循专业培养目标的要求，以培养基本技能为目的，淡化学科的独立性、完整性和系统性意识，注重突出应用型、技能型教育内容，严格把握教材内容的深度、广度和侧重点，力求生活化，以适应新时代的需要。

《中医养生康复技术》教材修订后的内容分为上、中、下三篇，上篇是基本理论；中篇是常用养生康复技术，包括精神情志、饮食药膳、传统功法、生活起居、中医审因和中医特色等养生康复技术；下篇是实践运用，主要是常见疾病与常见不适症的中医养生康复技术运用。本教材特点是理论知识以“实用、够用”为原则，重在养生康复技术和临床常见疾病与不适症的适宜技术运用，每章前以“学习要点”导入，部分章节中插入“知识链接”“案例分析”模块，章节后列有“复习思考题”，丰富了教材内容。书中还配有二维码，扫码即可观看配套视频、PPT 教学课件、“扫一扫、知重点”“扫一扫、测一测”等数字增值服务内容，使教材易学、易用、活泼、通俗，让人们在生活和临床工作中，随时可以学习，丰富养生康复知识和技术。

本教材既可作为高职高专康复治疗技术专业的专业基础课和中医学、针灸推拿等专业的选修教材，也可作为从事中医养生康复技术的医务工作者的参考读物，同时还可作为对中医养生康复感兴趣的广大爱好者的科普读物。

《中医养生康复技术》知识涉及诸多学科，可供借鉴的成熟教材较少，虽然我们在编写过程中力求实用、通俗，但限于编者的专业水平、编写经验及编写时间有限，疏漏与谬误之处在所难免，恳请广大师生和读者提出宝贵意见，以便再版时修订完善。

《中医养生康复技术》编委会

2019 年 3 月

目　录

上篇　基本理论

第一章　概论 …… 2
第一节　中医养生康复技术的概念与特点 …… 2
一、中医养生康复技术的概念 …… 2
二、中医养生康复技术的特点 …… 4
第二节　中医养生康复技术的学习方法 …… 6
一、学习理论知识,重视临床实践 …… 6
二、勤学苦练技术,莫误一招一式 …… 6
三、亲手操作训练,切勿眼巧手拙 …… 6
四、修身养性正己,言行动情待人 …… 7
五、感悟天地灵气,体会自然魅力 …… 7

第二章　中医养生康复技术基础理论 …… 8
第一节　中医养生康复技术的基本理论 …… 8
一、阴阳互根,协调平衡 …… 8
二、天人相应,形神合一 …… 9
三、五脏坚固,脾肾为本 …… 10
四、经络畅通,血脉和调 …… 11
五、精气充沛,津血布扬 …… 11
六、三因致病,重在七情 …… 12
第二节　中医养生康复技术的基本原则 …… 13
一、调和阴阳,阴阳并重 …… 13
二、形神共养,养神为先 …… 14
三、协调脏腑,重在脾肾 …… 15
四、疏通经络,行气活血 …… 17
五、保精养气,起居有常 …… 19
六、扶正祛邪,扶正为主 …… 20

七、避邪护正,顺应自然 …… 22
八、动静结合,劳逸适度 …… 23
九、杂合调治,辨证施术 …… 24

中篇　常用技术

第三章　精神情志养生康复技术 …… 28
第一节　精神情志活动与健康 …… 28
一、精神情志的性质 …… 29
二、精神情志致病的特点 …… 30
第二节　精神情志养生康复原则 …… 32
一、形神合一 …… 32
二、立志养德 …… 33
三、开朗乐观 …… 34
四、心理平衡 …… 34
第三节　精神情志养生康复技术 …… 35
一、愉悦法 …… 35
二、节制法 …… 36
三、疏泄法 …… 37
四、转移法 …… 38
五、情志制约法 …… 39
六、顺时调神法 …… 41

第四章　饮食药膳养生康复技术 …… 44
第一节　饮食养生康复技术 …… 44
一、饮食营养代谢与作用 …… 44
二、饮食有节,食温适宜 …… 46
三、合理搭配,调和食性 …… 48
四、进食保健,食后养生 …… 51
五、饮食康复,病后调养 …… 52
第二节　药膳养生康复技术 …… 53
一、食疗药膳概况介绍 …… 53
二、药膳常用制作技术 …… 56
三、药膳养生康复举例 …… 57

第五章　传统功法养生康复技术 …… 60
第一节　传统功法养生康复原则 …… 61
一、松静自然 …… 61
二、动静结合 …… 62
三、练养相兼 …… 62

四、循序渐进 …… 63
五、持之以恒 …… 63
第二节 放松功 …… 64
一、适用范围 …… 64
二、注意事项 …… 64
三、动作要领 …… 65
第三节 内养功 …… 66
一、适用范围 …… 67
二、注意事项 …… 67
三、动作要领 …… 67
第四节 易筋经 …… 69
一、适用范围 …… 70
二、注意事项 …… 70
三、动作要领 …… 70
第五节 八段锦 …… 87
一、注意事项 …… 87
二、动作要领 …… 88
第六节 防治颈肩痛的医疗练功 …… 94
第七节 防治腰背痛的医疗练功 …… 101
第八节 防治臀腿痛的医疗练功 …… 107
第九节 防治四肢关节疼痛的医疗练功 …… 113
第十节 防治脏腑功能紊乱的医疗练功 …… 119
一、作用 …… 119
二、操作程序 …… 119
三、注意事项 …… 124

第六章 生活起居养生康复技术 …… 126
第一节 起居养生康复技术 …… 126
一、起居有常 …… 126
二、安卧有方 …… 128
第二节 劳逸养生康复技术 …… 132
一、劳逸适度的保健作用 …… 132
二、劳逸失度的危害作用 …… 133
三、劳逸适度的具体要求 …… 133
第三节 服饰养生康复技术 …… 134
一、着装保健的原则 …… 134
二、着装增减的宜忌 …… 135
第四节 房事养生康复技术 …… 136
一、房事及其健康 …… 136
二、房事养生康复原则 …… 137

三、房事养生康复方法 …… 137
四、房事禁忌 …… 139
第五节　排便养生康复技术 …… 140
一、大便须通畅 …… 140
二、小便宜清利 …… 141

第七章　中医审因养生康复技术 …… 143
第一节　地域环境养生康复技术 …… 143
一、地域环境与养生康复 …… 143
二、居住环境与养生康复 …… 145
三、居室设置与养生康复 …… 147
第二节　时间季节养生康复技术 …… 150
一、春季养生康复技术 …… 150
二、夏季养生康复技术 …… 151
三、秋季养生康复技术 …… 153
四、冬季养生康复技术 …… 154
第三节　各种体质养生康复技术 …… 156
一、体质差异形成的常见原因 …… 156
二、常见体质与养生康复要点 …… 159
第四节　不同部位养生康复技术 …… 165
一、头颈部位保健 …… 165
二、胸背部位保健 …… 172
三、腰腹部位保健 …… 173
四、四肢部位保健 …… 174

第八章　中医特色养生康复技术 …… 176
第一节　推拿养生康复技术 …… 176
一、基本操作 …… 176
二、注意事项 …… 179
三、临床应用 …… 179
第二节　足疗养生康复技术 …… 179
一、基本操作 …… 180
二、注意事项 …… 188
三、临床应用 …… 189
第三节　艾灸养生康复技术 …… 189
一、基本操作 …… 190
二、注意事项 …… 191
三、临床应用 …… 192
第四节　火罐养生康复技术 …… 193
一、罐的种类 …… 193

二、基本操作 …… 194
三、注意事项 …… 195
四、临床应用 …… 195
第五节　刮痧养生康复技术 …… 195
一、基本操作 …… 196
二、注意事项 …… 197
三、临床应用 …… 197
第六节　沐浴养生康复技术 …… 197
一、药浴 …… 198
二、温泉水浴 …… 199
三、泥沙浴 …… 200

下篇　实践运用

第九章　常见疾病中医养生康复技术 …… 202
第一节　脑卒中 …… 202
一、概述 …… 202
二、病因病机 …… 202
三、辨证分型 …… 203
四、养生康复技术 …… 203
第二节　脊髓损伤 …… 206
一、概述 …… 206
二、病因病机 …… 206
三、辨证分型 …… 207
四、养生康复技术 …… 207
第三节　脑性瘫痪 …… 208
一、概述 …… 208
二、病因病机 …… 209
三、辨证分型 …… 209
四、养生康复技术 …… 209
第四节　骨关节炎 …… 211
一、概述 …… 211
二、病因病机 …… 212
三、辨证分型 …… 212
四、养生康复技术 …… 212
第五节　骨质疏松症 …… 215
一、概述 …… 216
二、病因病机 …… 216
三、辨证分型 …… 216
四、养生康复技术 …… 217

第六节　颈椎病 …… 220
一、概述 …… 220
二、病因病机 …… 220
三、辨证分型 …… 220
四、养生康复技术 …… 221
第七节　腰椎间盘突出症 …… 224
一、概述 …… 224
二、病因病机 …… 224
三、辨证分型 …… 224
四、养生康复技术 …… 225
第八节　原发性高血压 …… 228
一、概述 …… 228
二、病因病机 …… 228
三、辨证分型 …… 228
四、养生康复技术 …… 229
第九节　冠心病 …… 231
一、概述 …… 231
二、病因病机 …… 231
三、辨证分型 …… 232
四、养生康复技术 …… 232
第十节　糖尿病 …… 234
一、概述 …… 234
二、病因病机 …… 235
三、辨证分型 …… 235
四、养生康复技术 …… 235
第十一节　慢性阻塞性肺疾病 …… 237
一、概述 …… 237
二、病因病机 …… 238
三、辨证分型 …… 238
四、养生康复技术 …… 239
第十二节　癌症 …… 241
一、概述 …… 241
二、病因病机 …… 242
三、辨证分型 …… 242
四、养生康复技术 …… 242

第十章　常见不适症中医养生康复技术 …… 246
第一节　老年人常见不适症 …… 246
一、概述 …… 246
二、老年人常见的不适症 …… 246

第二节　成年男性常见不适症 …… 250
一、概述 …… 250
二、成年男性常见的不适症 …… 250
第三节　成年女性常见不适症 …… 253
一、概述 …… 253
二、成年女性常见的不适症 …… 254
第四节　少儿常见不适症 …… 257
一、概述 …… 258
二、少儿常见的不适症 …… 258

主要参考书目 …… 262

上篇

基本理论

PPT 课件

01章PPT

扫一扫 知重点

第一章

概　　论

学习要点

1. 中医养生、中医康复、中医养生技术、中医康复技术的概念。
2. 中医养生康复技术的特点。
3. 中医养生康复技术的学习方法。

有着悠久历史、独特理论、丰富技术、显著成效的中医养生康复技术，是中医学宝藏中的一颗璀璨明珠，亦是中华民族优秀传统文化中的瑰宝。近年来，随着国家社会经济的发展和人们生活水平的提高，中医养生康复技术得到空前的重视和长足的发展，越来越显示出其强大的生命力和维护民众健康的卓越价值。

第一节　中医养生康复技术的概念与特点

一、中医养生康复技术的概念

中医养生康复技术，是指中医传统的养生和康复的手段与方法。虽然中医养生与中医康复是两个不同的概念，中医养生学和中医康复学也是两个性质不同的中医学分支学科，但由于二者有着共同的学术渊源、理论基础，许多养生的技术也是康复的常用技术，如情志调摄、饮食调摄、传统健身功法、针刺灸疗、推拿按摩、食疗药膳、浴身足浴等即为二者常用的技术。因此，通常把有关养生和康复的传统方法和手段，统称为中医养生康复技术。

（一）中医养生技术的概念

"养生"，古称"摄生""保生""卫生"等，偏重于老年养生者则称为"寿老""寿亲""寿世"等，其中多称为养生、摄生。养生一词最早见于《庄子·内篇·养生主》，《黄帝内经》中也多次出现，摄生一词最早见于《道德经·下篇·第五十章》。养生、摄生，即保养生命、调摄生命，是指根据生命发展的规律，主要通过自我调摄为手段，采取能够颐养身心、预防疾病、增进健康、延年益寿的技术所进行的各种保健活动。

知识链接

健 康

中医学对健康的认识：一是身躯脏腑气血无异常变化，二是人体形体与精神和谐，三是人体能适应外界环境，四是道德高尚。健康就是和谐，即人体内部脏腑气血和谐、形体与精神和谐、人体与自然和社会和谐。由于道德高尚，可保持正常的心理与情志活动，有促进健康与长寿的作用，因此道德健康是健康的最高境界。

WHO 对健康的最新定义（1990 年）：一个人在躯体健康、心理健康、社会适应良好和道德健康四个方面皆健全才算健康。

中医养生技术，是指在中医理论指导下，以自我调摄为主，所采用的能够颐养身心、预防疾病、增进健康、延年益寿的各种手段和方法。常用的中医养生技术可分为情志养生、饮食养生、传统健身功法养生、生活起居养生、审因养生以及药物内服外用、针刺灸疗、推拿按摩、食疗药膳、浴身足浴等特色养生等。其中每类养生法又包含若干种具体的养生技术，如传统健身功法养生中就有五禽戏、八段锦、易筋经、太极拳等技术。

知识链接

养生与保健

养生是中医学特有的概念。保健作为医学专用术语，是近代西医学传入以后才有的，它是指集体和个人所采取的医疗预防和卫生防疫相结合的综合措施。

养生与保健，若从个体保健角度而言，两者的含义基本上是一致的，因此现代中医学一般将其称为“中医养生”或“中医养生保健”。

（二）中医康复技术的概念

“康复”一词，中医学很早就有使用，在历代医学文献中又称为“平复”“康健”“康强”“康宁”“复旧”等。据《尔雅 · 释诂》“康，安也”，《尔雅 · 释言》“复，反也”的记载，康复的含义为恢复健康或身体平安。“康复”一词首见于《旧唐书 · 卷六》，作为医学概念则始见于明 · 龚廷贤《万病回春 · 后序》。中医古医籍中“康复”的含义约有三种：一指疾病的治愈和健康的恢复；二指精神情志的康复；三指正气的复原。进入 20 世纪 80 年代，随着社会的发展，现代康复学的兴起和介入，中医学中“康复”的内涵也发生了变化，一是明确康复的对象主要是残疾者，以及慢性病、老年病等有各种功能障碍者，二是提出功能康复是康复医学的立足点。因此，当代中医学中的“康复”与现代康复学中的“康复”，其概念基本一致。

中医康复技术，是指在中医理论指导下，针对残疾人士，以及慢性病、老年病及急性病后期患者，所采用的有利于残疾、功能障碍者功能康复的各种方法和训练手段。中医康复技术的范围很广，任何可以恢复机体功能和改善人们生活质量的中医治疗手段和方法均属于中医康复技术，而不拘泥于归内治法或属外治法，也不拘泥于是养生保健方法还是临床医疗方法。诸如药物内服外用、针刺灸疗、推拿按摩、食疗药膳、浴身足浴、情志调摄、饮食调摄、传统健身功法、拔火罐、刮痧，甚至舞蹈戏曲、琴棋书画等，均可用于康复治疗。

（三）中医养生技术与康复技术的关系

我国古代，中医养生技术与康复技术之间并无严格的界限。从广义来看，中医养生技术包含了未病养生技术与疾病养生技术两方面的内容，后者又具有现代康复技术的康复宗旨，就是通过施行相关技术使残疾者以及老年病、慢性病等患有各种功能障碍者恢复机体的功能，以便更好地回归社会。只是在中医学漫长的发展过程中，并未将其系统化、规范化和独立化。近年来由于康复医学发展迅猛，中医养生技术因此也逐渐被应用于康复医疗中，成为康复技术的重要组成部分。

中医养生学与中医康复学，均为中医学的分支，其伴随着中医临床医学的发展而发展，有着相同的学术渊源、共同的理论基础，许多疾病治疗的手段常用于养生和康复实践之中，诸多养生的技术也是康复的常用技术。中医养生技术适用于未病即不良体质及亚健康等目前“健康”者，作用主要是增进健康、延年益寿；中医康复技术适用于病后即残疾者以及慢性病、老年病而有各种功能障碍者，作用主要是恢复功能、回归社会。可见二者理论基础相通，适用对象和目的意义有别，有时很难截然分开。但二者也并不是完全相同，譬如一些动作猛烈的武术、刺激性强烈的冬泳等方法和措施，只能作为健康人的养生技术，而不能作为残疾或病伤者的康复技术使用。

知识链接

中医养生康复技术与中医临床医学

中医养生学与西医学的预防医学相当，属于第一医学范畴，中医养生技术针对健康人及亚健康者，主要作用是颐养身心、预防疾病、增进健康、延年益寿。

中医康复学属于第三医学范畴，中医康复技术针对残疾者以及慢性病、老年病等患有各种功能障碍者，主要作用是恢复功能、回归社会。

中医临床医学属于第二医学范畴，针对各种患病的人群，主要作用是治愈疾病。

二、中医养生康复技术的特点

中医养生康复技术有着悠久的历史、独特的理论、丰富的内容、卓越的效果。自古以来，中国人、外国人、东方人、西方人对养生保健、疾病康复，都进行了长期大量的探索和实践。但由于各自的文化背景不同，其养生康复的观点和方法也有差异。中医养生康复是在中华民族文化背景下，在中医学基础之上发生发展起来的，有其自身固有的特点。

（一）独特完善架构的养生康复理论体系

中医养生康复理论，根植于中医学，是从实践经验中总结、升华出来的，历经数千年，以其博大精深的理论、丰富多彩的方法、卓有成效的效果闻名于世。其从“天人相应”“形神合一”的整体观念为出发点，去认识人体生命活动及人和自然、社会的关系。特别强调人和自然环境、社会环境的协调统一，生理与心理的协调一致，以及体内气化的升降相因，并运用阴阳五行学说、脏腑经络理论来阐述人体生理病理的变化、生老病死的规律。特别把精、气、神作为人体三宝，作为养生康复的核心，进而确定了指导养生康复实践的各种原则，提出养生康复必须“法于阴阳，和于术数，食饮有节、起居有常、不妄作劳”“形神并养、形神共复”，架构了独特完善的养生康复理论体系。

（二）整体功能结合的养生康复学术特征

整体观、恒动观与功能观，尤其是整体观和功能观是中医学的基本学术特征。整体观主要反映在对人本身统一性、完整性的认识，以及人与自然、社会环境有机联系的认识。恒动观认为宇宙万物包括人这个生命体都处于永恒的运动之中，“动而不息”是自然界万事万物的根本规律。功能观即在研究人体生命活动时，在认识解剖形体组织的基础上，特别重视人体的功能活动，并常从这一角度分析和认识人体的生命规律。养生康复的最终目的是保养身体、维护健康、延年益寿，恢复功能、回归社会。而人们的每个年龄阶段、每种体质、每种亚健康状态，或每种伤残、每种功能障碍，都会有不同的养生与康复方法。中医养生康复，一方面强调从自然环境到衣食住行，从生活起居到情志调摄，从药物、针灸、推拿到传统健身功法、食疗药膳等，进行较为全面的综合、整体调理；另一方面则更注重按照不同情况区别对待，强调因地、因时、因人制宜，有的放矢，充分体现中医养生康复的动态整体平衡和审因辨证养生、康复的学术思想。

（三）多法中和调理的养生康复方法技术

中医养生康复方法技术内容丰富，有药物内服、药物外用、针刺灸疗、推拿按摩、食疗药膳、情志调摄、饮食调摄、传统健身功法、拔火罐、刮痧、足疗、浴身等内容，其既可调动人体自身平衡、维护健康的能力，又能培补元气、调理脏腑，提高人体抗病愈疾、康复功能的能力。然而，养生与康复是一项系统工程，并非一法一技就能实现，而是要针对人体生理病理的具体状况，采取多种方法综合调理，才能达到保养身体、维护健康、延年益寿，以及恢复功能、回归社会的养生或康复目的。

另外，养生康复亦需注意中和适度，务使体内阴阳平衡、中正平和，则可维护健康、恢复功能。日常生活之中，衣、食、住、行、坐、卧、言之间，事事处处都需讲究。例如，保持良好的情绪，避免情志过极以及平衡饮食、节欲保精、睡眠适度、形劳而不倦等，都体现了这种思想。晋·葛洪《抱朴子·极言》中引《仙经》云“养生（康复）以不伤为本”，并认为“此要言也”。唐·孙思邈《备急千金要方·养性》提出“唯无多无少者，得几于道矣。”养生、康复的关键在于遵循自然及人体生命过程的变化规律，通过多法、中和的调理，达到人与自然的和谐中和，人体内部的和谐中和、中正健康。

（四）养生—治疗—康复全过程的结合融汇

中医养生康复特别注重调动人这一个体的主观能动性，充分利用主观、客观条件，通过个人自我调摄为主的手段，以及医生的指导、配合和治疗，从而达到养生保健、治疗疾病以及康复功能的目的。人体健康长寿、患病治疗、病后康复，并非靠一法一技、一朝一夕就能实现，而是要针对人在未病之时、患病之际、病愈之后，采用各种方法、综合手段，养治结合、治康结合、养康结合，即采取养生、治疗、康复全过程结合融汇的养生、治疗、康复措施。养生、治疗、康复全面结合，方可治未病之病、已病之病和病后之病，也才能维护人体的健康状况。养生不仅是健康人、亚健康者防病强身的法宝，亦是一种预防性的、积极主动的康复手段，贯穿在残疾以及慢性病、老年病等各种功能障碍的预防、治疗和康复的整个过程之中。因此，中医在进行康复治疗的同时，常常需配合采用独特的、丰富多彩的养生手段以恢复其功能，同时预防残疾以及慢性病、老年病等各种功能障碍的发生和发展。

第二节　中医养生康复技术的学习方法

中医养生康复技术是康复治疗技术、中医学、针灸推拿等专业，以及健康管理专业中医健康管理方向等专业方向的一门专业课程，其操作实践性强，是传统中医学宝藏中最具特色的内容之一。学好中医养生康复相关技术，无论是用于养生保健、病后康复，还是用于疾病治疗，都非常实用。学习这门课程，应当根据不同类型的方法技术，抓住要领，学中做，做中学，认真学习，反复实践。除遵循学习其他课程的一般要求之外，还需特别注意以下几个方面：

一、学习理论知识，重视临床实践

首先要与中医基础理论和中医临床医学中的有关内容进行有机联系，从而深化对中医养生学、中医康复学以及本门课程中的理论知识和方法技术的理解。其次要与中医临床医学中的有关治疗内容进行对比分析，比较其异同点，体会其适用性。再次要联系临床实际和社会实际，尽可能进行社会调查，从而体会到中医养生、中医康复在社会生活中的客观需求，更进一步认识到中医养生、中医康复在国家、地方卫生健康服务工作中的重要作用。另外也要关注国内外对中医养生、中医康复的研究动态，与时俱进，不断充实、更新相关理念、知识与方法、技术。

二、勤学苦练技术，莫误一招一式

学习具体的中医养生康复方法、技术，尤其是传统健身功法，一要明确学习目的，端正学习态度，树立起学好中医养生康复技术的坚定信心，培养出学习的浓厚兴趣，才能在思想上主动、行动上积极。二要掌握动作要领，体会功效。中华传统健身功法博大精深，意守、调息、动形是掌握动作要领的关键。课堂上要抓住要领，训练时要一丝不苟，课后更要经常练习。只有通过反复实训练习，才能有所体验和收获，切实体会传统健身功法的功效作用。三要动静结合，适当运动。传统健身功法有静功和动功之分，静功练习要“外静”而“内动”，动功练习要“外动”而“内静”，两者要相互结合，也就是说静中有动，动中有静，内外兼修，意、气、力三者很好地结合，才能达到内练“精气神”、外练“筋骨皮”的目的。并要根据自身情况，进行合理适当的运动锻炼，才能有益于身心健康。四要循序渐进，持之以恒。传统健身功法学习一定要有信心和毅力，长期不懈，持之以恒，勤学苦练，一招一式地学，一招一式地练。如学习易筋经、五禽戏、八段锦等动功，应当在每天早上或晚上练习一遍，而内养功之类的静功则可在晚上睡觉前练习一遍。初学者不能朝三暮四，满足一知半解。因为练功只有练到十分娴熟时，才能有所体验，悟出其中的道理，这就是量变积累到一定的量时才能发生质变的道理。

三、亲手操作训练，切勿眼巧手拙

对于食疗药膳、针刺灸疗、推拿按摩、足疗、拔火罐、刮痧等操作性极强的养生康复技术，重要的是亲手操作、反复训练。食疗药膳调理技术，首先要掌握食材、药材的选择、配方，然后再学习制作方法，这些都必须亲自动手操作，而且要反复训练，才能逐步掌握。针刺灸疗、推拿按摩、足疗、拔火罐、刮痧等技术，不能只看不做，而需要亲手操作，多多训练。上述技术的训练不仅需要在学校实训室训练，在医院、养生康复机构见习，更多的是需要课后反复操练，或者在自己身上练习，或者在寝室内同学之间相互练习。如果只看别人操作，不亲自动手，或浅尝辄止，只能是眼巧手拙、眼高手低，绝不会真正熟练掌握和应用这些操作技术。

四、修身养性正己，言行动情待人

“德成而先，艺成而后”“医心仁慈，德泽众生”。一名好的医生既要有精良的技术，更要有一颗仁慈、善良的心，乐于为患者解除病痛。修身养性，不仅养生保健者即接受服务的民众和病患要做到，而且养生康复技术的学习者、施行者及医生更应做到。正人先正己，施术者首先要自己修身养性，然后才能学好、用好养生康复技术，尤其是学习精神情志养生康复，心存“仁爱救人，济世救人”的理想，一心向善，换位思考。否则，自己心浮神躁，不管他人病痛，怎能学好技术，又怎能施术于人？修身养性，要从言语行为做起，每句话，每个动作，都是心灵的反映，都带有情感色彩。这样在对服务对象进行指导或调理时，才会激发出服务对象的情感反应，从而达到养生康复的目的。也就是要言行动情待人，润物细无声，就像艺术家的表演技术一样，深入人心，能够感染、打动受众的心。

五、感悟天地灵气，体会自然魅力

学习自然疗法类技术，如日光浴、空气疗法、森林疗法、泥疗、沙疗、温泉疗法等，除学好理论知识外，还应当亲临其境，感悟天地之灵气，细心体会大自然的无穷魅力。例如在明媚的阳光下体会一下太阳晒在身上的感觉，到山谷林间、河岸湖畔、山坡山顶上感悟一下新鲜空气对身体的作用，当然在有条件的情况下也可以去体会一下温泉、泥水、沙土的特殊感受、独特效果。

总之，在学好中医养生康复理论知识的同时，亲身体验、亲手操作、反复训练、融会贯通，对于学好中医养生康复技术具有非常重要的作用。

（邓 沂）

复习思考题

1. 何为养生、中医养生技术？
2. 何为康复、中医康复技术？
3. 常用的中医养生康复技术有哪些？
4. 中医养生康复技术有哪几方面的特点？

扫一扫
测一测

PPT 课件

扫一扫
知重点

第二章

中医养生康复技术基础理论

学习要点

1. 中医养生康复技术的基本理论。
2. 中医养生康复技术的基本原则。
3. 协调脏腑以及调补脾肾在养生康复中的重要意义。
4. 气血津液在养生康复中的重要价值。
5. "杂合调治,辨证施术"在养生康复中的应用。

中医养生康复技术基础理论,是中医学理论体系的重要组成部分之一,是指导养生康复技术实施的理论基础。主要包括中医养生康复技术的基本理论及其基本原则等。

第一节　中医养生康复技术的基本理论

中医养生康复技术的基本理论与中医学的基本理论一脉相承,有着共同的理论基础,但同时又各有其适用性。主要内容包括阴阳互根、协调平衡,天人相应、形神合一,五脏坚固、脾肾为本,经络畅通、血脉和调,精气充沛、津血布扬,以及三因致病、重在七情六个方面。

一、阴阳互根,协调平衡

中医学依据阴阳学说对立、互根、消长、转化的理论,认为人之脏腑、经络、气血津液、形神活动等均有阴阳之别,而阴阳之间必须保持相对稳定和协调平衡,才能维持"阴平阳秘"的正常生理状态,从而保证人体的健康。

人体正常的生命活动离不开阴阳,阴精是生命活动的物质基础,有了物质才能化生阳气,阴精损耗则致脏腑功能衰退,逐渐衰老;阳气主温煦、推动、兴奋,阳气旺盛,则人体强壮,自能抵御外邪,促进生长,保证健康。在生命过程中,体内阴气平顺、阳气固守就能保持人体的健康。阴精和阳气二者相互依存,相互为用,阴阳的协调和平衡,是保持健康和恢复健康的必要条件。正如《素问·阴阳应象大论》所云:"阴在内,阳之守也,阳在外,阴之使也。"阴依存于阳,阳依存于阴,《素问·生气通天论》强调:"阴平阳秘，精神乃治。”人体的阴阳，在不同年龄阶段具有不同的特点，幼年时期阴阳俱不足，称为“稚阴、稚阳”，壮年时期阴阳俱充，自四十以后，阴阳渐衰。故《素问·阴阳应象大论》云：“年四十而阴气自半也，起居衰矣。”所以养生与康复，必须重视保持“阴平阳秘”的平衡状态。若这种阴阳平衡协调状态被打破，则会出现“孤阴不生，独阳不长”，直至“阴阳离决，精气乃绝”而死亡。养生康复的目的就是维护、谋求人体内的各种平衡，只有阴阳平衡，阳生阴长，阴生阳长，才能确保健康，恢复功能，减少疾病，延年益寿。无论精神、饮食、起居的调摄，还是药物、针灸、推拿按摩、传统功法、食疗药膳的使用，都离不开阴阳平衡，“以平为期”的宗旨。

二、天人相应，形神合一

“天人相应”是中医学整体观念的重要体现，是中医养生康复技术的基本理论。人与自然界季节气候、晨昏昼夜、地区方域等息息相通，如《灵枢·岁露》云：“人与天地相参也，与日月相应也。”人若能顺应自然环境来养生、康复，人体内外的阴阳即可达到平衡协调，各脏腑的生理活动就能规律有序。只有这样，身体才能健康，病后才能康复。人若不能顺应自然环境的变化，人体内外的阴阳则会失衡，各脏腑的生理活动也会紊乱无序，人体的健康会受到威胁，病后亦不易康复。

《素问·宝命全形论》云：“人以天地之气生，四时之法成。”唐·王冰《补注黄帝内经素问》云：“故养生者，必谨奉天时也。”说明人体要适应春温、夏热、秋凉、冬寒四时气候的变化，养生康复都应注意因时制宜。

《素问·生气通天论》云：“阳气者，一日而主外，平旦人气生，日中而阳气隆，日西而阳气已虚，气门乃闭。”说明日间阳气多趋向于表，夜间多趋向于里。昼夜晨昏对疾病也有影响，许多病证是白天病情较轻，傍晚加重，夜间最重。《灵枢·顺气一日分为四时》云：“夫百病者，多以旦慧、昼安、夕加、夜甚……朝则人气始生，病气衰，故旦慧；日中人气长，长则胜邪，故安；夕则人气始衰，邪气始生，故加；夜半人气入脏，邪气独居于身，故甚也。”因此晨昏昼夜也会影响邪正斗争，病情呈现旦慧、昼安、夕加、夜甚的起伏变化。

地区方域，地理环境的不同，也会影响人体的生理活动。南方湿热，人体往往腠理疏松；北方干寒，人体多腠理致密。故易地而居，往往引起水土不服、皮肤过敏，女性还可出现月经不调等现象，这就是人们不能适应突然改变的环境所出现的应激反应。因地制宜在养生康复中也不容忽视。

自然界是人类生命的源泉，人要维持其生命活动，健康长寿，必须顺应自然，适应自然的变化规律。老子云：“人法地，地法天，天法道，道法自然。”故养生康复的各项技术都必须顺应和适应自然，方能益寿延年，健康长寿。

形神合一，又称形与神俱、形神相因，是中医学的生命观，也是中医学“整体观念”的具体表现。“形”指形体，包括脏腑经络、五官五体、手足四肢等组织器官以及精、气、血、津液等物质成分等，是维持人体生命活动的物质基础；“神”指精神意识思维活动和各种情志表现，是人体生命活动的外在表现，也是维持生命活动的主宰。“形”与“神”二者是相互依存、相互影响，密不可分的一个整体，所谓神本于形而生、依附于形而存，形为神之基、神为形之主，无形则神无以生、无神则形不可活，形与神俱，方能维护健康、尽终其天年。故《素问·上古天真论》云：“形体不敝，精神不散。”说明形与神二者之间是相互依存、相互影响、相互制约的关系，是一个密不可分的整体。

现实生活中，形体生病可以导致内心抑郁，忧愁不安或烦躁易怒，亢奋激动等精神情志病变。不良的情志状态，又可引起多种身心疾病的发生，且直接影响疾病的康复。如有人平时身体尚好，体格检查疑患癌症，顷刻间如临大敌，若大病加身，精神一蹶不振，而经复查完全排除癌症后，立即精神振奋，恢复正常状态。因此养生与康复过程中，不仅要注意形体的保养，而且要注意精神的摄养，二者不可偏废，做到“守神全形”和“保形全神”，使形体强健，精力充沛，身体和精神得到协调发展，才能保持健康长寿。

知识链接

中医学的医学模式

中医学的医学模式是“环境—形神医学模式”，其基本精神贯穿于整个中医理论体系之中，如中医病因理论中，把外感六淫自然环境因素、情志内伤心理因素作为导致疾病发生的主要因素；又如中医治疗理论中，结合环境、心理因素，提出了因时制宜、因地制宜、以情胜情等养生、治疗、康复的原则和方法。

“环境—形神医学模式”，以“天人相应，形神合一”为基础，大约形成于两千多年前，时至今日仍贯穿于中医学之始终，并起着主导作用，与20世纪70年代现代医学所提出的“社会—心理—生物医学模式”基本吻合，可见积淀了几千年的中医学思想之伟大先进，经得起时间和实践的验证。

三、五脏坚固，脾肾为本

中医学认为具有生命活力的人体是以五脏为中心，以精气血津液为物质基础，通过经络系统沟通联络脏腑、形体、官窍的统一的有机整体。五脏坚固对养生、康复的重要作用，早在《黄帝内经》中多有阐述。如《灵枢·天年》云：“五脏坚固……各如其常，故能长久。”《灵枢·本脏》云：“五脏皆坚者，无病。”反之，《灵枢·根结》云：“五脏空虚，筋骨髓枯，老者绝灭，壮者不复矣。”由此可见，人体之所以身体衰弱，或经常患病，或病后不愈，甚至死亡等，均与五脏不固，精气亏竭相关。

五脏坚固，并能发挥其固藏精气的作用，生命才会充满活力，身体方能健康。若从养生、康复的角度来说，脾肾两脏功能的正常发挥尤为重要。

脾脏包括胃腑为后天之本，气血生化之源，饮食中的精微物质必须依靠胃的受纳、腐熟，与脾的运化、升清才能化生为气血，充养人体之精气，为人体生命活动提供物质基础。脾胃功能健旺，水谷精微化源充足，脏腑功能强盛，体健神旺。金·李东垣《脾胃论》明确指出：“元气（肾气）之充足，皆由脾胃之气无所伤，而后能滋养元气。”脾在五行中属于土行，“脾为土脏，灌溉四旁”“土生万物”。故强健脾胃，实为养生、康复之根本。

肾为先天之本，既藏先天之精，又藏后天之精，肾精又可化为肾气，肾中精气的盛衰，与人的生长发育及衰老过程直接相关。肾精肾气充足，则精神健旺，身体健康，寿命绵长；肾精肾气衰少，则精神疲惫，体弱多病，寿命短夭。如人体衰老的外在表现——发白、发脱、齿松、齿落、耳聋、目花、腰弯、背屈、手足不利、二便遗泄等，莫不与肾衰有关。故欲使儿童生长发育强健，成人衰老推迟，就必须重视培补肾精肾气。

脾肾关系密切，人体生命活动的根基是肾，保障是脾，二者有相互依存、相互促进、相互补充的关系。在养生、康复中，调摄脏腑应以脾肾为先，使各脏腑功能强健，精气血津液充足，从而达到健康长寿之目的。

四、经络畅通，血脉和调

经络是人体运行全身气血，联络脏腑形体官窍，沟通上下内外的通道。经络畅通，才能使脏腑相通，阴阳交贯，内外相通，从而养脏腑，生气血，传糟粕，御精神，以确保人体生命活动顺利进行，新陈代谢旺盛。《素问·五常政大论》云："夫经络以通，血气以从，复其不足，与众齐同，养之和之，静以待时，谨守其气，无使倾移，其形乃彰，生气以长，命曰圣王。"说明经络以通为用，经络通畅，血脉和调，则脏腑功能安和，才能强健身体、健康长寿。

三国名医华佗指出："人体欲得劳动，但不当使极尔。动摇则谷气得消，血脉畅通，病不得生。"人体通过劳动、运动能使经络畅通、血脉和调，确保气血在血脉中畅流，从而发挥气血、脏腑正常的生理功能，这就是运动强身健体，养生康复的机制。中医学中独具特色的针灸、推拿、传统功法等养生康复技术、方法，其主要作用就在于疏通人体的经络，使血脉和调，气血顺畅，阴阳协调，从而达到阴平阳秘，精神乃治，健康长寿的目的。

临床许多疾病的发生、发展，都与经络、血脉有关。因经络是病邪传变的途径，又是血脉痹阻病位所在。病邪可以由外传之脏腑，脏腑之间相互传变，内脏病变反映于体表等。而血脉痹阻所产生的病变，如痹证、痿证、厥证、瘫痪、肿瘤、关节不利等，以及内、外、妇、儿、骨伤等科中的诸多病证，均有经气失调、血脉不通的病理改变。特别是痛证，有"不通则痛，通则不痛"的论点，所谓通与不通，无不与经络畅通、血脉和调与否密切相关。由此可见，经络畅通、血脉和调在养生保健和疾病康复中有重要意义。

五、精气充沛，津血布扬

精气血津液是构成人体和维持人体生命活动的基本物质，也是养生康复的物质基础。

精是人体生命的本原，生身之本，维持生命活动的根本。早在《素问·金匮真言论》就明确指出："夫精者，生之本也。"精可分为先天之精和后天之精。先天之精与生俱来，禀赋于父母，贮藏于肾脏，《灵枢·本神》云："故生之来，谓之精。"《灵枢·决气》云："两神相搏，合而成形，常先身生，是谓精。"此精是生命的原始物质，人的生成，必从此精开始，之后再生成身形脏腑。后天之精，源于脾胃，由水谷精微所化，故又称水谷之精。人身之精，从其来源说有先天和后天之分，但从其发挥作用来说，两者是混为一体的。因先天之精，在人既生之后，必须有后天之精的不断充养。故《素问·上古天真论》云："肾者主水，受五脏六腑之精而藏之，故五脏盛乃能泻。"水谷精微充足，方能输之于肾而为肾精，故精不足者，必补之以味。

气是活力很强、不断运动的构成人体生命和维持人体生命活动的极其精微的物质。人体之气有元气、宗气、营气、卫气之分，其中最重要的是元气。元气，亦称原气、真气、肾气，是人体最原始的、源于先天而根于肾的气，能激发和推动人体的生长发育和生殖，推动各脏腑经络等组织器官的功能活动，是人体生命活动的原动力。《难经·八难》云:“气者,人之根本也。”《庄子·知北游》云:“人之生,气之聚也,聚则为生,散则为死。”人体能生生不息,有赖元气之充盛。元气充沛,气化活动正常,则脏腑、经络等组织器官功能得以保持正常。若元气不足或亏耗,则小儿生长发育迟缓,老年人未老先衰,脏腑功能减弱。

血,是循行在脉中的富有营养的红色液体,由水谷精微通过中焦脾胃气化作用变化而成,其中含有营气,是血液中具有营养价值的主要成分。血的作用,直接关系到经脉的运行、脏腑组织的功能协调、筋骨的强弱和关节的活动等。故《灵枢·本脏》云:“血和则经脉流行,营复阴阳,筋骨劲强,关节清利矣。”同时血液对人体体质的强弱亦起着重要作用,故明·徐彦纯《玉机微义》云:“血盛则形盛,血弱则形衰。”血是神志活动的物质基础,血充盈与否直接影响人的精神意识和思维活动。

津液,是指体内一切正常水液的总称,同样是构成人体和维持人体生命活动的基本物质。津液有赖脾运化的水谷精微所化生。津液外润皮毛官窍,内滋脏腑筋骨。津液和血液都来源于水谷精微,同出一源,相互滋生,相互转化,行于脉中的血液,渗于脉外便化为津液,津液渗注脉中,成为血液的组成部分,故有“津血同源”之说。如《灵枢·痈疽》云:“津液和调,变化而赤为血。”

精气血津液关系密切。精与气之间,有“精为气之母”“气为精之用”的说法,精的亏损可影响到气,气的亏损也可影响到精,临床上最终精气两虚的病证更为多见,治疗也多采用精气两补。气与血之间,有“气为血帅”“血为气母”的说法,临床上气血的病证往往是虚则俱虚、滞则同滞,而治疗也常常是气血同治。血与津液之间,有“津血同源”的说法,临床上血与津液的病变常常相互影响,津液亏损可致血虚,失血、脱血亦可致津液损伤,因此《灵枢·营卫生会》有“夺血者无汗,夺汗者无血”的治疗禁忌。

精气血津液在养生、康复方面发挥着重要的作用,不仅在于精气血津液的充沛,重要的是气、血、津液的运行布扬。《灵枢·天年》有“气以度行”“血脉和调”“津液布扬,各如其常,故能长久”的记载。说明气血流畅、血脉和调与津液布扬是健康长寿、养生康复的基本条件。反之,气机阻滞、血脉瘀阻、津停痰瘀等均为人体早衰、病后不易康复的主要原因。

六、三因致病,重在七情

导致人体发病的原因,称为病因。病因通常分为三类,一是外感病因,包括六淫、疫疠;二是内伤病因,主要指内伤七情;三是不内外因,包括饮食、劳逸、跌打损伤、虫兽咬伤、烧烫伤、冻伤等。如宋·陈无择《三因极一病证方论》云:“六淫,天之常气,冒之则先自经络流入,内合于脏腑,为外所因;七情,人之常性,动之则先自脏腑郁发,外形于肢体,为内所因;其如饮食饥饱,叫呼伤气,尽神度量,疲极筋力,阴阳违逆,乃至虎狼毒虫,金疮踒折,疰忤附着,畏压缢溺,有背常理,为不内外因。”此即中医学著名的致病“三因学说”。养生保健,重要的是防止各种致病因素的侵袭,祛邪外出,而其中避免七情伤人则为重中之重。病后康复,调节精神情志,使脏腑器官得以协调,从而尽快恢复康复者的正气和相关功能也非常重要。

养生保健、病后康复之所以首重七情,其缘故是内伤病多由七情过激而引起。因七情生于五脏,若七情太过,则又能损伤五脏,故《素问·阴阳应象大论》有“怒伤肝”“喜伤心”“思伤脾”“忧伤肺”“恐伤肾”之说。而《素问·举痛论》又提出了七情太过引起内脏气机的紊乱："百病生于气也，怒则气上，喜则气缓，悲则气消，恐则气下……惊则气乱……思则气结。"

七情伤人虽可伤及五脏，但最易伤及心肝脾三脏。因为人是一个以五脏为中心的有机整体，心为五脏六腑之大主，主宰人的精神、意识、思维与情志活动。所以七情致病均可伤及心，并影响其他脏腑。由于心主血藏神，肝藏血主疏泄，脾主运化为气血生化之源，又为气机升降之枢纽，故七情致病以心肝脾三脏失调为多见。伤心可见心悸怔忡、失眠多梦、心神不宁，或精神恍惚、哭笑无常，或狂躁妄动、精神错乱；伤肝可见精神抑郁、烦躁易怒、头晕目眩、两胁胀痛、嗳气太息，或咽中梗塞，或妇女月经不调、乳房胀痛结块；伤脾可见食欲不振、食不知味、脘腹痞满等。

随着人类社会文明的进步，生活节奏不断加快，激烈的社会竞争成为当代人不可回避的问题，给人们的生活、学习、工作带来巨大压力，疾病谱也发生改变，身心疾病有不断上升之趋势，七情成为主要致病因素。《素问・疏五过论》云："尝贵后贱，虽不中邪，病从内生，名曰脱营；尝富后贫，名曰失精。"《素问・疏五过论》云："凡欲诊病者，必问饮食居处，暴乐暴苦，始乐后苦，皆伤精气，精气竭绝，形体毁沮。"因此在养生保健与病后康复中要充分调动心神的主宰作用，努力减少不良刺激对机体的影响，可以增强养生与康复的效果。

知识链接

抑　郁　症

抑郁症是一种常见的心理疾病，中医学称为"郁证"，通常因为各种压力、内心不快、过度自卑等因素，影响内脏功能，导致肝气不舒，气机郁滞所致。

据世界卫生组织报告，预计到2020年，抑郁症将成为全球范围内第二大致残疾病。目前全球约有3.5亿抑郁症患者，我国约有9 000万，每年有20万人因抑郁症自杀，且发病人数呈逐渐上升的趋势。台湾作家三毛，"朦胧派"诗人顾城，演员张国荣、翁美玲，诺贝尔文学奖获得者川端康成、海明威，及华裔女作家张纯如等名人，均因抑郁症，以"自杀"方式结束自己的生命。

因此我们要增强对抑郁症的认识和调理，以预防、减少和避免抑郁症给人们带来的健康危害和身心灾难。

第二节　中医养生康复技术的基本原则

中医养生康复技术的基本原则，是在中医学、中医养生康复技术基本理论指导下形成，使中医养生、康复实践活动有法可依、有章可循的准则。主要有调和阴阳、阴阳并重，形神共养、养神为先，协调脏腑、重在脾肾，疏通经络、行气活血，保精养气、起居有常，扶正祛邪、扶正为主，避邪护正、顺应自然，动静结合、劳逸适度以及杂合调治、辨证施术九个方面的内容，简述如下。

一、调和阴阳，阴阳并重

人能保持健康的身体，从阴阳的角度来说，应保持其相对的平衡，而病后的康复，亦应恢复阴阳的平衡。《素问・至真要大论》云："谨察阴阳所在而调之，以平为期。"

人的生理功能虽然复杂,但正常的生理现象,都可用"阴阳和调"来概括。疾病机制虽然繁复,但都可用"阴阳失调"来涵盖。故而调和阴阳,即可作为养生康复的总则。然而对阴阳的调和,应视具体情况而调之,不能有所偏颇,必须阴阳并重。

(一) 养生与调和阴阳

调和阴阳的原则在养生方面,侧重于维护阴阳的平衡。调和机体阴阳平衡以健康长寿,包括人体内阴阳平衡的调和以及人与自然环境尤其是四时阴阳平衡的调和。如就四时阴阳平衡的调和而言,着装要求,天热则衣薄,天寒则衣厚;饮食性质,春夏多寒凉,秋冬多温热;起居作息,春夏宜晚卧早起,秋冬宜早卧晚起;情志调节,春夏要外向、热情,秋冬要内敛、含蓄等。如《素问·四气调神大论》指出:"阴阳四时者,万物之终始也,死生之本也,逆之则灾害生,从之则苛疾不起。"

(二) 康复与调和阴阳

调和阴阳的原则在康复方面,应用范围亦广。如《灵枢·根结》云:"调阴与阳,精气乃充。"《素问·生气通天论》描述得更为具体:"陈阴阳,筋脉和同,骨髓坚固,气血皆从。如是则内外调和,邪不能害,耳目聪明,气立如故。"说明调和阴阳,可使精气充沛,正气运行,保持和恢复健康状态。

调和阴阳在康复方面的应用,如保持人体与自然界内外环境的平衡、形体与精神的调摄、饮食的寒温,动与静的适度、劳与逸的结合等,又如药物调治的发表清里、补虚泻实、祛寒清热、调补气血和调节脏腑功能,针刺手法的补与泻,推拿手法的轻与重等均属调和阴阳的范畴。故调和阴阳可广泛用于药物康复和针灸、推拿、传统功法、食疗药膳等养生康复技术。

二、形神共养,养神为先

强健的形体是精力充沛、情志畅达的物质保证,而充沛的精神和畅达的情志又是形体强健的必要条件。所以要维护、恢复身体的健康,必须同时注意形、神的调养。神对形体起着主导作用,而心主神志,为君主之官,《素问·灵兰秘典论》明确指出:"主明则下安,以此养生则寿……主不明则十二官危……形乃大伤,以此养生则殃。"《艺文类聚·养生》亦云:"太上养神,其次养形。"唐·孙思邈"养生十要"则把"啬神"放在首位。所以,形神共养,养神为先。

(一) 养形治形及其方法

人的健康,首先是指形体的健康。而形体是产生"神"的根本,故只有健康、健全的形,才有健旺的神。因此,历来养生保健和病后康复都很重视形体的保养。

养形治形,即人形体的充养、锻炼、保养和病残部位的功能恢复。其具体方法主要有以下四种:

1. 调摄饮食,充养形体　民以食为天,无论是人的生存与健康,还是病后的康复,饮食及由其化生的精气都至关重要。饮食调摄,指谷菜肉果要荤素结合,四气五味要配伍,如此才能通过脾胃的作用化生精气血津液,充养形体,满足五脏六腑等组织器官和生命活动的需要,确保生命健康、病后康复。

2. 适度锻炼,强健身体　《吕氏春秋·尽数》云:"流水不腐,户枢不蠹,动也。形气亦然,形不动则精不流,精不流则气郁。"人体适度的劳动、运动,既可锻炼筋骨、强健身体,又能畅通经络、和调气血,通则不病,通则康复。故东汉·张仲景《金匮要略》

云："五脏真元畅通，人即安和。"

3. 谨慎起居，保养身体　作息要有规律，不要过度劳累，及时躲避风、寒、暑、湿、燥、火六淫病邪侵袭。起居有常，劳逸结合，趋避外邪，才能保养形体。如《素问·宣明五气》提出："久视伤血，久卧伤气，久坐伤肉，久立伤骨，久行伤筋。"其中，久视、久立、久行属劳之太过致病，久卧、久坐为逸之太过致病。

4. 适宜技术，恢复功能　躯干、四肢、官窍等部位的损伤残缺或萎废不用，有因于先天者，如先天性大脑发育不全等，亦有起于后天者，像中风后遗之偏枯等。中医康复主要是通过针灸、推拿、传统功法或药物、药膳等适宜技术，尽可能恢复其功能活动。

（二）养神治神及其方法

中医历来都十分重视神与人体健康的关系，认为神气清静，可保健康长寿。《素问·生气通天论》说："清静则肉腠闭拒，虽有大风苛毒，弗之能害。"元·罗天益《卫生宝鉴》说："心乱则百病生，心静则万病息。"南朝·陶弘景《养生延命录·教诫篇》说："静者寿，躁者亡。"

养神治神，即人的精神意志的调养与不良情志的调摄。其具体方法主要有以下四种：

1. 修身养性　修身养性是养神治神的第一要务，其主要内容是注重养生、康复者的思想、道德、情操等精神情志的调养和优雅的兴趣爱好的培养。中国古代哲学家董仲舒说："仁人之所以多寿者，外无贪而内清静，心平和而不失中正。"儒家创始人孔子云："大德必得其寿。"有人调查了数十位百岁寿星，发现用"修身养性"作为主要养生方式的寿星大有人在，其共同特征是身怀爱心，乐善好施，积极奉献，助人为乐。现代医学也表明，这种俯仰无愧、心地坦荡的心境，可加速人体细胞的新陈代谢，促进血液循行，从而使人身体健康，延年益寿。

2. 少私寡欲　少私，即减少私心杂念；寡欲，就是节制、降低对名、利、色、物等的欲念，努力做到"恬惔虚无"。少私寡欲之所以有利于养生康复，有助于健康长寿，是因为减少私心、降低欲念可使心地坦然，心情舒畅，进而心神宁静，气血调和。如《素问·上古天真论》所云："是故志闲而少欲，心安而不惧，形劳而不倦，气从以顺，各从其欲，皆得所愿……所以能年皆度百岁，而动作不衰。"

3. 情绪乐观　情绪与人的健康有直接联系，不良情绪是导致多种疾病的直接原因或诱因。有人做过统计，各种重大疾病发病率的70%左右与恼怒有关，而如果能够抑制恼怒，安定情绪，情绪乐观，则疾病即会减少，寿命亦会增长。情绪乐观可使营卫流通，气血和畅，生机旺盛，从而使身心健康。如《素问·举痛论》云："喜则气和志达，荣卫通利，则气缓矣。"法国医生乔治·桑说："心情愉快是肉体和精神上的最佳卫生法。"

4. 情志制约　情志制约即"以情胜情"，又可分为"五脏情志制约法"和"阴阳情志制约法"。五脏情志制约法，是运用五行的生克制化关系，以一种情志去纠正相应所胜的情志，达到调节由这种不良情志所引起疾病的治神方法。"阴阳情志制约法"，是根据情志活动两极性的原理而进行"以情胜情"的治神方法。具体将在"第三章　精神情志养生康复技术"中详细介绍。

三、协调脏腑，重在脾肾

脏腑功能协调则身体健康，脏腑功能失调则导致疾病。故养生者应保持脏腑功能之协调，病后康复者则应恢复其功能的协调。脏腑失调的情况比较复杂，总体来说有五脏之间的失调、六腑之间的失调和脏腑之间的失调，其失调的机制则不外脏气盛衰、气血虚实阴阳失衡。因此协调脏腑，应重视上述失调的具体情况加以调节。因为脾为后天之本、肾为先天之本，脾肾二脏在生命活动过程中所起的作用特别重要。所以协调脏腑，重在脾肾。主要方法有以下四方面：

（一）协调五脏，补固为主

五脏失调有虚实之分，治宜补其虚、泻其实。若属一脏的或虚或实，则可用“虚者补之，实者泻之”的原则。若两脏同病，虚实相杂，根据五行生克规律，相生关系者宜用“虚者补其母，实者泻其子”的原则，虚者补其母如肝血虚补肾精的“滋水涵木”，实者泻其子如肝火旺清心火的“木旺清火”；相克关系者则宜用“抑强扶弱”的原则，如肝郁脾虚者用“抑木扶土”法。另外，五脏主藏精气，精气宜藏不宜泻，因此临床上五脏病多虚证、多精气亏耗的病证，治疗也多用补法、补益固涩法，即便是五脏实证，也不宜攻泻过度。

（二）协调六腑，泻通为主

六腑均属空腔脏器，其中胃、胆、小肠、大肠主要功能是摄取、消化饮食物，吸收水谷精微，排泄食物糟粕。而三焦、膀胱是水液的通道，主要功能是分利水湿，排出水液之废料。故六腑的正常功能，可用通、利二字来概括，六腑是传化水谷而不藏精的，故云“六腑以通为用”。其中胃肠之间的正常关系是胃实则肠虚、胃虚则肠实、更虚更实、上下通利，胃肠功能正常，则消化吸收功能亦能正常；水谷精微不竭，气血生化有源，不用补益之品，而收补益之功，又云“六腑以通为补”。因此六腑失调，应视其何部不调而通利之。

（三）协调脏腑，脏腑并治

互为表里的脏腑在功能失调时常常会脏腑同病，在调治时则应脏腑互治，即脏病治腑、腑病治脏。因五脏属阴，六腑属阳，五脏主藏精气，六腑传泄水谷，脏腑在属性上有阴阳之别、功能上有藏泻之异，但必须相互配合，相互协调，才能保持脏腑功能的正常，故称为“脏腑相合”。十二经脉的相互络属，是脏腑相合的基础，相合关系的形成是通过经脉之气的传递来实现的。脏腑生理上有相合的关系，故在病理上脏腑病变亦可相互影响。所以临床上，脏病治腑和腑病治脏者不乏其例。如心火上炎而见舌赤糜烂，可用泻小肠之火来调治；肺气不降而见咳嗽痰喘，可用泻大肠之气来调治；余如肝与胆、脾与胃、肾与膀胱都可互治而效。

（四）久病不复，调补脾肾

一般慢性病，久病不复，多属虚证，故有“久病多虚”之说。因肾为先天之本、脾为后天之本，久病、久虚必伤其根本，而调补脾肾又具有扶正固本的作用，故调补脾肾为久病康复的基本原则。

补脾法，在康复医疗中应用范围相当广泛。现代研究认为，脾胃功能与消化系统、呼吸系统、泌尿生殖系统、神经系统、循环系统、免疫系统、内分泌代谢系统、血液与造血系统等都有密切关系，而且《素问·玉机真脏论》云：“脾……为中央土，以灌四旁。”因此，临床上除了消化系统疾病之外，还有慢性气管炎、肺气肿等呼吸系统疾病，慢性肾炎、癃闭等泌尿系统疾病，重症肌无力、神经衰弱等神经系统疾病，低血压、冠心病等循环系统疾病，糖尿病、痛风等内分泌代谢系统疾病，原发性血小板减少性紫癜、再生障碍性贫血等血液与造血系统疾病……凡具有脾气虚或脾阳虚的证候，都可用调补脾胃法收到良好效果。补脾而兼胃，是因脾胃水谷纳运相得、气机升降相因、阴阳燥湿相济，且同居中焦，故补脾常兼健胃。

知识链接

四季脾旺不受邪

张仲景《金匮要略·脏腑经络先后病》记载"四季脾旺不受邪"，明确指出脾在一年四季中起着防御外邪的重要作用，也就是现代医学所谓的免疫功能。因为脾为后天之本，脾主运化水谷，人体出生后所有营养物质均来源于脾运化的水谷精微，脾旺则后天强，不易衰老，不易生病；脾虚则后天弱，容易衰老，容易生病。

现代医学研究表明，人体免疫功能减退及内分泌失调是导致疾病和衰老的重要原因，而免疫功能减退及内分泌失调又与脾虚密切相关。所以临床上正确的健脾运脾，增加脾的健运功能，对于健康长寿、延缓衰老，以及疾病治疗、疾病康复具有重要的实用价值和意义。

补肾法，在康复医疗应用的范围亦不亚于补脾。肾藏精，主生长发育和生殖。肾精可化生肾气，肾气与元气大致相同，有推动和调节脏腑气化的作用，为脏腑之气的根本。肾中精气的功能可概括为肾阴、肾阳两个方面，为机体生命活动的根本，肾阴、肾阳由此称为"五脏阴阳之本"。肾中精气及其肾阴、肾阳的盛衰，直接影响着人的健康及衰老的进程，盛则身体健康，生命力强盛，抗病、康复能力强，寿命绵长；衰则体弱多病，生命力衰弱，抗病、康复能力弱，寿命缩短。另外，在疾病过程中，肾之精气阴阳与他脏之精气阴阳可相互影响，尤其是他脏之精气阴阳的病变，往往会影响到肾之精气阴阳，故有"久病及肾"的说法。所以，一般慢性病，若久病不复，通过调补肾脏，可取得满意的疗效。如以著名中医学家姜春华教授为首的藏象研究小组，在20世纪50年代末就专门对肾做了深入研究，并以此项研究成果著有《肾的研究》一书，提出用补肾法可以治疗功能失调性子宫出血、支气管哮喘、冠心病、硬皮病、系统性红斑狼疮及再生障碍性贫血等慢性疑难杂症。

四、疏通经络，行气活血

经络郁闭则气血不和，气血不和则能产生诸多病证。久病多瘀、气滞血瘀也是影响康复的重要因素。故疏通经络、行气活血即成为康复医疗常用的治疗原则。

（一）疏通经络，首重奇经

经络具有运行气血的功能，故一旦经络郁滞甚至闭阻，便会导致气滞，气滞不解，又会导致血行不畅，久而成瘀，同时血瘀之后又能滞气。这是经络失疏形成血瘀的必然结果。故清·叶天士《临证指南医案·积聚》认为疾病的发展"其初在经在气，其久入络入血"。经络郁闭而有瘀者，"脉络瘀痹，不通则痛"，表现为局部疼痛者居多，同时常有癥瘕积聚出现，治疗当以疏通经络、行气活血为法。但也有"脉络空虚，络虚则痛"者，其表现为局部虚痛、重按稍缓，更有气血不荣、色脉衰夺的表现，治疗宜于补而行之、疏通经络为法。主要方法有以下两种：

1. 调理奇经　奇经即督脉、任脉、冲脉、带脉以及阴跷脉、阳跷脉、阴维脉、阳维脉的总称。因其分布不如十二经脉规律，与脏腑无直接络属联系，相互直接也无表里关系，有异于十二经脉，故云“奇经”；又因其数有八，亦称“奇经八脉”。由于肝肾精血两亏，常汲取奇经之经气，因此叶天士将其病机归纳为“肝肾损伤，八脉无气”“下元之损，必累八脉”，所以调补奇经具有补肝肾、益精血的功效。临床上，因人到老年，多有下元虚衰、肝肾两亏、精血不足，同时久病亦常有肝肾精血虚衰的表现，故调补八脉对养生保健、老年病康复尤为重要。当然疏通经络，除奇经八脉外，其余十二经脉，同样也有调理的必要，具体可根据养生保健者的表现或痹痛等病患的经脉所属部位而调之。

2. 通调督任　督脉总督诸阳、为阳经之海，任脉总任诸阴、为阴经之海，故督任二脉关系到一身的阴阳二气。欲调理经脉的阴阳，首先应考虑调理督任二脉。通调督任，不仅是病后康复的需要，对养生保健亦有重要作用。如养生方面，在气功导引法中，有开通任督二脉、营运大小周天的要求，而其促进真气运行、协调阴阳经脉、增强新陈代谢活力，进而增强体质、养生防病的作用，通过临床实践和实验研究均得到了证实。在康复方面，通调督任之所以受到重视，是由于在生理上督脉入通于脑，脑为元神之府，中风后遗症、神经官能症、脊髓空洞症等许多神经、精神系统疾患的康复多以督脉理论为基础，以指导各种疗法；对于全身功能低下者，又多以任脉理论为指导，如有全身虚寒性疾患者，常艾灸任脉的神阙、气海、关元等穴而获效。若督任两病者，则要调补督任，以协调阴阳，如龟鹿二仙膏即为调补督任，滋阴填精，益气壮阳的有效方剂，既可养生延年之用，亦可为虚劳证、不孕不育症以及慢性风湿性、类风湿关节炎等病证的调治之用。

（二）行气活血，重在化瘀

行气活血是疏通经络、保持健康的重要原则，因为无论是气虚、气滞或是寒滞经脉，最终均会导致血瘀，因此行气活血，重在活血化瘀。

活血化瘀法适用的病种非常广泛，如冠心病、心肌梗死、缺血性脑卒中、血栓闭塞性脉管炎、动脉硬化性疾病、功能失调性子宫出血、上消化道出血、硬皮病、角膜瘢痕、烧伤瘢痕、手术后组织粘连、慢性支气管炎、肺气肿、肺心病、冻疮、有肿块的肝硬化、各种肿瘤等疾病的康复医疗，若能及时恰当地应用活血化瘀法，往往会取得满意疗效。不良体质、亚健康亦有血瘀，衰老与血瘀也有关联。因此活血化瘀法非常广泛地运用于康复与养生之中，常用治法有以下三种：

1. 益气活血法　是将补气和活血化瘀两法结合起来的一种治疗方法，最早使用此法者首推清代医家王清任，其《医林改错》云：“元气既虚，必不达于血管，血管无气，必停留而为瘀，此乃气虚血瘀也。”适用于气虚血瘀证，如肝硬化、中风后遗症、慢性肾衰竭、慢性硬脑膜下血肿等病症的治疗，冠心病心肌梗死等病症的防治，以及养生调理、抗衰延年方面均可使用。如黄芪桂枝五物汤、补阳还五汤以及地龙桃花饼等即为代表性的方剂和药膳。

2. 行气活血法　是将行气和活血化瘀两法结合起来的一种治疗方法。此血瘀因气滞导致，临床上常由情志不遂、恼怒伤肝、肝郁气滞引起，如妇女月经不调、痛经以及高血压、消化性溃疡、溃疡性结肠炎、肠易激综合征、梅核气、癥瘕积聚等许多身心疾病、躯体疾病所表现的气滞血瘀证。除方药外，情志调摄、传统功法也有很好的行气活血作用。

3. 温经化瘀法　是将温通经脉和活血化瘀两法结合起来的一种治疗方法。由于

“血得温则行,血得寒则凝”,所以温通经脉法即有活血化瘀功效。适用于寒滞经脉证,如疼痛性病症、癥瘕积聚、妇女月经不调等,温经汤、复方丹参制剂、当归生姜羊肉汤以及温针、艾灸、火罐等即为代表性的方剂、药膳和针灸调理技术。

行气活血、重在化瘀的治则,不仅可以指导方药、药膳的应用,亦可指导针刺、艾灸、推拿、火罐、刮痧、浴身等养生康复技术。

五、保精养气,起居有常

养生和康复之所以强调要保精和养气,是因为精和气都是构成人体和维持生命活动的必需物质,精气不能匮乏,更不能须臾脱离。起居作息有常,劳逸、房事适度,是保精养气、维持生命活力的有效措施。

(一)保精养气

保精,是指精的珍贵并应加以保护爱惜,其中尤应注意固护肾精。《灵枢·本神》云:“是故五脏主藏精气者也,不可伤,伤则失守而阴虚,阴虚则无气,无气则死矣。”《素问·上古天真论》云:“肾者主水,受五脏六腑之精而藏之,故五脏盛乃能泻。”说明人之精气化生于五脏而藏于肾,同时也提示保精,一方面要注意保护五脏精气,避免损伤五脏;另一方面要保养肾精,不使妄泄。保精具体须通过避外邪、慎起居、调饮食、和精志、节房事等措施才能做到。

养气,是指对气的保养和培养,同时应特别注意培养元气、真气。《素问·上古天真论》论养生强调要使“真气从之”。所谓“从”,当理解为充足,调顺;只有真气、元气充足,运行调顺,才能温煦五脏,抵御外邪,使病无从发生。调养真气、元气,一要养气,使之充盛而不损耗,具体包括顺应四时谨慎起居以固阳气,节制房事以固肾气,调理饮食以补脾胃后天之气等;二要调气,指通过呼吸之气的调节来促进真气的运行和强盛。呼吸之气的调节在气功中称为调息,是气功意守、调息与调形三环节之中的重点。另外,除气功之外,针灸、按摩、传统功法等也应重视调节呼吸之气,此与养生与康复亦有密切关系。

保精和养气,二者不可有偏。由于精和气在生理活动中是互生互化的,精需依靠元气来供养,精又能转化为元气,精盈则气盛,精少则气衰,气聚则精盈,气弱则精失。因此养生保健中,必须重视精与气两方面的保养,病后康复则又当审视精与气的盈亏,进行适当的调补。

(二)起居有常

起居有常,就是要养成良好的生活起居习惯。起居主要指起居中的作息,《素问·四气调神大论》中有具体的阐述。春夏季起居作息,因人体阳气旺盛、阴精充盛,相对强盛,故宜晚卧早起,增加活动,而夏季更要“无厌于日”,意谓夏季虽炎热但也不能厌恶酷暑而不见阳光,应适当在户外活动、接受自然阳光,以培补人体的阳气。秋冬季起居作息,因人体阳气、阴精闭藏,相对虚衰,故宜早卧晚起、减少活动,而冬季更要“必待日光”,意谓冬季人体阳气闭藏于里,对外邪的抵抗力相应降低,自然界寒气当令,极易伤害人体阳气,故力求趋温避寒、在太阳出来后再在户外活动,以免损伤人体阳气。这对保精养气大有裨益。另外,春夏增加活动,锻炼人体阳气,“无厌于日”,培补人体阳气,也可理解为“春夏养阳”;秋冬减少活动,养精蓄锐,也可理解为“秋冬养阴”。

起居有常，除了作息要合理适时外，重要的还有劳逸、房事适度。房事适度，在于节欲，是“保精”的有效措施和传统的养生方法。劳逸适度，在于不伤元气，是“养气”的有效措施及传统的养生方法。此外，患病包括病后康复期间，尤其是五脏虚证以及热病后期，要特别注意劳逸、房事适度或避劳、禁欲，否则病难康复，甚至还会加重病情或病愈复发，此即所谓“劳复”“色复”。如孙思邈《备急千金要方·劳复》云：“新瘥后，当静卧，慎勿早起，梳头洗面。非但体劳，亦不可多言语用心，使意劳烦。凡此皆令人劳复。”何廉臣《重订广温热论·温热复症疗法》云：“房劳复者，即女劳复，一名色复。温热瘥后，气血未充，早犯房事，则内损真气，外触邪气而复作也。”

六、扶正祛邪，扶正为主

扶正祛邪，即扶助正气、祛除邪气。扶正，指扶助正气、增强体质、提高机体的抗邪与康复能力，适用于虚证，即所谓“虚则补之”。祛邪，指祛除邪气、消解病邪的侵害、抑制亢奋有余的病理反应，适用于实证，即所谓“实则泻之”。

因疾病恢复期多属正气不足，而邪气亦已衰退，针对这一病理特点，康复医疗的原则为扶正祛邪、扶正为主。主要方法有以下四方面：

（一）益气与养血法

1. 益气法　益气法适用于气虚未复者，但气虚更有五脏气虚之不同。益气法以补益脾胃之气为主，因胃气旺则水谷之气不绝、脾气旺则能灌溉诸脏，故凡气虚未复，都可用四君子汤或补中益气汤为主调治。若五脏中其他脏气虚损不足者，又可分别随证加味，如心气不足，则在补气方的基础上，酌加酸枣仁、柏子仁以引入心经；如肺气不足，则在补气方中合入玉屏风散；如肾气虚衰，则可用景岳大补元煎，此方实乃补中益气汤的基础上加温肾之品组成。肝气不足，临床并不多见，实由肝气升发不及所致，表现为郁郁寡欢、闷闷不乐、善太息，或有惊恐不安、失眠多梦、视物不明等，可以重用黄芪、桂枝，但因肝“体阴而用阳”“在体藏血、在用疏泄”，故还应适当加用补血之药，否则单纯补气温阳，恐升之太过，易于化火。

2. 养血法　补血法适用于血虚证，应以通治血虚的主方四物汤为主调治。但五脏中血虚者，还有心血虚、肝血虚等常见病证。心血虚，可用养心汤，或四物汤合天王补心丹；肝血虚可用补肝汤，或四物汤合酸枣仁汤。另外，因“脾胃为后天之本、气血生化之源”，故血虚亦应重视对脾胃的补养。此外，又因“肾藏精、精血同源”，故血虚证在补血的同时，亦可补肾填精以加强疗效，如在四物汤的基础上合入河车大造丸或左归丸。

气血两虚证者，则应气血双补，可用八珍汤、人参养荣丸、乌鸡白凤丸、十全大补汤等方调治。

案例分析

王某，女，76岁。眩晕10年。两天前走亲戚旅途劳顿，回家后即头晕目眩，精神倦怠，卧床不起，目不能张，伴心悸气短，声低懒言，面色萎黄，唇甲不荣，舌淡，脉细弱。

1. 分析王某患何病、何证。
2. 可以选择何法何方进行治疗？
3. 请为患者制定后续调理的中药药膳。

（二）滋阴与温阳法

1. 滋阴法 滋阴法适用于阴虚未复者，五脏之阴皆有不足，胃阴虚证亦为常见。一般来说，热病初愈多为肺胃阴虚证，老年人或形瘦阴虚者热病后期也常见肝肾阴虚证；此外，阴虚，若阴不制阳又易致虚火炽盛，出现阴虚火旺证。心阴虚者，用生脉饮合天王补心丹加减；肺阴虚者，用清金汤或百合固金汤加减；脾阴虚者，用参苓白术散，若大便常干者，则配以麻仁丸；肝阴虚者，用一贯煎；肾阴虚者，用六味地黄丸或左归丸；若阴虚有火者，亦滋阴降火，用知柏地黄丸或大补阴丸；胃阴虚者，用沙参麦冬汤或养胃汤。

2. 温阳法 温阳法适用于阳虚未复者，五脏之阳皆有虚惫。脾阳虚者用黄芪建中汤或理中丸，寒凝气滞、疼痛呕吐者用大建中汤，水饮内停心下、胃有振水声者用苓桂术甘汤；肾阳虚者用金匮肾气丸或右归丸，气化失职、湿邪内蓄、足胫水肿、小便不利者用济生肾气丸，脾肾阳虚、五更泄泻、脘腹冷痛者用理中丸合四神丸；心阳虚者用桂附理中汤和丹参饮，阳损及阴、营亏气滞、心动悸、脉结代者用炙甘草汤加减；肺阳虚者用保元汤加减，寒凝痰盛、咳嗽气喘者用温肺汤；肝阳不足与寒凝肝脉常有联系，用暖肝煎加减。

（三）气血阴阳兼补

1. 气血阴阳兼补 气血阴阳的虚损不足，大多涉及五脏，其在临床实际中的表现，往往错综互见。如气虚多兼血虚，血虚亦多有气虚；阳虚必兼气虚，因阳虚多为气虚的进一步发展；血虚又多兼阴虚，阴虚亦能导致血虚；气虚和阴虚亦会同时出现，谓之气阴两虚。以上诸情况，不一而足，治疗时都须兼顾。

2. 津液不足调补 阴虚中还包括津液不足。津液虽亦属阴，但二者毕竟还有不同之处，对津液不足的调补有培补和顾护的不同。

培补津液，即补充津液之已损，重在肺肾两脏，因肾主五液，肺为散精之脏，故津液不足病证的康复，多不离肺肾。津质较稀，主外，应以补肺为主，以肺合皮毛，能输津于皮毛；液质较稠，主灌注骨节、滑利关节，应以补肾为主，以肾主骨、生髓，职司封藏而主内。故治疗上有补肺生津和补肾增液法。补肺生津，如沙参麦冬汤、麦门冬汤等。补肾增液，如六味地黄丸、左归丸等。如清·陈士铎《石室秘录》用六味丸加麦冬、五味子补肾增液，并盛赞此方尤宜于老年人，“与之常服，则肠无燥结之苦，胃有能食之欢。此方之妙，竟可由六十服至百年，终岁不断常服。”

顾护津液，系防止津液之损耗，亦为养生和康复所重视。顾护津液包括饮食与药物两方面。饮食方面，应以素食为主，荤食为辅，禁忌肥甘、辛辣食物。因素食尤其是蔬菜、水果多系生津之品，荤食多属肥甘滋腻，易于蕴阻中焦、酿热生痰、化火伤津；辛辣食物、熏炙烤炸食品，性多燥热，最能伤阴耗液。药物方面，纯刚之剂不宜久用。纯刚，是指单用辛热温阳，或苦寒清利，或攻下、涌吐等，久用亦能导致阴液之损耗。

（四）扶正祛邪并用

康复医疗中扶正与祛邪同用，但仍应以扶正为主。中医认为，疾病的过程是正气与邪气斗争的过程。正气增长，疾病就向好的方面发展，乃至痊愈、康复；邪气增长，疾病就向坏的方面发展，甚至恶化、死亡。正气乃病体康复的根本，任何医疗措施，都要通过人体的正气才能发挥其作用；只有扶助了正气才能调动自身的抗病能力，加速组织的修复，改善和恢复脏腑的功能，从而达到恢复健康的目的。清·徐大椿《医学源流论》云："故诊病决死生者，不视病之轻重，而视元气之存亡。"其本意虽是说明对疾病诊断的预后，而其中心思想是重视人身的正气，指出元气的多少，是疾病预后吉凶的决定因素，当然也是身体是否能恢复健康的决定因素。

扶正祛邪，除了药物外，还可运用针灸推拿、食疗药膳等技术。据脏腑气血阴阳的虚衰，以经络理论为指导，施行针灸、推拿于经穴或有关部位，同样能起到扶正祛邪的作用。食疗能直接补充营养，使气血阴阳充沛，体质增强，于病后康复十分有益。药膳，以食物为主，即便加了少量药材，因为注意了性味的选择，摒弃了"辛酸苦劣"之品，同时经过与食物的搭配及精细的烹调加工，所以能够制成可口的膳食。正如近代名医张锡纯《医学衷中参西录》所云，药膳"病人服之，不但疗疾，并可充饥，不但充饥，更感适口"。因此，针灸推拿、食疗药膳等技术在康复医疗扶正祛邪中大有可为。

扶正祛邪在临床运用的原则是扶正不留邪，祛邪不伤正。

七、避邪护正，顺应自然

（一）避邪护正

避邪与祛邪不同，避邪是避免、预防病邪的入侵。《素问·移精变气论》提出"动作以避寒，阴居以避暑"即是。护正与扶正有别，护正即时时保护正气不受病邪的损害。随着医学水平的不断提高，避邪护正的方法和措施亦与日俱增，如对各种传染病采取严格的隔离措施，亦属于避邪护正的范畴。

避邪护正的观点，早在《黄帝内经》中就有论述，如《素问·上古天真论》说："虚邪贼风，避之有时。"意谓四时不正之气应及时回避。王冰更把避邪与养生的关系联系起来，其云："欲养其正，避被虚邪。"如夏日避暑、冬日防寒所采取的各种措施，亦有护正的作用。避邪护正，不仅是避外在邪气的侵袭，亦包括避七情因素的刺激。七情的太过，成为不良的刺激因素，损耗五脏之精，引起五脏及其气机的紊乱，不仅可致病，亦影响疾病康复。所以《素问·上古天真论》云："恬惔虚无，真气从之，精神内守，病安从来。"避邪护正，还包括对不洁饮食及有毒食物的禁忌，更有金刃外伤、虫兽所伤、化学物质、有害气体等，皆应注意躲避。

（二）顺应自然

顺应自然与避邪护正有着密切的关系，尤其应当顺应自然界四时气候的变化。所以《灵枢·本神》云："故智者之养生也，必顺四时而适寒暑。"这是说养生者必须顺应四时之变。《素问·四气调神大论》云："夫四时阴阳者，万物之根本也，所以圣人春夏养阳，秋冬养阴，以从其根，故与万物沉浮于生长之门……从阴阳则生，逆之则死，从之则治，逆之则乱。"这便综合指出不论是养生和康复医疗，都应重视顺应自然四时阴阳。

"春夏养阳，秋冬养阴"的原则，不仅用于指导常人的养生保健，后世亦常引申用于疾病的治疗康复。如明·李时珍《本草纲目·四时用药例》云："升降浮沉则顺之，寒热温凉则逆之。"即根据自然界四季阴阳盛衰节律，春夏属阳，宜逆之以寒凉性质的药物治疗；秋冬属阴，宜逆之以温热性质的药物治疗。同时，根据四季气机升降浮沉节律，春夏宜顺其升浮生长之气，秋冬宜顺其沉降收藏之势，春夏宜用少量升浮药，秋冬宜用少量沉降药：如春月加薄荷、荆芥之类，夏月加香薷、生姜之类，秋月加芍药、乌梅之类，冬月加黄芩、知母之类，以顺冬沉之气。另外，如春夏温补阳气，秋冬滋养阴液；

冬病夏治，夏病冬治；春夏顾护属阳之六腑，秋冬调补属阴之五脏；春夏调理心肝，秋冬调理肺肾等，均为《黄帝内经》理论的发挥，对疾病康复有一定的借鉴价值。

八、动静结合，劳逸适度

（一）动静结合

动，一般是指形体运动；静，往往是指精神清静。动静结合，一是说养生康复既要注意动——运动形体，又要注意静——清静精神；二是说形要多动、也要静，神要多静、也要动。动形主要指养形，静神主要指养神。

运动以养形是养生康复的主要内容。如《吕氏春秋·尽数篇》云："流水不腐，户枢不蠹。"孙思邈《备急千金要方》云："百病除行，补益延年，眼明轻健，不复疲乏。"《素问·上古天真论》云："形劳而不倦，气从以顺。"意即通过适度的体力劳动和形体锻炼可以促进脏腑功能强盛，气机流畅，气血周流，则身体健康，病后易于康复。另外，《黄帝内经》还从反面指出，久坐久卧，形体安静而活动过少，容易导致气血不畅，伤气伤肉，可引起疾病及病后不易康复。

清静以养神是养生康复的重要内容。《素问·上古天真论》云："恬惔虚无，真气从之，精神内守，病安从来。"由于神主宰一切生命活动，易动而难静，动则易耗，因此清静养神就特别重要。只有清静，神气才能内守，元气才能固密，身体才能健康，病后易于康复。《素问·生气通天论》云："清净则志意治……虽有贼邪，弗能害也。"清静养神必须和适度用神结合起来。只有在动静结合的原则指导下，既清静养神，又适度用神，积极思维，努力进取，才能使精神内守而又旺盛。

传统功法，要特别注意动静结合。如太极拳、五禽戏、八段锦是外动而内静。外动是形体的运动，内静是精神的内守。因此，该类功法锻炼应达到"动中求静""以静御动"的要求。又如各种气功锻炼虽是以静为主，却是外静而内动。外静是指练各种气功时，不论坐式或卧式，要闭目垂帘，安心静息，内动是指以意行气。所以，练气功时，要"外静内动，静中有动"。

（二）劳逸适度

劳即劳动、运动。逸即休息、安逸。劳逸适度，是在强调动静结合的前提下，还要注意劳逸适度，既不可过劳，也不可过逸。《黄帝内经》强调"不妄作劳"，孙思邈提出"常欲小劳，但莫大疲及强所不能堪耳"。

所谓过，就是超过生理活动的常度，违反了事物自身的规律。不论动形和动神，过则为劳，有劳力过度、劳神过度、房劳过度之分。劳力过度是指体力过度，积劳成疾，出现少气懒言、神疲乏力、四肢困倦、形体消瘦等，即"劳则气耗"。劳神过度是指思虑过度，劳伤心脾，出现心神失养，脾不健运，如心悸健忘、失眠多梦、不思饮食、腹胀便溏等。房劳过度是指性生活不节，房事过度而耗伤肾精，出现腰膝酸软、眩晕耳鸣、精神萎靡，或遗精、阳痿、早泄，或月经不调、不孕不育等。若少动而过度安逸，则为过逸，有形体过逸和心神过逸之别。形体过逸，则气机不畅，易致脾胃等脏腑功能减弱，出现食少腹胀、肢困乏力、形体臃肿；还可致阳气不振，正气虚弱，抵抗力下降，出现动则心悸、气喘汗出，或易感外邪致病。

过劳和过逸都不利于养生和康复。如《素问·宣明五气》云："久视伤血，久卧伤气，久坐伤肉，久立伤骨，久行伤筋。"其中久视、久立、久行即是动之太过而致病，久坐、久卧则是逸之太过而致病。养生保健与康复医疗对此都必须加以注意。

九、杂合调治，辨证施术

中医学在漫长的发展过程中，经过历代医学家、养生家的创造和完善，由简单到复杂，发明了多种多样的治疗疾病和养生康复的技术。由于各种技术均具有不同的适用范围和特色优势，因此将这些技术杂合，发挥各自的优势，辨证地用于养生保健和康复医疗，以取得最好的疗效是中医养生康复的特色之一。如《素问・异法方宜论》云："圣人杂合以治，各得其所宜，故治所以异而病皆愈。"所谓"杂合以治"，即是杂合、综合运用各种养生康复技术；"各得其所宜"，便是根据病证的需要，而分别采用不完全相同的多种技术，也就是说要辨证施术。

（一）杂合调治

杂合以治所赅甚广，如药物、药膳、针灸、推拿按摩与传统功法、气功等中医适宜技术的综合运用，矿泉、空气、日光、泥土、森林、高山、岩洞等自然疗法并配合色彩、音乐、花香，冷热温度刺激疗法与磁场光电疗法综合使用等。此外，还包括各种调摄方法，诸如精神调摄、饮食调摄、起居调摄、劳逸调摄、服饰调摄、房事调摄、排便调摄以及病后调护等。故对养生保健而言，要杂合调养，适应自我；对疾病康复来说，要重视"三分治疗，七分调理"，杂合调治，辨证施术。

（二）辨证施术

杂合以治的方法虽多，但不是每个人、各个时期，或每个人、各种病证，在养生保健、康复医疗中都要全部采用，而是要因人、因病而选择适合自身需求或病证需要的养生康复技术。

就高血压的康复技术来说，药物、针刺等均以辨证施术为主，适当配合单方、验方。其余的技术、方法，大多用传统功法、按摩、食疗药膳等，如太极拳、降压舒心操、磁疗、音乐疗法，食疗、药膳多为菜肴、药茶、药粥等，选用食材、药食两用物品或是药材，如菊花、芹菜、决明子等清肝明目定眩，海蜇、荸荠、黑木耳等化痰散结降脂。此外，还要注意精神修养、调节情志，禁烟、忌酒，忌辛辣刺激，少食肥甘厚腻，食盐量不宜过大等。

又如就阳痿不育症的康复技术而言，药物、艾灸等均以辨证施术为主，适当配合单方、验方。其余的疗法，亦有传统功法、按摩、食疗药膳等，功法以站桩功为首选，按摩大多以下腹部、腰部、外肾（睾丸）为主，食疗药膳大多选用补肾壮阳、益精填髓和固涩止遗的莲子、芡实、胡桃、麻雀肉（卵）、乌骨鸡、甲鱼、海参、猪羊肾等。此外，情绪乐观，对阳痿患者的治疗至关重要；养心宁神，对有梦遗精的患者胜于药物；节欲保精，对精子数少、精子活功能力减弱的患者尤宜注意。其他如起居有常、劳逸适度亦应特别注意。

以上两种病证所采取的康复技术，大多雷同，但其具体内容则有所区别。即以针灸、按摩、食疗药膳来说，高血压以针为主，灸法不用或少用，而阳痿不育症以灸法为多，当然各自所取针灸穴位亦有不同。高血压的按摩，常用自我保健按摩方法，如干洗脸、擦鼻、叩齿、梳头、擦涌泉等，只是取其疏导气血、扩张血管，起调节血压、改善症状的作用；阳痿不育症，按摩都在下腹部、腰部、外肾（阴囊睾丸）等，对该病还要分辨阴阳虚实而采用不同的部位和不同的手法，针对性才较强。食疗药膳方面，高血压患者，总的以清淡为当，忌辛辣肥腻；而阳痿不育者，一般都以滋补为主，多属血肉有情之品，若阳虚更不忌辛辣。由此可见杂合以治的实际应用，也应该以辨证施治、辨证施术为原则，因人、因病而选用，方能取得良好的效果。

（周少林）

复习思考题

扫一扫
测一测

1. 指导养生康复技术的基本理论有哪些？
2. 中医养生康复技术的基本原则是什么？
3. 气血津液在人体中有何重要作用？
4. 久病难复者，为什么要以调补脾肾为主？
5. 养生康复时怎样杂合以治？

中篇

常 用 技 术

PPT 课件

03章PPT

第三章

精神情志养生康复技术

扫一扫
知重点

学习要点

1. 精神情志养生康复的概念。
2. 精神情志养生康复的原则。
3. 精神情志养生康复的技术。

精神情志养生康复技术，是在中医养生康复技术基本理论、基本原则的指导下，通过调节人的精神情志活动，维护和增强人的精神健康，达到形神统一，用于养生防病、康复疾病，进而增进健康、延缓衰老的一种养生康复技术。

中医认为，脏腑精气是情志活动的物质基础，故情志活动与脏腑精气的关系最为密切。精神情志是人体生理活动的表现之一，正常的精神情志可促进气血运行，促进人体的健康。精神情志失调则直接影响脏腑气血的功能，损害健康，引起各种疾病，影响疾病康复，减损寿命。目前，精神因素引起的心身疾患已是当代社会中人类普遍存在的多发病和流行病。因此，中医养生康复非常重视精神情志的调摄，精神情志养生康复也成为中医养生康复技术的重要内容。

第一节　精神情志活动与健康

正常的情志活动是体内脏腑、气血、阴阳调和的反映，同时又能反作用于人体正常的情志活动，能够调畅脏气，助正抗邪，增强人体抗病能力，预防疾病的发生，对人体健康起着积极的促进作用。俗话所说的“人逢喜事精神爽，雨后青山分外明”，就是指喜的情志有益于人的身心健康。因此，情志正常，则脏气舒达调畅，从而使脏腑功能活动得到加强。情绪变化对健康的影响，已引起国内外学者的高度重视。国外学者胡夫兰德在《人生延长寿法》一书中说：“一切对人不利的影响中，最能使人短命夭亡的就要算是不好的情绪和恶劣的心境，如忧虑、颓废、惧怕、憎恨等。”情志异常时，会直接伤及脏腑，使脏腑气血功能失调，形成病变，如“怒伤肝”“喜伤心”“思伤脾”“忧伤肺”“恐伤肾”等。尤其是愤怒、悲伤、忧思、焦虑、恐惧等不良情绪，压抑在心中而不能充分疏泄，则有害健康。

精神情志养生康复是维护人体健康的一个重要环节。《素问·举痛论》说：“喜则气和志达，荣卫通利。”说明情志条达，心情愉悦，人体营卫之气运行正常，气血和畅，生机旺盛，可促进身心健康，于养生、康复皆有益处。

一、精神情志的性质

一般情况下，人的精神情志活动是对外界刺激的正常反应。只有在突然、强烈、持久的情志刺激下，超出了脏腑承受、调节的范围，引起脏腑气机紊乱、气血失调、阴阳失衡，才会导致疾病发生，这种异常情绪是导致内伤疾病的主要原因，故称“内伤七情”。突然、强烈的情志刺激，常常引起暴病、急病，甚至夭亡。如《素问·生气通天论》：“大怒则形气绝，而血菀于上，使人薄厥。”持久的精神刺激，往往是因为某些问题，在相当长的一段时间里难以解决或实现引起的。如精神紧张、思想矛盾、思念忧郁等，实际上属于心境变化，同样能伤人气血，致人疾病。一般来说，持久的情志刺激所致的疾病，多起病缓慢，病程长，治疗也很棘手。

（一）情志刺激的性质

七情之中，有六种属恶性刺激，唯有喜属于良性刺激。喜为心志，笑为心声，笑是喜形于外的体现。经常保持喜悦、乐观的情绪，有益健康。故金·张从正《儒门事亲》说：“喜者少病，百脉舒和故也。”愤怒致病较重，如《东医宝鉴·内景篇》说：“七情伤人，惟怒为甚，盖怒则肝木克脾土，脾伤则四脏俱伤矣。”怒多伤肝，肝失疏泄，气机升降逆乱，进而导致其他脏腑功能失调，故表现病情较重。惊恐致病较为难治，惊恐多自外来，在思想无准备的情况下，突然大惊卒恐，如视怪物、闻奇声、遇险境等，使人惊骇不已，多伤心肾，治疗棘手。

（二）情志变化的差异

人的体质有强弱之异，性格有刚柔之别，年龄有长幼之殊，性别有男女之分。因此，对同样的情志刺激，则会有不同的情绪反应。

1. 体质差异　体质强弱不同，对情志刺激的耐受力也有一定的差异。如明·李中梓《医宗必读》说：“外有危险，触之而惊，心胆强者不能为害，心胆怯者触而易惊。”《灵枢·通天》认为人们的体质有阴阳之气禀赋不同，对情志刺激反应亦有差异：“太阴之人，多阴无阳”，精神易抑郁；“少阴之人，多阴少阳”，心胸狭窄，多忧愁悲伤、郁郁寡欢；“太阳之人，多阳无阴”，感情易暴发；“少阳之人，多阳而少阴”，爱慕虚荣，自尊心强。

2. 性格差异　性格是人们个性心理特征的重要方面。一般而言，性格开朗乐观之人，心胸宽广，遇事心气平静而自安，故不易为病；性格抑郁之人，心胸狭隘，感情脆弱，情绪常激烈波动，易酿成疾患。这种耐受性的差异，还与意志的勇怯密切相关。意志坚定者，善于控制、调节自己的感情，使之免于过激；意志怯弱者，经不起七情六欲的刺激，易做感情的俘虏，必然发生病变。如《素问·经脉别论》即谓：“当是之时，勇者气行则已，怯者则著而为病也。”

3. 年龄差异　如儿童脏腑娇嫩、气血未充，多为惊、恐情志致病；中年人，气血方刚、奋勇向上，又处在各种错综复杂的环境中，易怒、思为病；老年人，常有孤独情感，易为忧郁、悲伤、思虑所致病。

4. 性别差别　男性属阳，以气为主，性多刚悍，对外界刺激有两种倾向，一是不易引起强烈变化；二是表现多为亢奋形式，如狂喜、大怒等，因气郁致病者则相对较少。

女性属阴，以血为先，其性多柔弱，一般比男性更容易因情志为患。唐·王焘《外台秘要》有“女属阴，得气多郁”之说。女性对于情志的刺激，以忧悲、哀思致病为多见。唐·孙思邈《备急千金要方》说：“女人嗜欲多于丈夫，感病倍于男子，加以慈恋、爱憎、嫉妒、忧恚，染者坚牢，情不自抑，所以为病根深，疗之难瘥。”

二、精神情志致病的特点

五脏精气是精神情志活动的物质基础，精神情志过度直接伤及脏腑，导致气机紊乱、精血亏损、阴阳失调，且是先伤神再伤形。

（一）损伤脏腑

《灵枢·百病始生》说：“喜怒不节则伤脏”，即“怒伤肝、喜伤心、思伤脾、忧伤肺、恐伤肾”。但临床上并非是一情只伤一个脏腑，既可一情伤几脏，又可几情伤一脏。如思虑过度可影响脾的消化吸收功能，同样悲忧太过亦能影响于脾，导致食欲不振、脘腹胀满。

1. 喜伤心　喜可使气血流通、肌肉放松，有益于恢复机体疲劳，使人心情舒畅。喜伤心，指狂喜，可导致“气缓”，即心气涣散，血运无力而瘀滞。欢喜太过，则损伤心气。气血突然急剧涌动，容易引起心脑血管破裂。如《淮南子·原道训》曰：“大喜坠慢。”阳损使心气动，心气动则精神散，出现心悸、失眠、健忘、老年痴呆等病。

案例分析

范进中举

吴敬梓的《儒林外史》中描写范进屡考不中，年近半百后突然考中，因过喜连叫“我中了”而呈癫状。暴喜之际，突然昏倒，继则到处乱跑，狂呼乱叫，众人都说：“新贵人欢喜疯了！”

分析这个故事属于情志致病“损伤脏腑”的哪种情况？

2. 忧（悲）伤肺　忧指忧愁、苦闷、担心，表现在情绪上为失去欢乐、悲伤恸哭、气怯神弱。轻者，愁眉苦脸，闷闷不乐，少言少语，忧郁寡欢，意志消沉，独坐叹息；重者，难以入眠，精神萎靡或紧张，心中烦躁，并会导致咳喘、呕吐、纳呆、失眠、便秘、阳痿、癫痫等症，甚至诱发癌症或其他疑难重症。悲指悲伤、悲痛、悲哀。如幼年丧母、中年丧偶、老年丧子，或者是失恋，或者是丢失了心爱的珍贵物品，或者是遭劫受灾等，都会感到非常难过和伤心，伤心到极点便会变成沮丧和绝望。悲哀太甚，可致心肺郁结，意志消沉。

3. 怒伤肝　怒指暴怒或怒气太盛。它是由于某种目的和愿望不能达到，逐渐加深紧张状态，终至发怒，可表现为暴跳如雷、拍桌大骂、拳打脚踢、伤杀人畜、毁坏器物。轻者会肝气郁滞，食欲减退；重者会出现面色苍白、四肢发抖，甚至昏厥、死亡。

4. 思伤脾　思是集中精神考虑问题，但思虑过度也会导致多种病症，如“思则气结”“思虑伤脾”。由于思虑过度，使脾胃升降气机郁阻，出现精神抑郁、食欲不振、纳呆食少，久之气血化生不足、心失所养，又出现形容憔悴、失眠多梦、气短少语、神疲乏力等。现代医学研究证实，长期从事脑力劳动、大脑高度紧张的知识分子，易患心脑血管疾病和消化道溃疡病，这和中医学的“思虑损伤心脾”的理论是一致的。

5. 惊（恐）伤肾　惊是指突然遇到意外、非常事变，心理上产生的骤然紧张，如耳闻巨响、目睹怪物、夜做噩梦等都会受惊。受惊后可表现为颜面失色、神飞魂荡、目瞪口呆、冷汗渗出、肢体运动失灵，或手中持物失落，重则惊叫、神昏僵仆，这是由于“惊则气乱”所致。恐是指恐惧不安、心中害怕、精神过度紧张，如临深渊、履薄冰、人将捕之等。恐惧过度则消耗肾气，使精气下陷不能上升、升降失调而出现大小便失禁、遗精、滑泄等症，严重的会发生精神错乱、癫病或痉厥。恐与惊密切相关，略有不同，惊多自外来、恐常由内生，多先有惊、继则生恐，故常惊恐并提。

（二）影响气机

人体脏腑经络气血津液的功能活动及相互联系，均有赖于气机的升降出入。“百病生于气”，情志致病，首先扰乱气机，如《素问·举痛论》说：“怒则气上，喜则气缓，悲则气消，恐则气下，惊则气乱，思则气结。”很多疾病的发生皆与七情刺激引起气机失常有关。

1. 怒则气上　指过度愤怒，影响肝的疏泄功能，导致肝气上逆，血随气逆，并走于上。临床表现为头胀头痛、面红目赤，或呕血，甚至昏厥卒倒。《素问·生气通天论》说：“大怒则形气绝，而血菀于上，使人薄厥。”《素问·举痛论》说：“怒则气逆，甚则呕血及飧泄。”如岳飞在《满江红》所言“怒发冲冠”即是。

案例分析

三气周瑜

《三国演义》中的诸葛亮，一气周瑜，夺了南郡取荆州，让周瑜金疮迸裂；二气周瑜，将计就计，让周瑜“赔了夫人又折兵”，金疮难愈；三气周瑜，诸葛亮识破周瑜假途伐虢之计。最终让周瑜大叫一声，吐血身亡。死前仰天长叹：“既生瑜，何生亮！”这就是由于暴怒伤肝，怒则气上，血随气逆，并走于上，吐血而亡。

分析这个故事，属于情志致病“影响气机”的哪种情况？

2. 喜则气缓　正常情况下，喜能缓和精神紧张，使心情平静，气血通利，心情舒畅。作为病理因素，暴喜过度，可使心气涣散不收，神不守舍，出现精神不集中，甚则失神狂乱等症状。如《灵枢·本神》说：“喜乐者，神惮散而不藏。”

3. 悲则气消　指过度的悲忧，会损伤肺气，从而出现气短、精神萎靡不振、意志消沉、乏力等症状。《素问·举痛论》说：“悲则心系急，肺布叶举，而上焦不通，荣卫不散，热气在中，故气消矣。”

4. 恐则气下　指恐惧过度，可使肾气不固，气泄于下，临床可见二便失禁，或恐惧不解则伤精，发生遗精等症。《灵枢·本神》说：“恐惧而不解则伤精，精伤则骨酸痿厥，精时自下。”

5. 惊则气乱　指突然受惊，损伤心气，导致心气紊乱，心无所倚，神无所归，虑无所定，出现心悸、惊恐不安、惊慌失措等症状。

6. 思则气结　指思虑劳神过度，伤神损脾，导致气机郁结。“思”发于脾，而成于心，故思虑过度不但耗伤心神，也会影响脾气。思虑过度致使阴血暗耗，心神失养则心悸、健忘、失眠、多梦；气机郁结阻滞，脾胃的消化吸收功能受到影响，出现纳呆、脘腹胀满、便溏等。

（三）影响病情变化

情志活动和病情变化密切相关。患者良好的精神状态，既有利于药物等疗效的发挥，也有利于机体功能的恢复；如果患者精神萎靡不振，丧失了战胜疾病的信心，或经常遭受精神创伤，则对药物、针灸等各种治疗方法，难以产生应有的治疗效果，或使病情加重、恶化，甚至死亡。如胸痹患者，常因暴喜或暴怒而引起怔忡、暴痛欲绝、大汗淋漓、面色青紫等心阳暴脱之危重证候。痰气交阻之梅核气，常会因情志刺激而病情明显加重。临床常见高血压患者，遇有恼怒刺激，常常造成血压急剧升高，出现危象；心脏病、癌症患者，也常因情绪波动，使病情加重或迅速恶化。

因此，精神情志养生不仅具有预防保健的作用，对于疾病的康复也有益处。在人体发病后保持患者良好的精神状态，增强患者战胜疾病的信念，能起到一般药物达不到的效果。临床实践证明，患者与健康人相比，对精神刺激的耐受力明显降低，所以保护患者免受精神刺激，应列为临床治疗与病后康复的一项重要措施。

第二节　精神情志养生康复原则

精神情志养生康复原则，主要包括形神合一、立志养德、开朗乐观、心理平衡等内容。

一、形神合一

形，指形体、肌肉、血脉、筋骨、脏腑等组织器官，是人的物质基础；神，指精神、意识、思维活动与情志、情绪表现，又指生命活动的全部外在表现，是人体功能的反映。《素问·上古天真论》曰："上古之人，其知道者，法于阴阳，和于术数，食饮有节，起居有常，不妄作劳，故能形与神俱，而尽终其天年，度百岁乃去。……夫上古圣人之教下也，皆谓之……恬惔虚无，真气从之，精神内守，病安从来。""形与神俱"即心理与生理的对立统一、精神与物质的对立统一、本质与现象的对立统一。形是神的物质基础，神是形的外在表现。二者是相互依存、相互影响、密不可分的一个整体。神本于形而生，依附于形而存，形为神之基，神为形之主。

"形神合一"构成了人的生命，而神是生命的主宰。人的生命活动概括起来可分为两大类：一类即以物质、能量代谢为主的生理性活动；另一类是精神性活动。在人体这个统一整体中，起统率和协调作用的是心神。只有在心神的统率调节下，生命活动才表现出各脏器组织的整体协调性。

人体的神、魂、意、魄、志"五神"与喜、怒、思、忧（悲）、恐（惊）"五志（七情）"，分别由心、肝、脾、肺、肾"五脏"所生成。人体起协调和统率作用的是心神，人的精神活动是在"心神"的主导作用下，脏腑功能活动与外界环境相适应的综合反应。

达到形神合一，必须要形神共养，不仅要注意形体的保养和康复，而且要注意精神的摄养和康复，两者相辅相成、相得益彰。养神之要旨是"恬惔虚无，精神内守"，即保持思想清静、畅达情志，使精气神内守而不散失，保持人体形神合一的生理状态。"守神全形"和"保形全神"，是在"形神合一"原则指导下，对立统一规律在养生保健中的具体运用，其目的是达到"形与神俱，尽终其天年，度百岁乃去"。

（一）少私寡欲

少私，是指减少私心杂念；寡欲，是降低对名利和物质的嗜欲。《素问·上古天真论》指出：“是以志闲而少欲，心安而不惧，形劳而不倦，气从以顺，各从其欲，皆得所愿……所以能年皆度百岁而动作不衰。”因为私心太重，嗜欲不止，欲望太高太多，达不到目的，就会产生忧郁、幻想、失望、悲伤、苦闷等不良情绪，从而扰乱清静之神，使心神处于无休止的混乱之中，导致气机紊乱而发病，或是疾病病后不易康复。如果能减少私心、欲望，从实际情况出发，节制对私欲和名利的奢望，则可减轻不必要的思想负担，使人变得心地坦然、心情舒畅，从而促进身心健康，有利于养生保健和疾病康复。而要做到少私寡欲，必须注意一是要明确私欲之害，以理收心；二是要正确对待个人利害得失。

（二）养心敛思

养心，即保养心神；敛思，即专心致志，排除杂念，驱逐烦恼。清·翁藻《医钞类编》：说“养心则神凝，神凝则气聚，气聚则神全，若日逐攘扰烦，神不守舍，则易衰老。”所谓凝神，即是心神集中专注，不散乱，不昏沉。因为神贵凝而恶乱，思贵敛而恶散。所以凝神敛思是保持思想清静的良方。实验研究证明，清静养神这种自我调节的保健方法能保持神经系统不受外界因素对人体精神情志的干扰，使人体生理功能处于最佳状态。要想取得保养心神之良效，必须具备心地光明磊落、志有所专的品德。只有精神静谧、从容温和、排除杂念、专心致志，才能做到安静和调、心胸豁达、神清气和、乐观愉快，这样不仅有利于学习和工作，而且能使机体整体协调，有利于健康长寿。

二、立志养德

正确的精神情志调养，必须要有正确的人生观、价值观、世界观。只有对生活充满信心，有良好的志向，有目标、有追求的人，才能很好地进行道德风貌的培养和精神调摄，更好地促进身心健康。

（一）立志修养

养生，首先要立志，要对生活充满希望和乐趣，要有健康的心理、高尚的理想信念和道德情操，这是每个人的生活基石和精神支柱。理想和信念是青少年健康成才的精神保障，有了正确的志向，才会真正促使他们积极探索生命的价值，寻找生活的真谛，追求知识，陶冶情操，促进身心全面健康发展。理想和信念也是老年人延长生命活力的“增寿剂”，不畏老是健康长寿的精神支柱，产生不畏老精神的重要思想基础就是晚年的理想和追求。老年人要心胸开阔，情绪稳定，热爱生活，为社会发挥“余热”，从而使内心感到无愧于一生的快乐，这种思想有益健康。

理想和信念是生活的主宰和战胜疾病的动力，科学证明人的内在潜力很大，良好的自信心、顽强的意志和毅力是战胜疾病极为重要的力量。《灵枢·本脏》说：“志意者，所以御精神，收魂魄，适寒温，和喜怒者也。”就是说意志具有统率精神、调和情志、抗邪防病等作用。事实证明，信念、意志坚定的人，能较好地控制和调节自己的情绪，保持良好的精神状态。生活实践也证实了不少病残者靠自己的信心、意志和努力，主宰自己的命运，为社会做出了可贵贡献。

（二）道德修养

古代养生家把道德修养视为养生之本，认为养生和养德密不可分。养德可以养气、养神，使“形与神俱”，身体健康。从生理上讲，道德高尚，光明磊落，性格豁达，心理宁静，有利于神志安定，气血调和，精神饱满，形体健壮。现代养生实践证明，注意道德修养，塑造美好的心灵，助人为乐，养成健康高尚的生活情趣，获得巨大的精神满足，是保证身心健康的重要措施。

古人亦把道德修养作为延寿的一项重要内容。儒家创始人孔子早就提出“德润身”“仁者寿”的理论，他在《中庸》中进一步指出：“修身以道，修道以仁”“大德必得其寿”。《备急千金要方》说：“性既自喜，内外百病皆悉不生，祸乱灾害亦无由作，此养性之大经也。”明·龚廷贤《寿世保元》说：“积善有功，常存阴德，可以延年。”

三、开朗乐观

性格开朗、精神乐观是养生的要素、长寿的法宝，于疾病康复也有益处。

（一）性格开朗

性格是人的一种心理特征，它主要表现在人已经习惯了的行为方式上。性格开朗是胸怀宽广、气量豁达所反映出来的一种心理状态。性格虽然与人的基因和遗传因素直接相关，但随着环境和时间的变化，是可以改变的。人们都有使自己的性格适应于自然、社会和自身健康的改造任务。医学研究已证明，人的性格与健康、疾病的关系极为密切。

性格开朗、活泼乐观、精神健康者，不易患精神病、重病和慢性病，即使患了病也较易治愈、容易康复。不良性格对人体健康的影响是多方面的，对人体大脑、内脏及其他部位产生危害。培养良好性格的基本原则是，从大处着眼，从具体事情入手，通过自己美好的行为，塑造开朗的性格。首先要认识到不良性格对身心健康的危害，树立正确的人生观、价值观、世界观，正确对待自己和别人，看问题、处理问题要目光远大、心胸开阔、宽以待人、大度处事，不斤斤计较、不钻牛角尖。其次是科学、合理地安排自己的工作、学习和业余生活，丰富生活内容，陶冶性情。

（二）情绪乐观

情绪稳定，对一个人的健康起着重要作用。情绪乐观既是人体生理功能的需要，也是人们日常生活的需要。孔子在《论语》中说：“发愤忘食，乐以忘忧，不知老之将至云尔。”可见，乐观的情绪是调养精神，舒畅情志，防衰抗老的最好的精神营养。精神乐观可使营卫流通、气血和畅、生机旺盛，从而身心健康，利于养生和康复。如《素问·举痛论》说：“喜则气和志达，营卫调利。”

（三）知足常乐

知足，指对现实生活的适应和满足。要培养“知足常乐”的思想，要体会“比上不足，比下有余”的道理，这样可以感到生活和心理上的满足。如《素问·上古天真论》所言“美其食，任其服，乐其俗，高下不相慕”。对人宽厚，对己克俭；竭尽全力，团结同事，做好工作；不损人利己，和善处事，视他人为至亲，意志坚定，助人为乐，知足常乐，自得其乐，于养生和康复均十分有利。

四、心理平衡

（一）正视竞争

当代社会的特点之一是竞争，而长期处在高节奏的竞争环境中，容易产生焦虑、心力疲劳、神经质等心理现象，处理不好就会影响心理健康。为了适应社会的发展，保证健康的体魄，就必须培养在竞争中保持心理平衡的能力。所谓竞争意识，是指以个人或团体力量力求压倒或胜过对方的一种心理状态。有竞争意识，要有坚强的意志和敢想敢干、勇于创新的精神，还要有敢于迎接挑战、积极面对挫折与艰辛的心理素质，才能在竞争中保持身心健康。

（二）自我调节

剧烈的竞争常会打破原有的心理平衡，所以必须学会自我调节，不为琐事忧虑烦恼。无论在何种情况下，都可心地坦然的迎接新的挑战。在竞争社会中，有些人在竞争失败后，可产生自卑感，社会需要是多方面的，人的兴趣和能力也是多种多样的，人各有所长、各有所短，从来不曾有过全能的"天才"。因此，不必为一时一事的失利而苦恼，丧失信心。应在实践中不断总结经验教训，克服自卑感，不断挖掘潜能，扬长避短，科学安排工作和学习，就会增加成功率。

竞争的社会更易产生嫉妒心理，嫉妒是一种心理现象，它是指对别人比自己优越，如才华、品德、名声、成就、相貌等高于自己时，想排除别人优势而表现不甘心和怨恨的强烈情绪状态，这种消极的心理状态会降低人体生理功能而导致身心疾病。消除嫉妒心理的基本方法，就是培养正确的拼搏进取精神，即树立欢迎别人超过自己，更有勇气超过别人的正确观念。摆脱一切不良情绪，发挥自己的长处，在可能的范围内达到最佳水平。社会的发展将会促进合理竞争，培养竞争意识，适应社会的需要，就能在当代环境中保持健康的平衡心理，保证旺盛的精力，健康的体魄，这对自己、对社会都是有益的，也是每个人应该具备的心理素质。

第三节　精神情志养生康复技术

精神情志养生康复，具体方法多种多样，但归纳起来可分为愉悦法、节制法、疏泄法、转移法、情志制约法和顺时调神法。

一、愉悦法

愉悦法，就是保持愉快喜悦的心情、乐观的精神状态，使自己能在各种不良因素的刺激面前，做到神愉而不恼、心悦而不烦的精神情志养生康复方法。

（一）笑口常开

笑为心之声，为喜之形。笑口常开能使人精神振奋、心情舒畅，可通利营卫、和调五脏气血。现代生理学研究证实，笑是一种独特的运动方法，是一种有益于人体的活动，笑可使人体内的膈、胸、腹与心、肺甚至肝脏得到短暂的运动锻炼，笑能够调节神经功能、促进肌肉运动、加强血液循环、增进新陈代谢。笑是连续性的张口呼吸动作，是一套绝妙的呼吸操，可使肺部扩张，胸肌兴奋，排出呼吸道分泌物，通畅呼吸道。笑能使交感神经兴奋性增强，出现"快乐的心跳"，使心率加快，心肌收缩力增强，心脏射血量增加。笑能增强迷走神经兴奋，引起消化液的分泌和消化道的活动，促进食欲，帮助消化与吸收，调节人体的心理活动，促进生理功能，改善生活环境，使人无忧无虑，开朗乐观，让生命充满青春的活力。

笑还可抒发健康的感情，对美好的未来充满向往；笑可减轻各种精神压力，驱散愁闷；笑可缓解情绪紧张，消除疲劳，改善睡眠；笑可克服孤独、寂寞，调节生活情趣；笑还可以发挥人的创造性，提高学习、工作效率等。所以，笑的确是一种有效的精神保健操，笑使人快乐，笑使人长寿。古往今来的老寿星，无不是笑口常开的乐观者。

笑，虽可祛病健身，但必须适度，必须懂得笑的宜忌。如怀孕期间的妇女，大笑时令腹部猛烈抽搐，容易造成早产或者流产，故不宜大笑。儿童在进食时，亦勿逗其大笑，否则食物容易误落气管内，后果严重。有些曾接受过胸腔、腹腔、血管、心脏等外科大手术者，应让其安静休养，一般来说，5~7 天内，不宜大笑。心肌梗死的患者，即使没有急性发作，在恢复期内也不宜大笑。对于患脑血栓、脑出血症以及蛛网膜下出血的患者，更不可纵情大笑。血压高的患者，如果不加节制大笑，会使血压陡升，从而诱发晕倒。患早期疝气者，如果经常大笑，会导致疝气加重，难以迅速复原。

（二）避免孤独

孤独，会给人带来精神上的空虚和痛苦，会影响到中枢神经系统的正常功能，使神经—体液的调节失去平衡，免疫系统的防御功能下降。随着机体内在“防线”的崩溃，病邪入侵有了可乘之机。

避免孤独最好的方法是注意交往。医学研究发现，交往不仅对个人的社会化和个性的发展起着至关重要的作用，对每个人的生理和心理健康、生命的延续，同样起着至关重要的作用。正常交往，人们通过感情交流排遣孤寂，增添积极乐观的情绪，产生幸福感与满足感。

（三）幽默风趣

幽默是具有智慧、教养和道德上的优越感的表现。幽默表达了人类征服忧患和困难的能力，它是一种解脱，是对生活居高临下的“轻松”审视。一个浑身洋溢着幽默的人，必定是一个乐天派。人们在现实生活中，可能遇到各种困难和矛盾，若以幽默待之必会增添无穷妙趣。

医学研究表明，幽默是一种积极的心理预防形式，善用幽默的人最健康。因为幽默能使人心情舒畅，能够调节人体的神经中枢，有利于排泄积郁，解除疲劳和烦恼。

（四）环境美好

恶劣的自然环境和社会环境，难使人心情愉快。因此，要经常保持乐观的情绪，必须创造优美、舒适的自然环境和良好的社会环境。如大城市奇特的高大建筑，抬头望去，使人精神振奋；乡间树林花丛中的瓦房小院，给你幽静安逸之感。这些都给人们的心理健康以积极有益的影响。

自然环境对情绪的影响莫过于气候的变化。现代医疗气象学研究表明，在乌云密布、浓雾笼罩、下雨或下雪的时候，人们的精神常较懒散，甚至变得无精打采、萎靡不振、意志消沉；在万里晴空、阳光灿烂的日子里，人们却精神抖擞，异常爽快。

居住环境亦能影响人的情绪。若居住在一个阴暗、肮脏、凌乱，充满刺激的色、音、味的环境里，人们会心烦意乱，劳神费力；而在一个光明、整洁、井然有序的环境里，人们会心情舒畅，精神倍增。

二、节制法

节制法就是调和、节制情感，防止七情过极，达到心理平衡，以养生防病、促进康复。

（一）遇事戒怒

“怒”是历代养生家最忌讳的一种不良情绪，是情志致病的魁首，对人体健康危害极大。怒不仅伤肝脏，还会伤心、胃、脑等脏腑，导致各种疾病。《备急千金要方》指出：“卫生切要知三戒，大怒、大欲、并大醉，三者若还有一焉，须防损失真元气。”人凭借气以充身，故平日在乎善养，所忌最是怒。怒气一发，则气逆而不顺，气怒伤身，故戒怒是养生的重要方法。

制怒之法，首先是以理制怒，即以理性克服感情上的冲动。在日常工作和生活中，虽遇可怒之事，但想一想其不良后果，可理智地控制自己过极的情绪，使情绪反应“发之于情”“止之于理”。其次，可用提醒法制怒。在自己的床头或案头写上“制怒”“息怒”“遇事戒怒”等警句，以此作为自己的生活信条，随时提醒自己，可收到良好效果。再次，怒后反省，每次发怒之后，吸取教训，并计算一下未发怒的日子，减少发怒次数，逐渐养成遇事不怒的习惯。

（二）宠辱不惊

人世沧桑，诸事纷繁，喜怒哀乐，此起彼伏。老庄提出“宠辱不惊”之处世态度，视荣辱若一，后世遂称得失不动心为宠辱不惊。对于任何重大变故，都要保持稳定的心理状态，不要超过正常的生理限度。现代医学研究证明，情志刺激与免疫功能之间的联系息息相关。任何过激的刺激都可削弱白细胞的战斗力，减弱人体免疫能力，使人体内防御系统的功能低下而致病。

为了健康长寿，任何情绪的过分激动都是不可取的。要善于自我调节情感，以养神治身。对外界的事物刺激，既要有所感受，又要思想安定，七情平和，明辨是非，保持安和的处世态度和稳定的心理状态。

（三）暗示治疗

暗示疗法是在患者不经过逻辑判断，直觉地接受医护人员灌输给他的观念而取得治疗效果的一种方法。《三国演义》里“望梅止渴”的故事，即是暗示疗法的例证。说明暗示不仅影响人的心理与行为，还能影响人体的生理功能。

暗示的方法，一般多采用语言，也可采用手势、表情或采用暗示性药物及其他暗号来进行。其成功与否取决于医护人员的权威性、学识和治疗能力，也取决于患者的人格特点及情绪状态对接受暗示的程度。患者对医护人员比较信任，便容易接受暗示；相反，则会无条件地拒绝暗示。但是，在实施暗示治疗时，应事先向患者讲清楚治疗目的和对患者的要求，语言要温和、简短、明确、有力，治疗结束后，应向患者指出这次治疗已取得的成效，同时叮嘱患者要继续照此锻炼，促使功能恢复。

三、疏泄法

中医学认为，“郁则发之”。郁，即郁结，主要指忧郁、悲伤，使人不快的消极情绪；发即疏发、发泄。疏泄法，即通过适当的方式，把积聚、抑郁在心中的不良情绪，宣达、发泄出去，以尽快恢复心理平衡的一种方法。

（一）直接发泄

当遇到不幸，悲痛万分时，不妨大哭一场，用直接的方法把心中的不良情绪发泄出去。现代研究发现，因感情变化流出的眼泪中，含有两种神经传导物质，其随眼泪排出体外后，可缓和悲伤者的紧张情绪，减轻痛苦和消除忧虑。当遭逢挫折、心情压抑时，可以通过急促、强烈、粗犷、无拘无束的喊叫，将内心的郁积发泄出来，从而使精神状态和心理状态恢复平衡。现已证实，结肠炎、消化性溃疡、过敏性结肠炎、忧郁症、神经衰弱、失眠及一般胃疼等均与情绪压抑有关。故发泄法有预防上述疾病的保健作用。

（二）疏导宣散

出现不良情绪时，借助于别人的疏导，可以把闷在心里的郁闷宣散出来。所以，扩大社会交往，广交朋友，互相尊重，互相帮助，是解忧消愁，克服不良情绪的有效方法。研究证明，建立良好的人际关系，缩小“人际关系的心理距离”，是医治心理不健康的良药。

四、转移法

转移法，又称移情法。即通过一定的方法和措施改变人的思想焦点，或改变其周围环境，使其与不良刺激因素脱离接触，从而从情感纠葛中解放出来，或转移到另外的事物上去的一种养生康复方法。

（一）升华超脱

所谓升华，就是用顽强的意志战胜不良情绪的干扰，用理智战胜生活中的不幸，并把理智和情感化作行为的动力，投身于事业中去，以工作和事业的成绩来冲淡感情上的痛苦，寄托自己的情思，这也是排除不良情绪，保持稳定心理状态的一种重要保健方法。超脱，即超然，思想上把事情看得淡一些，行动上脱离导致不良情绪的环境。在心情不快、痛苦不解时，可以到环境优美的公园或视野开阔的海滨漫步散心，驱除烦恼，产生豁达明朗的心境。如果条件许可，还可以进行短期旅游，把自己置身于绮丽多彩的自然美景之中，使精神愉快，气机舒畅，忘却忧烦，寄托情怀，美化心灵。

（二）移情易性

移情，即排遣情思，改变内心情绪的指向性；易性，即改易心志，通过排除内心杂念和抑郁，改变其不良情绪和习惯。清・叶天士《临证指南医案》说：“情志之郁，由于隐情曲意不伸……郁症全在病者能移情易性。”“移情易性”是中医精神情志养生保健康复方法的重要内容之一，具体方法很多，可根据不同人的心理、环境和条件等，采取不同措施，灵活运用。如《北史・崔光传》“取乐琴书，颐养神性”，清・吴尚先《理瀹骈文》“七情之病者，看书解闷，听曲消愁，有胜于服药者矣”，《备急千金要方》“弹琴瑟，调心神，和性情，节嗜欲”均属之。古人早就认识到琴棋书画具有影响人的情感、转移情志、陶冶性情的作用。实践证明，情绪不佳时，听听适宜的音乐，观赏一场幽默的相声或喜剧，苦闷顿消，精神振奋。移情易性并不是压抑情感，如对愤怒者，要疏散其怒气；对悲痛者，要使其脱离产生悲痛的环境与气氛；对屈辱者，要增强其自尊心；对痴情思念者，要冲淡其思念的缠绵；对有迷信观念者，要用科学知识消除其愚昧的偏见等。

（三）运动移情

运动不仅可以增强生命的活力，而且能改善不良情绪，使人精神愉快。因此运动也是一种很好的移情方式。因为运动可以有效地把不良情绪的能量发散出去，调整机体平衡。所以当情绪苦闷、烦恼，或情绪激动与别人争吵时，最好的方法是转移注意力，参加运动锻炼。运动移情的方法，如打球、散步、爬山等活动；也可采用传统的健身运动如太极拳、太极剑和导引保健功等。传统的精神运动主张动中有静，静中有动，动静结合，因而能使形神舒畅，松静自然，心神安和，阴阳平衡；而且有一种浩然之气充满天地之间之感，一切不良情绪随之而消。此外，还可以参加适当的体力劳动，消除精神紧张。在劳动中付出辛勤的汗水，促进血液循环，活跃生命功能，使人心情愉快，精神饱满。

五、情志制约法

情志制约法，又称以情胜情法，是利用情志之间，情志与五脏之间的相互影响、相互制约的关系，通过一种正常情志活动来调节另一种不正常情志活动，使其恢复正常，有效治疗情志与躯体疾病的治疗方法。

（一）五脏情志制约法

情志化生于五脏精气，如《素问·阴阳应象大论》说："人有五脏化五气，以生喜、怒、悲、忧、恐。"五脏分别归属于五行，而五行具有生克运动规律，故情志之间也具有相互克制、制约的关系：

悲为肺志，属金；怒为肝志，属木。金能克木，故悲胜怒。

恐为肾志，属水；喜为心志，属火。水能克火，故恐胜喜。

怒为肝志，属木；思为脾志，属土。木能克土，故怒胜思。

喜为心志，属火；忧为肺志，属金。火能克金，故喜胜忧。

思为脾志，属土；恐为肾志，属水。土能克水，故思胜恐。

以上即是认识到精神因素与形体内脏、情志之间，及生理病理上相互影响的辩证关系后，根据"以偏救偏"的原理，创立的"以情胜情"的独特方法。金元医家张子和更加明确指出："以悲制怒，以怆恻苦楚之言感之；以喜治悲，以谑浪戏狎之言娱之；以恐治喜，以恐惧死亡之言怖之；以怒制思，以污辱欺罔之言触之；以思治恐，以虑彼忘此之言夺之。"后世不少医家对情志的调摄，有时比药物祛疾还重视，而且创造了许多行之有效的情志疗法，或逗之以笑，或激之以怒，或惹之以哭，或引之以恐等，因势利导，宣泄积郁之情，畅遂情志。

另外，在运用"以情胜情"方法时，要注意情志刺激的总强度，应超过或压倒致病的情志因素，以达治疗目的。

1. 伤心者，以恐胜之　喜为心志，喜甚伤心。以恐胜喜，又叫惊恐疗法，适用于神情兴奋、狂躁的病证。清·陆以湉《冷庐医话》中记一江南书生因金榜题名考中状元，在京城过喜而发狂，大笑不止。名医徐洄溪就诊，佯称其病不可治，告之逾十日将亡，并吩咐他速回家，路过镇江时再找一位姓何的医生，或许能起死回生。书生一吓，果然病愈。但又因此郁郁寡欢往回走。至镇江，何医生就把徐洄溪早已送来的书信给书生一看，并解释其中的缘由，于是书生释怀，疾病痊愈。

2. 思伤脾者，以怒胜之　正常的思虑为生理心理现象。但"过思则气结"，可使人出现神情怠倦，胸膈满闷，食纳不旺等脾气郁滞，运化失常的表现。以怒胜思，是利用发怒时肝气升发的作用，来解除体内气机郁滞的一种疗法，适用于长期思虑不解、气结成疾或情绪异常低沉的病证。传说战国时代的齐闵王患了忧郁病证，请宋国名医文挚来诊治。文挚详细诊断后对太子说："齐王的病只有用激怒的方法来治疗才能好，如果我激怒了齐王，他肯定要把我杀死的。"太子听了恳求道："只要能治好父王的病，我和母后一定保证你的生命安全。"文挚推辞不过，只得应允。当即与齐王约好看病的时间，结果第一次文挚没有来，又约第二次，第二次没来又约第三次，第三次同样失约。齐王见文挚恭请不到，连续三次失约，非常恼怒，痛骂不止。过了几天文挚突然来了，连礼也不见，鞋也不脱，就上到齐王的床铺上问疾看病，并且以粗话野话激怒齐王，齐王实在忍耐不住了，便起身大骂文挚，一怒一骂，郁闷一泻，齐王的忧郁症也好了。文挚这是根据中医情志治病的“怒胜思”原则，采用了激怒患者的治疗方法。

3. 悲伤肺者，以喜胜之　悲忧皆为肺志，太过则使人肺气耗散而见咳喘短气、意志消沉等症状，还可由肺累及心脾致神呆痴癫，脘腹痞块疼痛，食少而呕等。以喜胜悲，又称笑疗，设法使患者欢快喜悦、克服悲伤而病愈。对于由于神伤而表现抑郁、低沉的病证，皆可使用。《儒门事亲》中记有一患者因闻父死于贼，过度悲伤忧郁，心中结块痛不可忍。张子和便学巫婆的样子又唱又跳又开玩笑，“以谑浪亵狎之言娱之”，使患者畅怀大笑，一二日后心下块皆散，不药而愈。金元名医朱丹溪曾遇到一青年秀才，婚后不久突然亡妻，故终日哭泣悲伤，终成疾病。求尽名医，用尽名药，久治无效。朱丹溪为其诊脉后说：“你有喜脉，看样子恐怕已有数月了。”秀才捧腹大笑，并说：“什么名医，男女都不分，庸医也！”此后，每想起此事，就会自然发笑，亦常将此事作为奇谈笑料告诉别人，与众人同乐。数月后，秀才食欲增加，心情开朗，病态消除。这时，才告诉他这是以喜乐制胜悲忧的治法。

4. 恐伤肾者，以思胜之　过度或突然的惊恐会使人肾气不固，气陷于下，出现惶惶不安、提心吊胆、神气涣散、二便失禁、意志不定等病证。以思胜恐，主要是通过“思则气结”，以收敛涣散的神气，可以用各种方法引导患者对有关事物进行思考，以制约过度恐惧，使患者主动地排解某些不良情绪，以达康复。

5. 怒伤肝者，以悲胜之　怒为肝志，但过怒肝阳上亢，肝失疏泄而表现出肢体拘急、握持失常、高声呼叫等病证。以悲胜怒，是根据《素问·举痛论》“悲则气消”的原理，诱使患者产生悲伤的情绪，有效地抑制过怒的病态心理。明·张介宾《景岳全书》中记燕姬因怒而晕厥，张景岳诊后便声言其危，假称要用灸法才能治好。燕姬知道灸法不仅会引起疼痛，而且会损毁面容或身体其他部位的皮肤，于是，继而转悲，悲则气消，将胸中的郁怒之气排解，这样就克制了愤怒的情绪，消除了愤怒引起的疾病。

（二）阴阳情志制约法

运用情志之间阴阳属性的对立制约关系，调节情志，协调阴阳，是为阴阳情志制约法。

人类的情志活动是相当复杂的，往往多种情感互相交错，有时很难明确区分其五脏所主及五行属性，但情志活动可用阴阳属性来概况，即现代心理学所称的“情感的两极性”。七情引出的气机异常，具有两极倾向的特点。根据中医理论，人的多种多样的情感，皆可配合成对，如喜与悲、喜与怒、怒与恐、惊与思、怒与思、喜乐与忧愁、喜与恶、爱与恨等，同时性质彼此相反的情志，对人体阴阳气血的影响也正好相反。因而相反的情志之间，可以互相调节控制，使阴阳平衡。像喜可胜悲，悲也可制喜；喜可制恐，恐可胜喜；怒可胜恐，恐也可制怒等。

以情胜情实际上是一种整体调节方法，应采用使之产生有针对性的情志变化的刺激方法，通过相反的情志变动，以调整整体气机，从而起到协调情志、治疗疾病的作用。人们只要掌握情志对于气机运行影响的特点，采用相应方法即可，切不可简单机械、千篇一律地按图照搬。倘若单纯拘泥于五行相生相克而滥用情志制约法，有可能增加新的不良刺激。因此，只有掌握其精神实质，方法运用得当，才能真正起到心理保健作用。

（三）情志疗法的注意事项

1. 应用本疗法时，应详细了解患者的发病情况、个性特点、异常的情志反应、生活工作环境等，结合脏腑气血虚实，确定治疗方案。

2. 临证时必须熟练掌握和运用中医阴阳五行理论及生克制化规律。依据情志法则，审时度势，巧妙构思，切中要害，以期收到良好效果。

3. 在给予情志刺激时，应选择适当的量，量太过或不足，均难以达到预期效果。同时刺激的方式及时间的长短等，也要准确把握，合理使用。

4. 在使用情志刺激，尤其是怒、恐、惊等之前，还应充分考虑其不良后效，并做好准备以防不测。

5. 在治疗情志致病时，还要充分运用“心病还须心药医”“解铃还需系铃人”的原则。

6. 对于体质虚弱、患有器质性疾病、严重精神疾病、人格障碍者，应慎用或不用某些情志疗法。

六、顺时调神法

顺时调神法，即顺应春、夏、秋、冬四时自然变化规律，有意识地调养精神活动的养生方法。《灵枢·本神》云“智者之养生也，必顺四时而适寒暑，和喜怒而安居处，节阴阳而调刚柔，如是则避邪不至，长生久视。”人的情志变化是与四时变化密切相关，《素问》即有“四气调神”之论。《黄帝内经素问直解》说：“四气调神者，随春夏秋冬四时之气，调肝心脾肺肾五脏之神志也。”明确告诉人们，调摄精神，要遵照自然界季节生长收藏的变化规律，才能达到阴阳的相对平衡，确保身心安康。

（一）顺时调神法的意义

春温、夏热、秋凉、冬寒，是一年四季气候更迭的基本特征，而春生、夏长、秋收、冬藏则是自然界万物变化的物候现象。《素问·四气调神大论》说：“故阴阳四时者，万物之终始也，死生之本也。逆之则灾害生，从之则苛疾不起。”揭示了阴阳二气的消长是寒暑更迭和自然界万物变化的根本，生活在大自然环境中的人类只有顺应其变化才能维持其身体内外环境的协调统一，防患于未然。所谓“逆之”“从之”，反映了人们主观意志介入的不同态度与结果，显示了顺应四时变迁以调摄精神意志活动在养生防病等方面的积极作用和意义。《素问·金匮真言论》指出“五脏应四时，各有收受。”春温气升，有助于肝气的升发舒畅，温升太过则伤其肝；夏热炎暑，有裨于心气的充养宣达，暑热太过则损其心；长夏溽蒸，有益于脾胃氤氲化物，湿热太过则困其脾；秋凉气燥，有利于肺气清肃，凉燥太过则害其肺；冬寒凛冽，有助于肾气封藏，寒凝太过则戕其肾。四时五气入通于脏腑，既促进充养，也可因其变动而行戕贼之害。人体具有被动适应环境变化的调节能力，更能主动顺应其变化而趋利避害。

（二）顺时调神法的原则

《素问·四气调神大论》强调必须遵循“春夏养阳，秋冬养阴”的法则，以从其根本，谨养情志等各方面的调摄。即春夏阳气生发充长，万物皆随之升浮，故应顺其势而养其阳气;秋冬阴气沉潜,也应从其潜降封藏之势以养其阴,使人与自然保持和谐统一。

(三)顺时调神法的方法

1. 春季调神养生法 春三月是万物生发、阳气始升的季节,形神调摄则应顺从其生机勃发之势而侧重于舒畅肝气。

"春气"内应于肝,而人的精神状态与肝气的疏泄功能关系密切。肝气疏泄太过,人易于发怒;肝气疏泄过弱,则容易烦闷不舒。所以在春阳升发之际,保持肝脏的勃勃生机,使其气机条达舒畅,是春季调神的重要原则之一。在情志调摄方面,必须注意畅达性情、宣通气机。

2. 夏季调神养生法 夏三月是万物生长繁茂、阳气壮盛、阴气始生的季节,形神调摄也应顺应其蕃秀长养之势而侧重于充养心气。夏三月具有阳气壮盛、天地气蒸的特征,夏至一阴生,更是阴阳之气转换之时;夏时属火,主于长养,内应于心。人体阴阳之气的变化与自然界一样,也有着"生而盛,盛则衰"的阴阳嬗递和转换的年周期性变化规律。古人认为"盛夏之月,最难治摄"者,是因为其"阴气内伏,暑毒外蒸"的时令特征,最容易引发"阳泄于外,湿蕴于内"一类的疾病。如暑毒之外蒸,易引动心火、逼迫津液外泄汗出,出现烦躁、厌恶之情绪即是。

夏日炎炎,天地气蒸,不要因昼长炎热而生厌恶烦躁之情,更不可终日待在空调房间,或因炎暑慵懒而无所事事。可适当调整作息时间,晚睡早起,在较为清凉之时工作、学习;中午烈日当空,则可小憩片刻,以避暑毒,充养心神,保持宁静愉快的心情,使体内阳气流通宣畅;适当活动,以宣泄充溢的阳气,使腠理疏通,内外流畅;待人接物要坦诚开朗,"若所爱在外",切勿因炎热而懒于应酬,这样才能合乎夏令"养长"的情志调摄要求。

3. 秋季调神养生法 金秋三月是万物成熟收获、肃杀之气降临的季节,形神调摄也应顺其收成之势以缓秋刑,侧重于调养肺气,使之清肃康宁。

秋高气爽,遍地金黄,人们既有收获的喜悦,也难免触景生情,容易产生"夕阳无限好,只是近黄昏"的失落感和惆怅情绪。此时,可仿效万物收藏之意,早卧早起,使情志活动渐趋内守,收敛神气,安宁心志;减少不必要的应酬活动,以缓和秋令肃杀之气对人体的不良影响。吐纳导引宜选具有清润养肺、化痰降气功效的养肺功法及"呬字诀"等功法。如此,可使情志与秋收之气相应,符合秋季养"收"之道的要求。

4. 冬季调神养生法 冬三月是万物蛰藏、阴气盛实、阳气始生的季节,形神调摄也需顺应其潜藏之势而侧重于固肾养精的调养。"冬主水主于敛藏,内应于肾。"

冬季万物生机因其寒而潜藏,人体阳气也内敛而代谢趋缓,消耗减少;情志活动也应顺乎自然,静谧内收,不为物欲愿望所动,使心境恬愉安宁,若有所得,则有利于肾精的蓄养和封藏,以备来春的养生之需。因此,生活起居上人们宜早睡晚起,"必待日光",不宜过于操持烦劳,以避免阳气虚泄于外。吐纳导引宜选固肾养精及"吹字诀"等功法。如此,可使人体情志与冬令养"藏"之机相应,保持体内外环境的协调统一。

(黄 萍)

复习思考题

1. 精神情志养生康复技术的概念是什么？
2. 精神情志养生康复有何意义？
3. 七情致病的特点是什么？
4. 精神情志养生康复原则有哪些？
5. 情志疗法的注意事项有哪些？

扫一扫
测一测

PPT 课件

04章PPT

扫一扫
知重点

第四章

饮食药膳养生康复技术

学习要点

1. 饮食与药膳养生康复技术的概念。
2. 饮食有节、食温适宜，合理搭配、调和食性，进食保健、食后养生，以及饮食康复、病后调养等饮食养生康复技术的主要内容。
3. 药膳的概念与特点。
4. 药膳养生保健与康复疾病举例。

饮食与药膳养生，又称饮食与药膳调养、补养即食养、食补；饮食与药膳康复，亦称饮食与药膳将养、食物治疗即食疗、食治。

饮食药膳养生康复技术，是在中医学及其中医养生康复学理论原则的指导下，通过合理地摄取饮食，或将食物或是食物与药物配伍制成具有养生、康复作用的特殊膳食，用于养生保健、康复疾病，进而维护健康、延年益寿的一种养生康复技术。

饮食药膳养生康复技术，包括“饮食养生康复技术”与“药膳养生康复技术”两方面。

第一节 饮食养生康复技术

饮食是供给机体营养物质的源泉，是维持人体生长、发育，完成各种生理功能，保证生命生存不可缺少的条件。

由于饮食营养为人体生理功能、生命活动所必需，亦是患病后促进机体康复的重要条件，而饮食不当、损伤脾胃，不仅易于引起脾胃病，而且因为脾胃的损伤常会引起正气不足、体质下降，进而易患疾病、病后不易康复，或是引起痰湿肥胖，易于出现“四高”等亚健康状态，或是进一步导致动脉硬化、冠心病、脂肪肝、胆结石、糖尿病等现代“文明病”。所以，中医养生康复学非常重视饮食的调摄，饮食养生与康复由此亦成为中医养生康复技术的重要内容。

一、饮食营养代谢与作用

（一）饮食营养代谢过程

人以饮食水谷为本，人体在生命活动的过程中，需要不断地摄取饮食营养，以维持各组织器官正常的生理活动。饮食营养是人类赖以生存的要素之一，也是化生精气血津液的物质基础。

饮食营养代谢具体分为食物营养、水液营养代谢过程：

1. 食物营养代谢过程　食物代谢过程主要有消化和吸收两个环节：

（1）食物的消化：指食物通过消化器官的运动和消化液的作用，被分别成清者和浊者的过程。清者，指食物精微营养；浊者，指食物残渣糟粕。消化即人体将摄入的食物转变为可以吸收利用的食物精微营养的过程。

（2）食物的吸收：指食物在充分消化基础上所转变成的精微营养物质被吸收，并进而转输至心肺的过程。吸收即人体将摄入、消化的精微营养吸收、转输全身的过程。

（3）食物消化吸收过程：消化和吸收是一个完整的过程。如民国·蔡陆仙《中国医药汇海·论消化之原理》指出："人之于饮食也，唇以摄收之，齿以咀嚼之，舌以转掉之，使之往复周回，然后咽入。会厌居食管气管之间，气出则张，食入则掩盖气门，使食桥渡而过，由此入嗉（胃），传送至胃之上口贲门，入胃，脾以磨之，肝以疏之，而后蒸化腐熟，由胃之津门泄出水分，其汁由幽门传入小肠，经所谓小肠为受盛之官是也。至小肠之阑门……是时谷已成糟粕，传入大肠，经所谓大肠为传导之官是也。至直肠则结为粪，由肛门而出。"说明消化和吸收过程是相辅相成、密切协调的。

2. 水液营养代谢过程　水液代谢过程主要有水液的生成、输布和排泄三个环节：

（1）水液的生成：水液源于饮食水谷，通过胃、脾以及大小肠等脏腑消化吸收而生成。

（2）水液的输布：水液生成后，通过脾脏的四布营养，以及脾脏的升清作用转输到肺，通过肺脏宣发肃降作用输布周身。

（3）水液的排泄：水液被人体利用之后，通过小便、大便、汗液、呼气等形式排出体外。

（4）水液营养代谢过程：水液代谢是一个几乎全身脏腑都参与的、极其复杂的生理过程。如《素问·经脉别论》指出："饮入于胃，游溢精气，上输于脾，脾气散精，上归于肺，通调水道，下输膀胱。水精四布，五经并行。"是说饮食入胃后，通过胃的腐熟、脾的运化，产生水之精气，一方面通过脾的升清作用直接布散水液营养全身，另一方面要将水液向上转输到肺、经肺的宣发肃降作用输布全身供人体利用，肺又将水之浊液通过肃降作用下输膀胱，通过肾和膀胱的气化作用又将浊中之清、水液再一次气化上升到肺而布散全身供人体利用，浊中之浊变成尿液输送到膀胱再排出体外。

（二）饮食营养主要作用

饮食营养对人体非常重要，其于养生保健、康复医疗主要有以下四方面的主要作用：

1. 营养身形，维持生命　《灵枢·营卫生会》曰："人以水谷为本，人绝水谷则死"，唐·孙思邈《备急千金要方·食治》说："安生之本，必资于食，不知食宜，不足以存生也。"

饮食入胃，经脾的运化，化生为水谷精微，转化为精气血等营养，输布全身。脏腑、经脉、四肢、骨骼、肌肉、皮毛，得到足够的营养，充养身形，脏腑器官才能维持正常的生理活动，即所谓"形与神俱"，生命才会健旺，身体才会健康。

2. 强健身体，预防疾病　《素问·刺法论》指出："正气存内，邪不可干。"

食物对人体的营养作用是身体健康的重要保证。合理地摄取食物，保证机体有充足的营养供给，可使精气血充足，五脏六腑功能旺盛，身体才会强健，由此正气强盛，新陈代谢功能活跃，适应自然、社会变化的应变能力增强，抵御致病因素力量增强，可有效预防各种疾病。

3. 防衰抗老，益寿延年　宋·陈直《养老奉亲书》说："高年之人真气耗竭，五脏衰弱，全仰饮食以资气血。"饮食调摄是长寿之道的主要内容。利用饮食营养达到抗衰防老、益寿延年的目的，是历代医家、养生家十分重视的问题。

中医认为，精生于先天，而养与后天，精藏于肾而养育五脏六腑，精足则肾气盛，肾之精气盛则体健而神旺，因此补肾益精为抗衰、益寿的关键。所以，在进食时，有意识地选用具有补精益气、滋肾强身作用的食品，有防衰延年的功效。

4. 治疗疾病，康复功能　唐·孙思邈《千金食治》指出："夫食能排邪而安五脏，悦神爽志以滋气血，若能用食平苛，释情遣疾者，可谓上工。"

中医学将饮食营养用于治疗、辅助治疗疾病和康复医疗，有着悠久的历史，系统的理论，丰富的经验。如应用温热性质的食物治疗寒性疾病；应用寒凉性质的食物治疗热性疾病；应用养阴清热的食物治疗阴虚内热的疾病；应用温阳散寒的食物治疗阳虚内寒的疾病等。饮食既可补虚，又可泻实，但其中具有补益作用的偏多，因此实际应用更多地被用于"食补"，即人们常说的"药治不如食治""药补不如食补"。如《备急千金要方·食治》即说："君父有疾，期先命食以疗之；食疗不愈，然后命药。"

知识链接

孙思邈与《备急千金要方》《千金翼方》

孙思邈，581—682 年人。著名医学家、药学家、养生家，寿高 101 岁。《备急千金要方》和《千金翼方》为吸收、融合、汇通医、道、儒、佛之说，结合作者多年实践经验著成，为中医名著，内容丰富，方法众多，在中医学和养生学发展史上具有承前启后的重要作用。

二、饮食有节，食温适宜

（一）饮食有节

《素问·上古天真论》明确指出养生保健要"食饮有节"，21 世纪世界卫生组织（WHO）提倡适当节制饮食是最为简便易行的养生之道。

"节"，有节制、节律等含义。因此"饮食有节"，一是饮食有节制，不可过饱过饥，即饮食定量；二是饮食有节律，按时进食，即饮食定时。

1. 饮食定量

（1）饮食定量，适度饮食：饮食定量、适度饮食，则脾胃能够承受，不至损伤脾胃，就不会引起脾胃、胃肠病，可确保脾胃受纳、运化功能正常，提高对摄取食物的消化、吸收，使水谷精微、气血营养化生旺盛，身体健康；亦无营养缺乏或过剩之忧，可减少营养不良和肥胖，乃至于动脉硬化、冠心病、脂肪肝、糖尿病等现代文明病的发生，生命绵长。如《吕氏春秋》说："凡食之道，无饥无饱。"《管子》亦说："饮食节……则身利寿命益……饮食不节……则形累而寿命损。"

另外，患病之后，疾病刚刚痊愈，一般来说，人的脾胃受纳、运化功能较差或尚未复常，因此患病后或病愈初期亦应适度减少饮食。

（2）适度饮食，八分为好：饮食定量、适度饮食，根据现今人们静态活动多的实际以及吃动平衡养生保健的要求，尤其要注意饮食不可过饱，饮食量以八分为好。像养生保健箴言中有许多内容即与饮食定量、八分为好有关，如"饭吃八分饱，到老胃肠好""吃得少，胃肠好，寿命长""每顿省一口，活到九十九""要想小儿安，耐得三分饥和寒"等。

2. 饮食定时

（1）饮食定时，规律进食：饮食定时指进食宜有较为固定的时间。按照固定的时间有规律地进食，可保脾胃受纳运化、胃肠消化吸收作用有节律地进行。饮食定时、规律进食，脾胃肠等脏腑协调配合、一张一弛，饮食营养在体内才能有条不紊地被消化、吸收并输布于全身，才能确保身体健康。如果食无定时，或忍饥不食，或零食不离口，打乱脏腑消化、吸收的正常规律，则会使脾胃失调，精气血营养化生无源，损害健康。如早在《尚书》就有"食哉惟时"的说法，唐·孙思邈《备急千金要方》亦说："饮食以时，饥饱得中。"

（2）早中晚饭，宜好饱少：饮食定时、定量是保护脾胃肠受纳运化、消化吸收功能强盛的养生方法，也是饮食养生的重要原则之一。如清·曹庭栋《老老恒言》指出："《内经》曰：'日中而阳气隆，日西而阳气虚'，故早饭可饱，午后即宜食少，至晚更必空虚。"一日之内随着昼夜变化而人体阴阳气血盛衰各有不同，即白昼阳盛阴衰，气血充沛，精力旺盛，新陈代谢强盛，需要的营养供给较多，故饮食量宜大；夜晚阳衰阴盛，气血虚亏，神疲乏力，新陈代谢虚弱、人们又要安卧入寝，需要的营养供给较少，故饮食量略小。所以自古以来就有"早饭宜好，中饭宜饱，晚饭宜少"的养生箴言。一般来说，早中晚三餐占全天饮食量的25%～30%、40%、30%～35%，或是早中晚三餐比例为3∶4∶3。

（二）食温适宜

食温即食物的温度。食温适宜是指饮食的寒热温度应该适宜人体的温度。具体包括以下两方面：

1. 寒温适宜，阴阳和调　食温寒温适宜，既不太热，亦不太凉，不会影响、破坏机体的阴阳平衡，可确保身体阴阳和调。

（1）寒温适宜，脾胃和调：饮食寒温适度，阴阳平和，才能为脾胃纳运水谷提供必要的条件，由此才能确保机体营养充沛，有利于养生保健或康复医疗。

宋·陈直《寿亲养老书》指出："饮食太冷热，皆伤（脾胃）阴阳之和。"临床观察，饮食过冷，如儿童、青少年喜食冷饮、冰水者较为普遍，极易损伤脾胃，造成胃肠血管收缩、消化腺分泌减少，久之引起脾胃肠功能紊乱，或发生营养不良，或发生胃肠炎。

（2）寒温适度，脏腑和调：饮食养生之所以要强调寒温适宜，除寒温不当易于损伤脾胃阴阳和调而影响脾胃运化、水谷营养生成外，也有可能伤害其他脏腑。如《灵枢·邪气脏腑病形》云："形寒寒饮则伤肺。"宋·严用和《济生方》说："多食炙煿，过饮热酒，致胸壅滞，热毒之气，不得宣泄，咽喉为之病焉。"

临床观察，饮食过热，像冒着热气的面条、馅料热乎的汤包、滚烫的火锅等人们都非常喜爱，极易损伤咽喉、食管，反复损伤、修复，就会引起黏膜变化，进一步发展变成肿瘤。

2. 热无灼灼，寒无沧沧　《灵枢·师传》指出："食饮者，热无灼灼，寒无沧沧。寒温中适，故气将持，乃不至邪僻也。"孙思邈《千金翼方·养性》注曰："热无灼唇，冷无冰齿。"即进食热的食物，以不感觉烫唇舌为宜；进食冷的食物，以不感觉冰牙齿为度。

三、合理搭配，调和食性

《素问·脏气法时论》指出："五谷为养，五果为助，五畜为益，五菜为充，气味合而服之，以补益精气。"是说人们的日常饮食，通过谷物粮食、五谷的保养，干鲜果品、五果的助养，动物食物、五畜的益养，蔬菜、五菜的充养，同时要"寒、热、温、凉"四气、性质，与"酸、苦、甘、辛、咸"五味、味道合和之后再来食用。如此，才能补益人体的精气血营养，达到维护生命健康、养生保健、康复疾病、延年益寿的养生、康复目的。

知识链接

药性、食性与养生疗疾

中医学使用食材、药材养生保健、治疗疾病、康复功能，讲究药材或食材的四气五味、升降沉浮、归经和毒性(食物无毒性)等药性或食性。

1. 四气　指药材或食材的寒、热、温、凉四种性质。

2. 五味　指药材或食材的酸、苦、甘、辛、咸五种味道。

3. 升降沉浮　指药材或食材对人体气机或升浮或降沉的不同趋向作用。

4. 归经　归有归属的含义，经指经络。归经即药材或食材对人体脏腑、经络的特殊亲和作用。

5. 毒性　一般指药物的寒热温凉、升降沉浮等偏性，亦指对人体有毒副作用的有毒药物。食物对人体无毒性。

（一）食物种类，齐全恰当

《黄帝内经》"五谷为养，五果为助，五畜为益，五菜为充"是说粮食、蔬菜、动物食物、果品等为食物的主要组成部分，这是食物种类品种齐全。而其中又以粮食为主食，蔬菜、动物食物为副食，果品为补充，这又是食物种类比例恰当。中医学"食物种类，齐全恰当"与当前 WHO 提倡的"健康四大基石""合理膳食"的精神是一致的，人们应该注意遵守。

1. 营养学对"谷果肉菜"的认识

(1)对谷物粮食的认识：营养学认为，谷物粮食是含碳水化合物(糖类)最多的食物，是供给机体热量的最主要来源，也是植物蛋白质、B 族维生素的重要来源，还有一定量的膳食纤维和维生素 E。

我国传统上将食物划分为主食与副食两类，并形成以谷物粮食为主食的食物结构。"五谷为养"在中国传统食物结构中的具体体现是以主食为主，注意粗细杂粮的合理搭配。

(2)对干鲜果品的认识：营养学认为，干鲜果品中含有人体所需的糖类、维生素、矿物质、膳食纤维等营养成分，有一些人体必需的营养成分还是其独有而其他食物所缺乏的，有不可替代性。

"五果为助"在中国传统食物结构中的具体体现是以粮食为主食、蔬菜和动物食物为副食的基础上，适当地食用一些果品，从中吸收微量元素和维生素。但食用果品不可过量，每次食用量要少，并且要经常更换不同的果品，做到量少而品种多。

(3)对动物食物的认识：营养学认为，畜、禽、鱼、蛋、奶动物性食物，不仅含有丰富的蛋白质、脂肪、无机盐和维生素，而且蛋白质的质量高，属优质蛋白质。

我国传统饮食结构中将动物性食物划归副食范畴。“五畜为益”在中国传统食物结构中的具体体现是以粮食为主食、蔬菜为副食的基础上，适当地食用一些动物性食物，能使人的精血充盈、形体强壮、体能充沛。但一定要防止过食动物食物，不能超过人体需要量。人体需要量与热能消耗量密切相关，动物食物的补益要达到供给与热能消耗的平衡。

(4)对蔬菜的认识：营养学认为，蔬菜主要给人体提供丰富的维生素、膳食纤维和多种矿物质。谷物粮食短缺的年代，蔬菜能起到充饥的作用。但当今社会，人们为了减肥，食用蔬菜比重过大，甚至以蔬菜为主食，会造成人体热能不足、营养不良。

我国传统食物结构中将蔬菜划归副食范畴。“五菜为充”在中国传统饮食结构中的具体体现是以谷物粮食为主，蔬菜为辅，就可以充实人体的胃腑，产生饱腹感，消除饥饿感。从营养角度讲，此结构基本能够满足人们生存的需要，但对人们的体格和体能还是有影响的，当人体热能消耗量较大时，这种影响就比较明显。

2.《膳食指南》及其“少食肥甘”

(1)《膳食指南》与“膳食宝塔”：2016 年 5 月国家卫生计划生育委员会发布《中国居民膳食指南(2016)》与《中国居民平衡膳食宝塔(2016)》，除提出“吃动平衡，健康体重”“杜绝浪费，兴新食尚”等新观念之外，重点在之前版本的基础上，针对一般健康人群提出诸多核心推荐：即食物多样，谷类为主；多吃蔬果、奶类、大豆；适量吃鱼、禽、蛋、瘦肉；少盐少油，控糖限酒，内容全面、细致，与《黄帝内经》的要求、中国传统的饮食习惯基本一致。

中国居民平衡膳食宝塔(2016)

知识链接

《中国居民膳食指南》与《中国居民平衡膳食宝塔》

第 1 版：1989 年由中国营养学会制定并发布了《我国的膳食指南》。共 8 条，即食物要多样，饥饱要适当，油脂要适量，粗细要搭配，食盐要限量，甜食要少吃，饮酒要节制，三餐要合理。

第 2 版：1997 年受卫生部委托，由中国营养学会与中国预防医学科学院制定并发布了《中国居民膳食指南》，同时首次发布《中国居民平衡膳食宝塔》。与第 1 版膳食指南相比，新指南强调“常吃奶类、豆类或其制品”，以弥补我国居民膳食钙摄入严重不足的缺陷。

第 3 版：2007 年受卫生部委托，由中国营养学会修订、卫生部发布新一版《中国居民膳食指南》和《中国居民平衡膳食宝塔》。与第 2 版比较，新指南增加了每天足量饮水，合理选择饮料，强调了加强身体活动、减少烹饪用油和合理选择零食等内容；新的膳食宝塔增加了饮水和身体活动的图像，还在膳食宝塔第五层增加了食盐的摄入限量。

(2)少食肥甘，素食为主：一般人，日常饮食应少食肥甘食物，以素食为主。

少食肥甘、素食为主，符合传统、健康的膳食结构：《素问》的《生气通天论》《奇病论》《通评虚实论》指出：“高粱(即膏粱)之变，足生大丁(即疮疡肿毒)”“肥者令人内热，甘者令人中满，故其气上溢，转为消渴(类似于 2 型糖尿病)”“消瘅(如 2 型糖尿病），仆击（如脑卒中），偏枯（半身不遂）……肥贵人则高梁之疾病也”。提示日常饮食要少食肥甘、膏粱等厚味，以免损伤脾胃，引起痰湿内盛、内热偏盛，进而易发疮疡肿毒、形体肥胖以及其他各种病患。

1）少食肥甘、素食为主，贴合当前社会、临床的实际：近二三十年来，伴随着中国经济腾飞、个人收入增长，中国人的饮食结构也发生了巨大的变化，特别是传统饮食习惯日益疏远，这是中国人迅速肥胖，代谢性疾病、心脑血管疾病、胃肠等消化系统疾病高发的重要原因。大量调查证实，现在中国大部分人的肉类、奶类的食用量在增加，高油、高糖、高脂的食物吃得越来越多。相应的在疾病谱上也有很大的变化，不但胃肠病高发，同时以前发病率很低的心脑血管疾病、代谢性疾病近年来一直在逐年增加，这些疾病不仅是新的疾病谱中排名在前的疾病，同时这些疾病还会影响我们的生存质量和寿命。

2）少食肥甘、素食为主，有益于养生康复、延年益寿：少食肥甘，即少食肥腻油脂类的动物食物、少食甘甜的食物。素食为主，绝不是“素食主义者”，尤其不是“严格素食主义者”，具体要求是减少肉食、保证蔬果、增加豆制品与奶制品、稳定粮食。食物种类齐全恰当，少食肥甘、素食为主，既能保证食物搭配合理，使人体得到各种不同的营养，以满足生命活动的需要；又能防治胃肠病、促进胃肠病康复，预防“三高”（“四高”）、亚健康状态、心脑血管疾病，促进心脑血管疾病康复。因此，对确保身体健康，促进疾病康复、延年益寿，十分有益。

（二）食物性味，合而食之

1. 食物“气味合而服之”的含义　《素问·脏气法时论》“五谷为养，五果为助，五畜为益，五菜为充”，说的是食物的种类齐全和比例恰当，这只是人们日常食物外在的要求，而其后的“气味合而服之”即“食物性味，合而食之”才是《黄帝内经》补益精气、饮食养生康复的精髓。

“气味合而服之”，“气”指四气，即食物的性质；“味”指五味，即食物的味道。“合而服之”，是说要以食物的性质与味道为依据进行谷肉果菜食物的“合”，达到身体“中和”的状态，即合理搭配，勿使偏盛，如此才能补益人体的精气，达到维护生命健康以及养生康复、延年益寿的养生目的。

2. 食物“四气五味”与健康的关系　中医学养生保健、治疗疾病、康复功能讲究药性、食性，即食物、药物的“四气五味”是食性、药性的重要内容。

（1）“四气”与健康的关系：以下举“寒性、凉性”类食、药介绍食性、药性与健康的关系：

寒性、凉性药物、食物均属阴，两者性质相近，有着程度轻重的差别，即寒为凉之甚、凉为寒之渐。药物如黄连、大黄，食物像西瓜、荞麦，大多具有生津解渴、清热泻火、解毒消炎等作用；适用于春夏季节气候炎热所致发热、汗多、口渴，或阳热偏盛体质出现身热烦躁、大便干结，以及急性热病、热毒疮疡、炎症等病证。例如，西瓜性寒，能清热祛暑、除烦解渴，有“寒瓜”的别称和“天生白虎汤”的美称，可用于中暑病的防治；绿豆性寒，能清热解毒，可治疮疡热毒。若属神疲乏力、肢凉怕冷、胃凉便稀、舌淡苔白的阳虚内寒体质的人，应该忌寒凉性食物。

（2）“五味”与健康的关系：以下举“酸味”食、药介绍食味、药味与健康的关系：

药物如白芍、石榴皮，食物像山楂、柠檬，入肝脏，具有收涩功能，并能增进食欲、健脾开胃、增强肝脏等功能；适宜久泄、久咳、多汗、尿频、遗精与食欲不振、肝病等病证使用。如石榴皮能涩肠止泻；山楂能健脾开胃；五味子能增强肝脏功能。过量使用会导致脾胃气虚。

四、进食保健，食后养生

（一）进食保健

进食阶段保健关系到饮食营养能否更好地被人体消化吸收，对维护健康、养生康复、延年益寿非常重要，故应予以足够重视。

1. 进食宜缓　进食宜缓是指进食时应该细嚼慢咽、从容缓和。

细嚼慢咽，如清·沈子复《养病庸言》说："不论粥饭点心，皆宜嚼得极细咽下。"如此，既有利于脾胃、胃肠功能的正常发挥，食物易被消化吸收，又能稳定情绪，避免急食暴食，保护肠胃、脾胃。

从容缓和，即缓食。缓食则食下易化，急食则会骤然加重肠胃负担，还容易发生噎、呛、咳等意外，因此应当予以足够重视。

2. 食宜专致　食宜专致是指人们在吃饭时应该专心致志，一心一意地进食。

进食专心致志，既可品尝、享受食物的美味，又有助于消化和吸收，更能有意识地使主食、蔬菜、肉食等食品合理搭配，提高营养效果。正如《论语·乡党》所谓"食不语"。即进食时，应该将头脑中的各种琐事尽量抛开，把注意力集中到饮食上来，一心一意地进食。

自古以来，人们早已认识到食宜专致、专心进食有利于消化吸收的道理。倘若进食时，头脑中仍然思绪万千，一心二用，甚至一心多用，没有把注意力集中在饮食上，心不在"食"，那么，不会激起人们的食欲，纳食不香，自然影响消化吸收，不符合饮食养生的要求。

3. 进食宜乐　古有"食后不可便怒，怒后不可便食"之说。因此在进食前后，均应注意保持乐观的情绪，力戒忧愁恼怒，以避免其危害人体健康。

人的情绪好坏直接影响食欲，影响消化吸收。愉快的情绪可使食欲大增，脾胃、胃肠消化、吸收功能旺盛。这就是《黄帝内经》、中医所谓"土得木而达""肝主疏泄、帮助消化"的意思。反之，情绪不好，忧愁恼怒，则会影响食欲，影响消化吸收，导致胃肠、脾胃功能紊乱。

进食宜乐应注意三点：一是进食过程中不谈令人不愉快的事情；二是进食的环境要宁静、整洁；三是进食时聆听轻快、优美的音乐，能放松精神、愉悦心志，有助于消化、吸收。

（二）食后养生

唐·孙思邈在《千金翼方》中指出："平日点心饭后，以热手摩腹，出门庭五六十步，消息之。"比较全面地阐述了进食之后的养生保健。食后养生宜常做以下三种调理：

1. 食后摩腹　进食之后，取坐位或仰卧位，搓热双手，两手重叠置于腹部，先用掌心绕脐沿顺时针方向由小到大转摩20~30次，再逆时针方向由大到小绕脐转摩20~30次。

食后摩腹不仅可以促进胃肠蠕动，而且还能增进腹腔及其胃肠道血液循环，所以可防止胃肠消化功能失调，辅助治疗消化不良、胃肠功能紊乱、慢性胃肠炎等胃肠疾病。

2. 食后散步 进食之后，不宜不活动，也不宜活动过量。食后宜做一些从容和缓如散步，以及慢走或擦擦桌子、扫扫地、洗碗等家务劳动，有益于健康。

食后即卧会影响胃肠、脾胃功能，使饮食停滞，食后急行又会使血液流于四肢而影响脾胃、胃肠消化吸收功能。如养生箴言有云"饱食勿硬卧""食饱不得急行""饭后百步走，活到九十九"，孙思邈在《摄养枕中方》则明确指出："食止行数百步，大益人。"

3. 食后漱口 食后漱口时，先将少量茶水或盐水含入口内，紧闭嘴唇，上下牙自然张开，鼓起腮帮，使液体通过牙间隙区。再鼓动两颊及唇部，舌头自然摆动，使溶液能在口腔内充分接触牙面、牙龈及口腔黏膜表面。利用水的冲击力反复冲洗口腔，然后吐出。

进食之后，口腔内容易残留一些食物残渣，若不及时清除，存留过久往往会引起口臭，或发生龋齿、牙周病。食后经常漱口可使口腔保持清洁、牙齿坚固，并能有效防止口臭、龋齿、牙周病等口腔疾病。如东汉·张仲景《金匮要略》中即有"食毕当漱口数过，令牙齿不败口香"之说。

五、饮食康复，病后调养

中医学很重视患病之后的饮食宜忌，如《素问·宣明五气》有"五味所禁"的记载，东汉·张仲景《金匮要略·禽兽鱼虫禁忌并治》说："所食之味，有与病相宜，有与身为害，若得宜则补体，害则成疾。"因此有利于治病、康复的食物则宜食用，而不利于治病、康复的食物则禁食用。

（一）病后的饮食宜忌

病后的饮食宜忌，主要有"常见病证的饮食宜忌"与"服药期间的饮食宜忌"：

1. 常见病证的饮食宜忌 病证的饮食宜忌，需根据患者病证的寒热虚实以及体质的阴阳偏性，结合食物的四气、五味等性质具体确定。如寒证患者、阳虚体质，宜食温热性质，辛甘味道，散寒或温补食物，忌食寒凉、生冷以及味苦食物。热证患者、阴虚体质，宜食寒凉偏平性质，苦酸或酸甘味道，清热或润补食物，忌食温热、辛燥食物。

2. 服药期间的饮食宜忌 服药期间的饮食宜忌，即服用中药期间的饮食禁忌，又称"忌口""短嘴"。如清·章杏云《调疾饮食辩》云："病人饮食，藉以滋养胃气，宣行药力，故饮食得宜足为药饵之助，失宜则反为药饵为仇。"

（1）忌食生冷与油腻的食物：因生冷、油腻、不易消化的食物会增加患者的胃肠负担，影响对药物的吸收，故应忌食生冷、油腻性质的食物，不易消化的食物亦应尽量少吃。

（2）忌饮浓茶水与忌喝饮料：因为茶叶里含有鞣酸，浓茶里含的鞣酸更多，与中药同服时会影响人体对中药中有效成分的吸收、减低疗效。所以服用中药时一般不要喝浓茶；平时有喝茶习惯者，最好在服药 2~3 小时后再喝茶。饮料，尤其是太甜、太香、太艳、太便宜的饮料，由于所含的添加剂、防腐剂成分较多，也会影响中药有效成分的吸收而降低药效。因此服用中药时，最好不喝饮料。

（3）忌食与中药矛盾食物：食物有食性、药物有药性，其共同内涵是四气五味、升降浮沉、归经，重点是四气五味。因此日常饮食与治疗疾病、康复功能所用中药有寒热性质等矛盾者,应该忌食;没有矛盾者,则无需忌食。

（二）食复的预防方法

“食复”,是指疾病初愈,因饮食不慎而致疾病复发或是症状加重或变生他病的现象。如《素问·热论》说:“病热少愈,食肉则复,多食则遗,此其禁也。”

1. “食复”的表现 “食复”表现,主要为原有疾病症状加重,或者兼有其他症状。

“食复”患者常见脾胃运化功能障碍的表现,包括脘腹胀满、胃痛腹痛、大便溏泄、消化不良、恶心呕吐等。比如痢疾、功能性腹泻患者初愈不久即过食油腻、生冷、滋腻之物,会使原有疾病复发。同时导致病后机体功能不得恢复,水谷运化不能正常,老病不去,新病又至。

2. “食复”的预防 罹患重病尤其是消化道疾病和感染性、传染性疾病初愈,预防“食复”应注意以下两点:

(1)不可强食:明·张景岳《景岳全书》指出:“不欲食者,不可强食,强食则助邪;新复之后,胃气初醒,尤不可纵食。”

1)病后饮食补养要循序渐进:病后食补要循序渐进,不可操之过急。病愈初期最好是粳米、怀山药、薏苡仁煮稀粥为主,以调理脾胃、醒脾开胃为原则。在脾胃调理好之后,方可逐渐增加营养以增补正气,但还不能恣意进食。

2)病后饮食补养要辨证施养:病后饮食补养要辨证施养,不可随意进补。根据病后患者的阴阳、表里、寒热、虚实之不同,选择性味适宜的食物,辨证施养。如热病后必耗气伤津,病后可选清热生津的西瓜、梨子、甘蔗汁、绿豆、莲藕、荸荠、龟肉、老鸭、怀山药、薏苡仁等;久病后多阳气虚衰、畏寒肢冷、倦怠无力、腰酸背痛,病后可选温阳益气的大枣、桂圆、栗子、胡桃、牛肉、羊肉、狗肉等,这样就能避免“食复”的发生,又有补益的作用。

(2)预防调治:老年人、儿童患者,或原本有脾胃疾病者,易于发生“食复”,可采取预防性调治措施。介绍两首食疗方:

1)山楂麦芽茶(《黄帝内经养生智慧解密》):取山楂、生麦芽各 10g,同置杯中,倒入开水,加盖,泡焖 10 分钟,加白糖或红糖矫味,代茶饮用;本方功能消食化滞,适用于普通人群罹患疾病后“食复”的预防。

2)消食鸡蛋羹(《临床验方集锦》):取山药、茯苓、莲子、麦芽、槟榔各 15g,山楂 20g,鸡内金 30g,共研细末,备用。用时每次 5g,加鸡蛋 1 枚、清水适量调匀蒸熟,加适量食盐或酱油调味即可,随意食用;本方功能补脾益气、消食开胃,适用于老年人、儿童患者等平常消化功能虚弱人群,或慢性胃炎、功能性消化不良等患者罹患疾病后“食复”的预防。

第二节 药膳养生康复技术

一、食疗药膳概况介绍

（一）食疗药膳的基本概念

1. 药膳与药膳学

(1)药膳的概念:药膳是在中医学理论指导下,由食物或食物与药物相配伍构成,采用传统制作工艺或现代加工技术，制成的一种既能果腹、满足人们对美味食品享受，同时又有养生、治疗、康复作用，美味可口，色、香、味、形俱佳的特殊膳食。简而言之，药膳是色、香、味、形、效俱佳的特殊膳食。

知识链接

药膳的概念内涵

药膳概念内涵有四：一是药膳必须在中医理论指导下组方和应用；二是其构成由食物与药物两部分配伍组成；三是其制法既可是传统制作工艺，亦可是现代加工技术；四是其是特殊膳食。

（2）药膳学的概念：药膳学是在中医理论指导下，研究药膳的起源发展、概念特点、基本理论，以及药膳在养生保健、治疗疾病、康复功能应用与开发的一门学科，是中医学的一个分支学科。

药膳学是一门古老而年轻的学科，随着现代社会“回归自然”“绿色疗法”的兴起，预示着包括药膳学在内的中医文化、中医药膳技术将得到国内外的普遍认同与应用，中医学、中医药膳学将为提高人类的健康水平与生活质量做出更大的贡献。

2. 药膳与食疗

（1）药膳与食疗的概念

1）药膳：即含有药物，具有养生、治疗、康复作用的特殊膳食。最早见于《后汉书·烈女传》，历代提及较少。

2）食疗：是指以膳食作为手段以防病治病的手段。《黄帝内经》《伤寒杂病论》中即有食疗的提法与应用，对后世影响最大的当是唐·孙思邈的《备急千金要方》，历代提及较多。

（2）药膳与食疗的异同：药膳的内涵较小，由药物与食物两部分组成。食疗的内涵较大，包括药膳在内的所有膳食，即食疗既可单独由食物制成，又可以食物为基础，加上适当药物制成。一般情况下药膳与食疗两者可以相互替代。

历代食疗所涉及的膳食主要是药膳，即药膳学的学术范畴基本涵盖了古代食疗的全部内容，因此一般称为“中医药膳”，或“中医药膳学”。

（二）药膳的特点

中医药膳的特点，可概括为以下三方面：

1. 注重整体，强调辨证施膳　中医药膳学是中医学的一个分支学科，因此中医学的“整体观念”“辨证施治”特点即为药膳学的“注重整体”“辨证施膳”的特点。

（1）注重整体：中医学认为，人体是一个统一的、不可分割的有机整体，机体与自然环境之间也是协调统一的，疾病的发生与发展是人体机体整体性阴阳失调、邪正斗争及其人与自然失衡的结果。

人体患病不仅是人本身的问题，而且与自然环境也有密切的关系；人体得病即便是“局部”病变，往往与机体整体失调也不无关联。所以，临床防病治病，无论是使用药剂，还是应用药膳，都必须注重整体的调节。

（2）辨证施膳：辨证施治是中医学的另一重要特点，是中医理论在临床实践中的具体运用。因此辨证施治原则同样适用于药膳，此即称为“辨证施膳”。

杞菊猪肝汤

如高血压，中医将其归为“眩晕”“头痛”的范畴，常分为肝火旺盛、阴虚阳亢、痰湿内盛、阴阳两虚等型。用药膳调理技术调理高血压，像肝火旺盛型可用芹汁蜂蜜茶、阴虚阳亢型可用杞菊猪肝汤、痰湿内盛型可用健美减肥茶、阴阳两虚型可用锁阳炒虾仁。

2. 防治兼宜，重在保养脾胃

（1）防治兼宜：药膳能培养机体正气、提高抗病能力、减少疾病、促进发育、益寿延年，因此预防疾病和健身养生的效果显著。如中老年慢性支气管炎患者经常食用黄芪粥（《圣济总录》）能益气固卫，有增强机体抗病能力、减少疾病复发的保健功效。

临床上药膳常常用于慢性病的辅助治疗或疾病的康复。像肺结核肺肾阴虚证在中西药物治疗的同时，可食用冰糖燕窝羹、百合地黄粥，可改善结核中毒的症状。中风恢复期食用复合黄芪粥、地龙桃花饼，可促进偏瘫肢体功能的康复。

（2）保养脾胃：脾胃为“气血生化之源”，是“后天之本”，因此防治疾病必须保养脾胃。

药膳是特殊膳食品，常在其中加用消导、温中、理气和芳香化浊的药、食，以增进纳运，避免呆胃，同时色香味形俱佳，能激发使用者的食欲，为胃所喜，所以食疗药膳的最大特点是能够保养脾胃。

3. 良药可口，老人儿童尤宜

（1）良药可口：中药药剂丸、散、膏、丹等剂型尤其是汤剂，苦涩异味，良药苦口。药膳属药食结合的特殊膳食，多以食物为主，即便加了少量药材，因为注意了性味的选择，摒弃了“辛酸苦劣”之品，同时经过与食物的搭配及精细的烹调加工或现代技术，所以能够制成可口的膳食。正如近代中医学家张锡纯所说：药膳“病人服之，不但疗疾，并可充饥，不但充饥，更感适口”。

（2）老少尤宜：老人脾胃多有虚弱、儿童脾胃发育未充，因此老人、儿童皆厌恶药剂而难以长期坚持服药。药膳为药食结合的特殊膳食，属美味佳肴，为胃所喜，所以是“良药可口，老人儿童尤宜”。

（三）药膳的分类

药膳常按其功效作用和制作方法进行分类：

1. 按功效作用分类　按功用一般可分成养生保健类、治疗疾病类与康复功能类三类药膳。

（1）养生保健类药膳：主要适用于体质虚弱之人，或亚健康人群者使用。具体又可分为强身、健美、美容、增智与益寿等药膳。

（2）治疗康复类药膳：主要适用于慢性病的治疗或辅助治疗，以及疾病的功能康复。具体又可分为解表散邪、泻下通便、温里祛寒、清热解毒、祛风胜湿、利水消肿、消食化滞、理气、止咳平喘、理血、平肝潜阳、滋养补益等药膳。

2. 按制作方法分类　按制法一般可分成传统制作类与现代技术类两类药膳。

（1）传统制作药膳：一般可分成菜肴、粥饭、面点、茶饮、酒剂、果品糖果、膏方与汤羹八类药膳。

（2）现代技术药膳：现代加工技术药膳，方法很多，同时新品不断，如饼干、糖果、罐头、饮料、精汁等。

二、药膳常用制作技术

以下简要介绍养生保健、康复疾病调理中常用的菜肴、药粥、药茶、药酒、膏方等传统药膳的制作技术：

（一）菜肴类药膳制作技术

菜肴类药膳，指由动物肉食、禽蛋、水产品及蔬菜等食品与药材、调料烹调加工而成的凉菜与热菜，菜肴尤其是热菜类药膳是药膳的主要品种。

热菜类药膳制作主要烹调技术有炖、焖、煨、煮、烧、扒、蒸、烩、炒、爆、熘、炸等法。介绍炖法、蒸法的制作技术：

砂仁炖鲫鱼

1. 炖法的制作技术　炖法主要有直接炖和隔水炖，介绍其中的直接炖法。

直接炖，是指将经过焯水等处理后的食物原料与药材（或药包或药汁）同置于锅内，放入清水或汤汁及调味料，盖好锅盖，先旺火加热至沸，再用小火长时间加热，炖至原料成熟酥烂的加工方法。如雪花鸡汤、砂仁炖鲫鱼（《饮膳正要》）等。

2. 蒸法的制作技术　蒸法指以蒸气为导热体，用中、大火加热的烹调方法，主要有清蒸、旱蒸与粉蒸等法，介绍其中的清蒸。

清蒸，指将食品原料与药包或药汁放入容器中，加汤汁和调料，上笼屉蒸熟的烹调方法。如清蒸泥鳅、灵芝蒸甲鱼等。

枸杞羊肾粥

（二）药粥类药膳制作技术

药粥属粥饭类药膳之一，指由药材、食材与谷米煮制的稀粥。其制作简单易行、疗效确切，是药膳中有特色的品种。

1. 谷米与药物同煮法　用此法一般是将准备好的谷米与药物同置锅内，加适量清水，用旺火煮沸，再改用中、小火煮至米粒膨开、粥汤黏稠适中即可。如党参茯苓粥（《圣济总录》）、枸杞羊肾粥（《饮膳正要》）等。

2. 谷米与药物分制法　用此法一般先将谷米煮至膨胀时，再加入经过前期加工处理的药物，与其同煮至药味析出、原料酥烂、粥汤黏稠时即成。如黄芪粥（《冷庐医话》）、补虚正气粥（《圣济总录》）等。

（三）药茶类药膳制作技术

药茶属茶饮类药膳之一，指含有茶叶或不含茶叶的食物与药物经干燥或经粉碎混合制成的粗末制品；或加入黏合剂制成的块状制品。药茶常无需煎煮，用时用沸水冲沏即可像日常饮茶一样频频饮服，故称药茶，又称代茶饮。其具有“取材容易、使用方便、节省原料、减少开支”等优点，是传统药膳之中深受民众喜爱的种类之一。

玫瑰三泡台

1. 粗末茶　即将药茶方的各味切小或制粗末，分剂包装；家庭制法则按药茶方要求，将茶叶等食物与药材（市售食物与药材已经过干燥、切制）一同放入茶杯中，用时用沸水冲沏代茶饮服。如清气化痰茶（《本草纲目》）、玫瑰三泡台、桑叶菊花茶等，前两者为含茶叶的药茶，后者为不含茶叶的药茶。另外，粗末茶制成后用滤纸或纱布分装成 3~6g 的小袋，用时沸水冲饮，即为袋泡药茶。

2. 块状茶　是将药茶方的各味研成粗粉，加入黏合剂（如稀面粉，或将方中无挥发成分的食物与药材浓煎成膏后做黏合剂），揉成团块，再制成小方块形或长方块形，亦可制成饼状干后分块包装。如午时茶、神曲茶等。

（四）药酒类药膳制作技术

药酒属酒剂类药膳之一，即将食物、药材用酒浸渍制成的液体，在传统制法中也有加入食物、药材酿造制成的药酒。其具有“使用加减灵活、配制简单、适应面广”“药效易于发挥、起效迅速、作用确实”“能够长期保存、携带方便、使用便捷”以及“内服外用皆宜、费用低廉、乐于接受”等优点，是传统药膳之中深受民众喜爱的种类之一。

介绍其中的浸渍药酒制作技术：

景天强力酒

1. 冷浸药酒制作　用酒直接浸渍食物、药材，无需加热。适用于有效成分容易浸出的单味或味数不多的药酒，以及含有挥发性成分的药酒的制作。如养生酒、景天强力酒等。

2. 热浸药酒制作　用酒直接浸渍食物、药材，需经加热。适用于味数较多的药酒，以及用冷浸法有效成分不易浸出的药酒的制作。像八珍酒（《万病回春》）、白花蛇酒（《本草纲目》）等。

（五）膏方类药膳制作技术

膏方类，又叫煎膏、蜜膏、膏滋，是将食物或药材一起经煎煮、浓缩，加糖、蜂蜜或胶类制成的半流体状流膏。其是一种需由医师处方、药师制作，并且主要用于不良体质调补、慢性病调治、疾病功能康复的极富特色、民众又十分喜爱的特殊药膳品种。如龟鹿二仙膏、养生秋梨膏等。

养生秋梨膏

膏方的制作技术分浸泡饮片、煎煮药汁、浓缩清膏、收膏成型与存放储存等步骤，介绍其中的浓缩清膏、收膏成型两个关键技术：

1. 浓缩清膏　将反复煎煮、过滤后的药汁置于锅内，加入另炖或另煎取汁的参茸类等贵重药材即细料的药液（也可在收膏时加入），一起大火煮沸，改用小火，不断搅拌至药液呈稠糊状，使其浓缩，取少许药汁滴在能吸水的纸上，以不渗水为度，此即为清膏。清膏浓缩成功的标准，是取少许药汁滴在能吸水的纸上，以不渗水为度。

2. 收膏成型　在清膏中加入炼糖、炼蜜或已炖或蒸至烊化的阿胶、鹿角胶、龟板胶、鳖甲胶等药胶，放在小火上慢慢熬炼，不断用木铲或搅棒搅拌，直至能“挂旗”或“滴水成珠”，及时加入另炖或另煎取汁的细料药液或研成极细粉末的细料粉末，充分搅拌，熄火停煮，即成膏滋。收膏成型成功的标准，是“挂旗”或“滴水成珠”。

三、药膳养生康复举例

以下举例介绍药膳技术在养生保健、康复疾病调理中的应用：

（一）药膳养生保健举例

举强身、健美调理药膳以资说明：

杜仲炒腰花

1. 强身调理药膳　以其具有的强身增力功效，适用于体质素虚或病后体虚之人以及某些亚健康人群的调理。此类药膳常通过益气、补血、温阳、滋阴而达到强身健体、养生保健的调理作用。

（1）补气药膳：如选用人参、粳米等制成的人参粳米粥等。

（2）补血药膳：如选用枸杞子、菊花、红枣、猪肝等制成的杞菊猪肝汤等。

（3）补阳药膳：如选用杜仲、猪肾等制成的杜仲炒腰花等。

（4）补阴药膳：如选用麦冬、百合、秋梨等制成的养生秋梨膏等。

（5）补气血药膳：如选用糯米、薏米、莲子、红枣、桂圆肉、枸杞子、核桃仁、青梅丝等制成的八宝饭等。

2. 健美调理药膳　以其具有的健美身形功效，适用于形体肥胖者减肥或瘦弱者肥健的调理。此类药膳常通过祛湿活血、补脾助运而达到减肥或肥健的健美身形、养生保健的调理作用。

（1）减肥药膳：中医文献中称为“轻身”的方药多有减肥的功效，如选用白豆蔻、小麦面粉等制成的豆蔻馒头，选用茯苓、山药、小麦面粉等制成的茯苓包子，选用荷叶、生山楂、生薏苡仁、橘皮等制成的荷叶减肥茶等。

（2）肥健药膳：中医典籍中称为“肥人”“肥健人”的方药多有肥健的作用，如选用山药、莲子、茯苓、芡实、陈仓米粉、糯米粉等制成的健胃益气糕，选用大豆、猪油、蜂蜜等制成的肥健大豆，选用山药、黑芝麻、猪脂等制成的怀药肉麻元等。

（二）药膳康复疾病举例

举便秘、慢性胃炎调理药膳以资说明：

1. 便秘调理药膳　以其具有的通利大肠、促进排便功效，适用于习惯性便秘、肠神经官能症便秘，肛裂、痔疮、直肠炎等肠道疾患，以及肠道炎症恢复期肠蠕动减弱、全身衰弱致使排便动力减弱等引起便秘的调理。

（1）热结便秘证：见大便干结、排便困难、排便间隔时间延长，伴腹胀腹痛、口干口臭、小便短赤，舌红苔黄、脉滑数者，可选用生大黄等制成的生军茶等。

（2）气滞便秘证：见排便困难、大便干结或不干，伴嗳气、胁腹痞闷胀痛，苔薄腻、脉弦者，可选用橘皮、杏仁、蜂蜜等制成的橘杏饮（《杂病源流犀烛》）等。

（3）血瘀便秘证：见跌仆外伤、或手术后大便困难，伴腹部胀满或疼痛，舌黯或有瘀点瘀斑、脉沉涩者，可选用桃仁、郁李仁、当归、红花、小茴香等制成的二仁通幽茶（《叶氏医案》）等。

（4）阴虚便秘证：见大便干结、状如羊屎，伴形体消瘦、口干口苦、心烦少眠，舌红少苔、脉细数者，可选用黑芝麻、牛奶、蜂蜜等制成的芝麻奶蜜饮等。

（5）气虚便秘证：见排便困难，但大便并不干硬，虽有便意但排解困难，用力努挣则汗出短气，伴精神不振、身疲乏力、面色淡白、舌淡苔白、脉弱无力者，可选用牛髓、人参、山药、桃仁、杏仁、核桃、蜂蜜等制成的牛髓膏（《医方类聚》）等。

2. 慢性胃炎调理药膳　以其具有的和胃健脾、行气和血、消痞止痛功效，适用于慢性浅表性胃炎、慢性萎缩性胃炎等慢性胃炎以及消化性溃疡所致胃痞、胃脘痛、嘈杂吐酸等的调理。

（1）寒客中焦证：见胃脘冷痛、发病较急，伴恶心干呕、呕吐清稀痰涎，舌淡、脉迟者，可选用生姜、红茶等制成的生姜和胃茶等。

（2）肝胃不和证：见脘腹胁肋胀痛，伴精神郁闷或烦躁、呃逆嗳气，舌淡黯、脉涩者，可选玫瑰、佛手、绿茶、桂圆等制成的玫瑰三泡台等。

（3）脾胃气虚证：见胃脘痞闷或疼痛、食后胃痞腹胀，伴纳呆纳差、神疲乏力，舌淡苔白、脉弱无力者，可选用黄芪、粳米等制成的黄芪粥（《圣济总录》），或砂仁、陈皮、鲫鱼等制成的砂仁炖鲫鱼（《饮膳正要》）等。

（4）脾胃阳虚证：见胃脘痞闷或疼痛、喜温喜按，伴畏寒肢冷、大便偏稀，舌淡胖有齿印苔白腻、脉弱无力者，可选用干姜、高良姜、粳米制成的干姜粥（《寿世青编》），或高良姜、草果、胡椒、陈皮、公鸡制成的良姜炖鸡块（《饮膳正要》）等。

良姜炖鸡块

（5）胃阴亏虚证：见胃脘不适或隐痛、饥不欲食，伴口干唇燥、干呕呃逆、大便干结，舌淡苔少、脉细数者，可选用玉竹、石斛、生山楂、炒白芍、乌梅、炙甘草等制成的玉石梅楂饮等。

（邓　沂）

扫一扫
测一测

复习思考题

1. “饮食有节、食温适宜”具体有哪些内容？
2. “合理搭配、调和食性”具体有哪些内容？
3. “饮食康复、病后调养”具体有哪些内容？
4. 药膳的概念与内涵是什么？
5. 药膳一般是如何分类的？

PPT 课件

05章PPT

第五章

传统功法养生康复技术

扫一扫
知重点

学习要点

1. 练习传统功法的注意事项。
2. 各传统功法的动作要领。
3. 各传统功法的临床应用与注意事项。
4. 各医疗练功法的动作要领。
5. 各医疗练功法的临床应用与注意事项。

传统功法养生康复技术是中华民族传统医学宝库中的一块瑰宝，它是在中医基础理论和中医传统功法养生康复理论指导下产生的一种预防疾病、祛病延年的身心锻炼方法。它通过“调身、调心、调息”三者的结合，达到“内练精气神、外练筋骨皮”的效果，不仅能起到调整脏腑、平衡阴阳、疏通经络、调和气血、增强体质的作用，而且还能陶冶性情，使神清意静，促进心理健康发展。与现代科学的预防医学、心身医学、运动医学、自然医学、老年医学以及体育、武术等都有一定的内在联系。

传统功法养生康复技术历史悠久，与我国古老的“导引”有着极深的渊源。导引术是在两千多年前，我们的祖先在生产劳动和抗病斗争中，经过了历代辗转相传、演变而发展起来的。1973 年长沙马王堆三号汉墓出土的一批医书中，有两篇“导引”专著，其中《导引图》上绘有 40 余种练功姿势，形象栩栩如生，这是我国历史上所见到的最早的练功图解。汉末名医华佗在继承前人有关“导引”理论和经验的基础上，参照民间流传的一些内容，模仿虎攫、鹿伸、熊匍、猴纵、鸟飞等动物的各种动作形态姿势，创编了“五禽戏”，并总结出“动摇则谷气得消，血脉流通，譬犹户枢不朽耳”的锻炼方法和体会，使中医健身术发展到了一个崭新的阶段，为以后其他运动健身形式的出现，开辟了广阔的前景。春秋战国时，庄子认为：“吹煦呼吸，吐故纳新，熊经鸟申，为寿而已矣，此导引之士、养形之人，彭祖寿考者之所好也。”隋代巢元方等于公元 610 年所撰写的《诸病源候论》，不仅是我国第一部证候学著作，也是第一部运用医疗体育对多种疾病进行康复医疗的专书。书中载列了 1 720 条，叙述了各种疾病的原因、病理、证候等，并多附有气功导引法治疗的内容，说明古代医家非常重视运动的医疗养生康复作用。唐代名医孙思邈很重视运动养生康复，他在《保生铭》中提出“人若劳于形，百病不能成”，他本人还坚持走步运动，认为“四时气候和畅之日，量其时节寒温，出门行三里、二里及三百、二百步为佳”。明代著名养生康复学家冷谦著《修龄要旨》、王蔡著《修真秘要》,均提倡用导引来锻炼身体。清代养生康复学家曹庭栋创“卧功、坐功、立功三项”,作为简便易行的导引法,以供老年人锻炼之用等。

由“导引”衍化而生的各种练功方法,名目繁多。如人们普遍熟悉的气功,首见于晋代许逊《净明宗教录》的“气功阐微”中,但“气功”一词在古代尚未普遍使用,直到现代才盛行起来。在古代,“气功”亦别称之为“吐纳”“服气”等,在现代包括“导引”“吐纳”“静功”“动功”“内功”“外功”“坐禅”“呼吸养生”“医疗练功”等,甚至太极拳等某些以内功为基础的武术,都属于此范畴。它是我国古代劳动人民在长期与疾病和衰老作斗争的实践过程中,逐渐认识、创造和总结出来的一种与中医学发展有着密切关系,能达到延年祛病目的的一种身心锻炼方法。随着时代发展兴衰而起落,气功逐渐演变,人们通过实践已认识到其重要性。

第一节 传统功法养生康复原则

中医传统功法种类较多,一般分为静功、动功和动静结合功三种。静功是肢体不运动的功法,包括放松功、松静功、内养功、强壮功等;动功是肢体运动的功法,有五禽戏、八段锦、太极拳等;动静结合功是将静功和动功有机地结合起来,或先静后动,或先动后静,或动静结合练习。中医传统功法有很好的健身强体、防治疾病作用,它对人体肌肉力量以及内脏功能都有明显的锻炼和提高作用,现广泛用于养生康复领域,其原则主要有:松静自然、动静结合、练养相兼、循序渐进、持之以恒。

一、松静自然

(一)松静相应,气息调和

“松”主要是指身体的放松,尤其是肌肉筋骨关节要尽量放松;“静”是指思想放松,心里入静,排除杂念;“自然”是指练功时,顺其自然,动作尽量按照要求练习,但有些动作要根据自身情况去完成,如达不到动作要领的要求,也不可强求,尽力而为,循序渐进,顺其自然,同样,呼吸、用力以及意念等,要顺势而为,滴水穿石,功到自然成。中医传统养生康复功法练习首先要掌握三大要素:即“调心、调息、调身”。“调心”也称为调意,即调理自己的意念,也就是通过有意识地训练涌现在自己头脑中的思想和意识,放松自己的心理状态,排除杂念,心存善心,心静自然,进入练功状态。也可以采用以一念代万念的方式来进行,如以自己头脑中的思想和意念想着一个简单的字或词(如“松”“静”等),并将其意念想象在身体某一部位上,如身体不适部位,或是脐下丹田部位,这称为“意守”。意守的目的是为了入静,即排除各种干扰,使身心处于完全放松的状态,这是一种主动的抑制过程,需反复练习才能达到这种入静和物我两忘的境界。所谓“调息”,是有意识地调节自己的呼吸,通过一呼一吸的训练,帮助调节人体的神经系统和脏腑功能,协助调身、调意的作用,还可以随呼吸帮助人体气血运行和肢体运动。所谓“调身”,是调整自己身体的姿势,由于功法不同,要求身体的姿势也各异,但无论何种姿势均要使自己的头颈、躯干、四肢的肌肉和关节都处在一个松弛或肌肉用力紧张的状态,同时又能得心应手地活动,即使练动功时,身体各部分的活动也是得心应手,达到随心所欲的地步。“意”“气”“力”三者结合、协调统一,不仅能使人体的生理功能得到最好发挥，而且有益于身体健康。

（二）清静无为，顺应自然

“清静”是指“守静”“养神”“致虚极、守静笃”“虚而不屈，动而愈出，多言数穷，不如守中”，强调心神静谧内守的必要性。“自然”是指“依乎天理，因其固然”。《老子》指出：“人法地，地法天，天法道，道法自然。”意思是说道生万物，以及天、地、人的活动过程都应当以“自然无为”为法，对待一切应顺应自然，淡泊处之。动作要以自然大方为宜，顺势而为，体现出一招一式的慢、匀、松。在练功过程中，无论行走、坐卧或站立，都要自然舒适不拿劲；运用意念时，要似有似无，绵绵若存；呼吸也要自然平顺，做到匀、细、慢、长。顺应自然规律，达到人与自然的和谐。

练功手势、步伐

二、动静结合

“动”是指肢体的运动和气血流动，“静”是指心理的安静，思想的放松入静，静是相对的，肢体外形不动，但思想意念的运动、气血流动是绝对的。动静结合是指“动”与“静”的有机结合，这里的“动”是指以“动功”为主，以肢体运动为主，功法很多，如五禽戏、八段锦等，属于“外动”，“静”是指以“静功”为主，即思想要排除杂念，宁心静志，心态处于相对静止的状态，属于“内静”，静功练习注重呼吸吐纳、意念运动，功法归纳起来主要有吐纳、行气、打坐、禅定等，讲求身体外形不动、思想宁静，属于“外静”，但有内动，气血在大脑意志的支配下，按它本身的规律运行，它的种种微妙变化，就是“内动”的体现。动静结合，是练习形式上的动与静的紧密结合及合理搭配，是形体与思想的活动及安静，二者是相对的，形动则神易静，静极又能生动。动对疏通经络、调和气血、滑润关节和强壮肢体有良好的功效；而静对平衡阴阳、调整脏腑和安定情绪等有独特的作用。两者要相互结合，也就是说静中有动，动中有静，才能达到“内练精气神，外练筋骨皮”，内外兼修，“意、气、力”三者有机结合的练功目的。练功有静功和动功之分，要根据自身情况，合理安排练功强度，动静适宜，才能有益于身心健康。孙思邈在《备急千金要方》中指出：“养性之道，常欲小劳，但莫大疲及强所不能堪耳。”练功之后食欲增加，睡眠良好，情绪轻松，精力充沛，即使增大练功量也不感到疲劳，这是动静结合、合理适当练功的最好表现。

三、练养相兼

练养相兼是指练功和自我调养结合起来。练，是指动作、呼吸、心理的协调配合，以改变机体各系统的功能状态。练功必须明白练功的目的、方法以及与练功相关的问题。中医传统养生康复功法融导引、气功、武术、医理为一体，不仅能够强身健体，还能祛病延年。在选择功法时，要根据练功者自身体质及健康情况选取适合的功法。如经典功法“易筋经”，“易”是改变之意，“筋”是肌肉，“经”是方法，顾名思义，是一套通过锻炼将松弛萎弱的肌肉变为结实的肌肉的功法；再如“五禽戏”是著名医家华佗模仿虎、鹿、熊、猿、鸟的动态创编的，具有宁心神、增体力、调气血、益脏腑、通经络、活筋骨、利关节等作用。这些都是常用的练功方法，只有洞悉其内涵，方能恰当选择练习，有的放矢。养，是人们在生活实践中总结出的对身体健康有益的各种方法。调养具有综合性，包括饮食、起居、精神、情志等，不仅体现在功法当中的静养、养气等动作和过程中，还包括日常生活中的道德涵养和性情修养。调养要把握一个度，一切都要适度，过度则物极必反。顺应自然保养生机,一是要顺乎自然的阴阳变化,以护养调摄;二是要顺乎自然之理,顺应自然的状态以养生。顺应自然应保持主动,避免被动。练养相兼对调动、聚集和增强体内的正气具有积极作用。

四、循序渐进

(一)稳中求进,形神并重

中医传统功法不可能在短时间内掌握和奏效,可以说它是一种"滴水穿石"的功夫,不可急于求成。如果盲目增加运动量,或强行闭息吞气,或过于凝神静思,则容易导致肢体损伤,诱发痼疾,甚至走火入魔。学习传统功法必须由简到繁,逐步掌握全套功法。动作、呼吸、意念的训练要稳中求进,形神并重。学练动作要稳扎稳打,即在弄清每一动作姿势前提下,一招一式地练习。动作要做到规范自如。当动作基本掌握后,就要把呼吸加上去。要力求在平和自如的状态下,加上呼吸,然后要逐步加上意念。开始时意念可以加重些,等练到一定程度后,意念应放轻,到练习纯熟时,意念要轻到感觉不到的程度。功效显现要有渐行缓进的思想准备。开始练习功法时,人们往往爱犯一个错误,即希望功效出现越早越好。这种急躁心理会导致心绪烦乱,影响气机发动和气血运行,反而有碍功效显现。

(二)因人制宜,适时而定

中医传统养生康复功法练习,应按照个体差异,因人制宜。练功人应根据自己身体的具体情况(如年龄、性别、体质、性格、健康状况等)来选择或调整练功计划,逐步增加练功的运动量、练功强度和难度,不能超过本人的体能限度,过急地安排练功时间和强度。如是指导患者练功,还需考虑疾病的种类及病程等,切不可操之过急,应循序渐进。从体力来说,体力差的可以少动,体力好的多动,一般以不疲劳为度。从病情来说,病情较重、体质虚弱的以静功为主,配合动功;随着病情好转、体质增强,应逐步增加动功,达到一定层次后再以静功为主。从时间上来说,应顺应四时季节变化,使人体的生理功能与自然环境互相协调,增强适应自然的能力。如早晨先静后动,以便精神饱满地投入到一天的活动中去;晚上宜先动后静,以利于安静地入睡。这些都要视具体情况而定,灵活运用。每个练功者都应根据身体反馈来的信息,及时调节,时间久了,就能慢慢体会出其中的"度",就能游刃有余、胸有成竹地处理练功中的动静问题。

五、持之以恒

中医传统功法博大精深,熟练掌握功法用于养生康复,并非一朝一夕之功,必须要有持之以恒的决心和毅力,方能有成。无论是静功、动功,还是动静功,每一招,每一式,都有其特殊含义,需要长期练习才能揣透。如太极拳中的"左右揽雀尾",就是由"掤、捋、挤、按"四个动作组成。掤劲是一种弹簧力,如水托舟,是向上向外之力,使对方之力达不到胸部,是保护自己的防御手法;捋劲是向旁的横力,三分向下,七分向后,用时要含胸、转腰、坐胯三者一致,防止对方肩击胯打;挤劲是向前推之力,挤在手背,另一手辅之,要点在于双手用力一致,两脚抓地前躬;按劲是向前推击或上掀之力,用时须顶头悬、含胸、拔背,用腰力发出。只有通过反复实训练习,才能掌握其要领,也只有练到十分娴熟时,有所体验,才能悟出其中的道理,正所谓只有积累到一定程度时,量变才能发生质变。养生康复之路原本就需要坚持不懈,持之以恒是掌握中医传统功法、形成良性生命状态的不二法门。

中医传统养生康复功法学习与其他体育运动有所不同，心态很重要，心存善心，要有“誓愿普救含灵之苦”的心态。学习过程要有信心、恒心、耐心。充分认识和掌握“意、气、力”三者的结合和运用。中医传统功法的练习要坚持不懈，功到自然成。

知识链接

中医传统功法与体育训练

体育训练着眼于练形体，中医传统功法不仅要从形上去练，还要从思想意识上练。中医理论认为人是精、气、神三位一体，精包括形，是生命的依附；神是生命活动的主宰；气为形神连结的中介。养气才能优化生命，而练气最重要的是意守。因此，作为以练气为主的中医传统功法，最根本的就是练意识。这与通常的体育训练是不同的。

放松功

第二节　放　松　功

放松功是深入学习高级功法前应该掌握的基本功，是一种以放松为主，松静结合的静气功基础功法。它将体势、呼吸、意守三种练功手段结合在一起，通过采用或站、或坐、或卧等姿势来练习静功，旨在将全身调整到轻松、舒适、自然的状态。

所谓放松，指的是肌肉、筋骨、关节、五脏六腑等有形之体与精神的双重放松，从某种意义上讲，只有精神上放松，肌肉才能达到最佳状态的放松，同时机体各功能才可平衡协调。正如《黄帝内经》所云：“阴平阳秘，精神乃治。”肌肉、筋骨、关节的放松，是在维持练功体势的前提下进行相对放松，肌肉要保持一定的紧张度，即“松而不懈，紧而不僵”，将全身调整到轻松、自然的状态，从而使身体得到最大限度的放松。精神的放松，一是表现在摆脱与练功无关的杂念；二是在于防止和消除放松时产生的紧张情绪。练功时，应将意念集中到身体每一个放松的部位上，仔细体会各个部分放松时产生的感觉，心无旁骛，自然杂念不生、精神放松，使全身组织得到舒缓，气血运行通畅，经络疏通，新陈代谢平和，各脏腑功能协调。实践证明，练放松功既可消除疲劳，又可防治多种疾病的发生。

一、适用范围

放松功能够恢复体力、缓解紧张、促进睡眠，对于健康人和一般的慢性病患者都有明显的效果。临床适用于高血压、消化系统疾病、青光眼、呼吸系统疾病、冠心病、高血压心脏病、神经衰弱、记忆力减退及精神紧张所引起的各种慢性疾病。

二、注意事项

1. 练功前要做好练功思想准备，使情绪安定下来，选择好坐功的椅、卧功的床或垫，站功最好面南背北，光线适宜，空气清新、流动通畅，环境安静，但不可当风，避免在进餐前后练习，练功前先排空二便，去除赘物，身着宽松舒适衣服，不可在过饥过饱状态下练功。

2. 练功时间一般选择早晚为宜，每次练功时间30~60分钟，每天练功次数以1~3

次为宜。

3. 在练功时，应思想集中，情绪安定，精神放松，呼吸均匀和缓，严格按照动作要领进行练习，力求动作准确。

4. 练功结束后，要有收功的缓和过程，不可突然停功，以免感觉不适。具体做法是：睁开眼睛平视前方，双手从体侧上抬至头顶，同时深吸气，从体前下放，同时呼气，意念气沉丹田，收功，反复练习三次。然后，两手心相对揉擦，待两手擦热后，用双掌热敷面部，五指扫头部五经，掌擦颈项，再轻轻拍打手三阴、手三阳、足三阳、足三阴，摩腹，最后活动一下颈腰椎及四肢关节，再转入正常活动。

三、动作要领

放松功是通过呼吸与意念相配合，用意念注意身体某个部位，结合心中默念“松”字，意念这个部位，从上向下放松，如释重负，逐步把全身调整至自然、轻松、舒适的状态，从而解除精神紧张和形体的疲劳，使心身都处于一种放松状态。呼吸力求自然，同时逐渐集中思想，排除杂念，安神定志。

（一）练功姿势

放松功的姿势有站、坐、卧 3 种，一般根据练习者的要求确定。

【站立姿势】（图 5-2-1）

两脚与肩同宽，平行自然站立，双足全脚掌着地，十趾抓地，调整身体平衡，松臂，微屈髋屈膝，沉肩虚腋，双肘微屈，双臂自然下垂，掌心向内，百会顶天，目视前方或微闭，用鼻自然呼吸，舌抵上腭，下颌内收，含胸拔背，收腹直腰。

【坐立姿势】（图 5-2-2）

上身姿势同站立姿势要求，以坐骨结节端坐在与膝同高的方椅上，屈髋屈膝 90°，两足自然分开与肩同宽，双手自然下垂或手掌心放在髌骨上方，手指朝前。

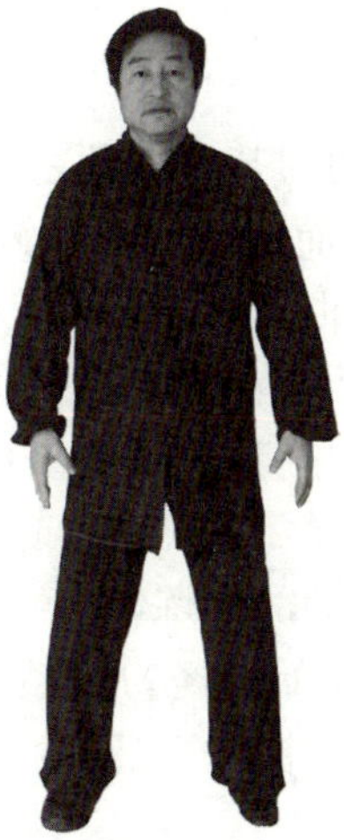

图 5-2-1　站立姿势

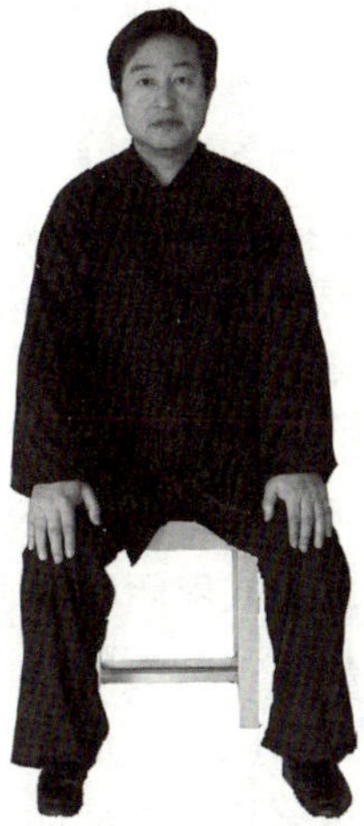

图 5-2-2　坐立姿势

【卧位姿势】（图 5-2-3）。

一般以仰卧位为主，平身仰卧床上，头微前倾，身体姿势如同站立位姿势，双手掌心向下置于身侧，两足尖自然分开与肩同宽。

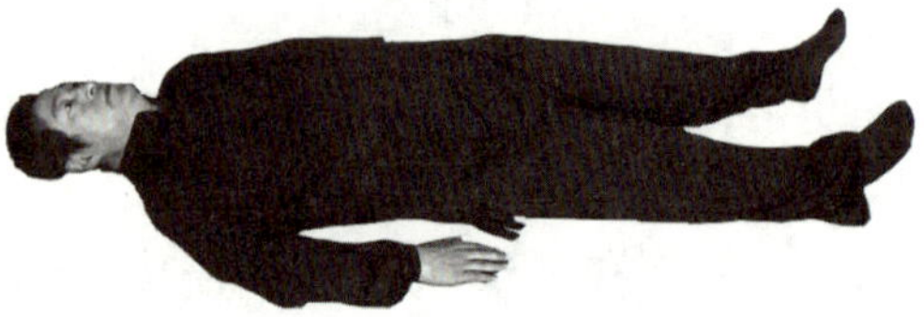

图 5-2-3 仰卧位姿势

（二）练功方法

放松方法是把人体分为前、后和两边三个侧面，每个侧面为一条线。放松时，从每条线的上部依次向下进行放松。将意念按着下面的顺序想象自己身体的各个部位，尽量使肌肉放松，并同时仔细体会肌肉放松时的感觉。

【第一线】

面部→前颈部→胸部→腹部→两大腿前侧→两膝关节→两脚背及十趾

【第二线】

头顶及枕部→后项部→背部→腰部→双臀部→双大腿后侧→双小腿后侧→双足跟及足底

【第三线】

头两颞侧部→颈部两侧→双肩→双上肢→双手腕及十指→两胁肋部→两髋关节→下肢两侧→双踝关节

呼吸一般采取自然呼吸，注意慢、匀、细，当鼻吸气时意想要放松的部位，呼气时心里默念“松”或“放松”，使要放松的部位达到放松，按照三线顺序进行放松，每放松三线为一个循环，然后意守下丹田，静养 3~5 分钟。每次练功可放松 2~3 个循环，练习时顺其自然，不可强求放松，但为了加强放松效果，也可在练习时播放轻音乐。

第三节 内养功

内养功是以吐纳为主的静功功法，是传统静气功的基本功种之一，该功法是通过默念字句、舌体起落、腹式呼吸、意守丹田等方法，从而达到“大脑静、脏腑动”的一种功法。据史料记载，内养静功起源于明末清初的河北省南宫县双庙村，其主张“外静内动”，并非绝对不动，正所谓“静者静动，非不动也”。静以养神，以吐纳呼吸为主要练功方法；动以练形，以运动肢体为主要练功方法。内养功强调意守，注重身、心、息的调养。既要求规范的形体调练，又要求意守丹田、默念字诀、舌体起落，同时强调悠、匀、细、缓、深、长的腹式停闭呼吸，具有大脑静、脏腑动的锻炼特点。练功者所需的相应环境可以通过想象和暗示的方法来营造。正如《文始真经》所言：“气缘心生，犹如内想大火，久之觉热；内想大水，久之觉寒。”该功法对神经、循环、内脏保健，尤其是对消化系统和呼吸系统功能活动都有很好的调整作用。

内养功侧重于呼吸与意守的配合，主要是通过健康的心理调整，静心守神，协调机体内各系统生理功能，并调节机体阴阳平衡和功能状态，使之呈现出双向调节效应，既“抑制亢盛”，又“扶助虚损”。正如《素问·上古天真论》所云：“恬惔虚无，真气从之。精神内守，病安从来？”通过调整心理，宁心敛神，合以呼吸锻炼，培补元气，使心平而气和。通过周而复始的长期锻炼，达到平衡阴阳、调和气血、疏通经络、协调脏腑及延年保健的作用。

一、适用范围

适用于胃下垂、子宫脱垂、慢性胃炎、胃及十二指肠溃疡、各类心脏病、神经衰弱、肺结核、支气管炎、消化不良、慢性肝炎、慢性胆囊炎、慢性胰腺炎、高血压、脂肪肝等。

二、注意事项

1. 练功环境要求安静、空气清新，避免过早而感受风寒之邪。

2. 练功前排空二便，练功时做到心无旁骛。

3. 动作练功时舌抵上腭，以连接任、督二脉。动作缓慢，配合呼吸、意念，使之协调一致。呼吸力求轻、细、匀、长，达到呼吸动作协调。

4. 练养相兼，光练不养，火候太过，会伤及精、气、神，对强身祛病不利，而且还会引起偏差。所谓“养”就是指在练功前的一定时候，把呼吸锻炼暂停，即暂时不要再注意呼吸，意念也放掉，或只是轻轻地意守在丹田处。

5. 收功闭目意守丹田 5 分钟，然后搓热双手，自我按摩头脸颈，轻轻顺经拍打手三阴经、手三阳经、足三阳经、足三阴经，最后活动一下关节即为收功。

6. 时间练功时间一般选择早晚为宜，每天 2~3 次，每次约 30 分钟，其他注意事项同其他功法。

三、动作要领

（一）练功姿势

练功姿势分坐式、卧式和站式等不同，初学者应根据个人习惯和病情，选择适合的姿势，力求自然舒适，一般以卧式为宜。

【坐式】

1. 平坐式（图 5-3-1）

端坐于椅上，头微前俯，含胸拔背，松肩垂肘，十指舒展，掌心向下，轻放于大腿膝部。两腿平行分开，与肩同宽，小腿与地面垂直，膝关节屈曲 90°，目微闭。

2. 盘坐式（图 5-3-2）

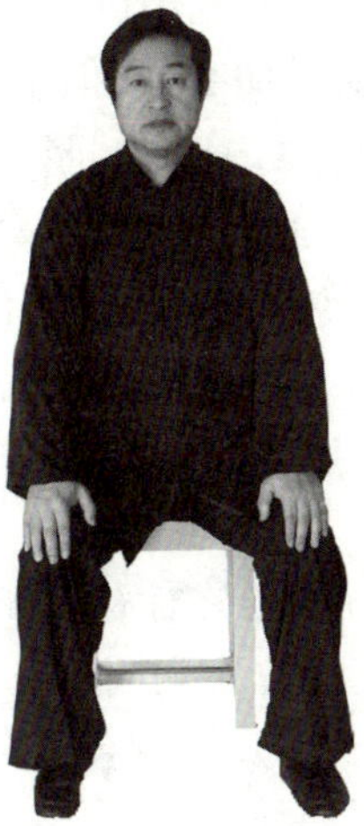

图 5-3-1　平坐式

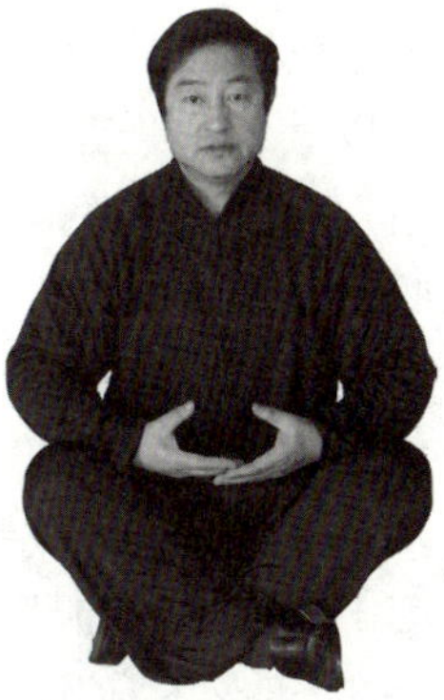

图 5-3-2　盘坐式

两腿自然盘坐交叉。盘坐时头微前俯，含胸拔背，松肩垂肘，两手交叉相握。

【卧式】

1. 仰卧式(图 5-3-3)

平身仰卧床上，躯干正直，两臂自然舒伸置于身体两侧，十指松展，掌心向下，下肢自然伸直，两足尖自然分开与肩同宽。

2. 侧卧式(图 5-3-4)

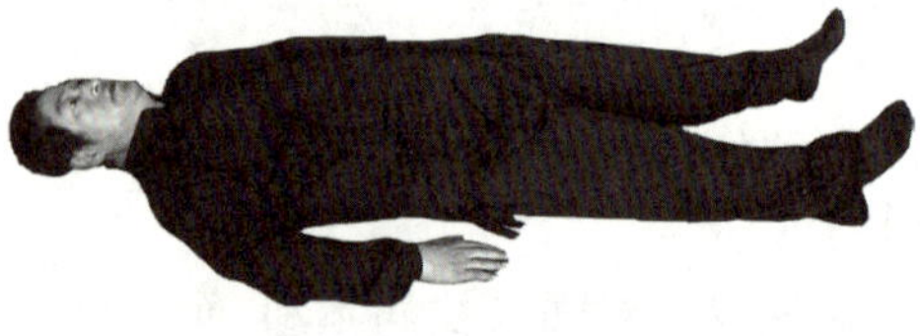

图 5-3-3 仰卧式

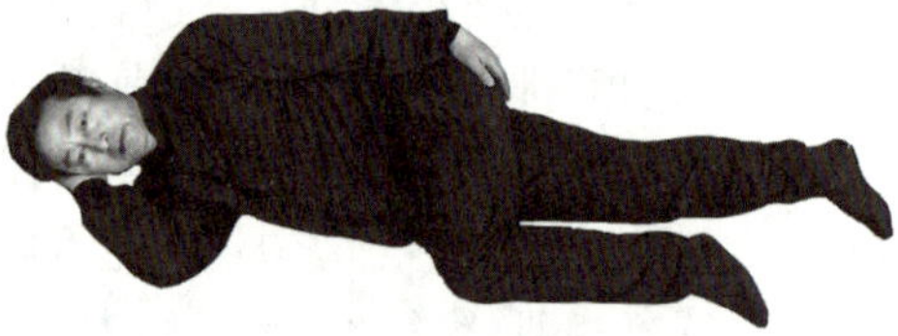

图 5-3-4 侧卧式

侧卧于床上，头微前俯，脊柱微向后弓，呈含胸拔背之势。右侧卧时，则右上肢自然弯曲，五指舒展，掌心向上，置于耳前。左上肢自然伸直，五指伸开，掌心向下，放于同侧髋部。右下肢自然伸直，左下肢膝关节屈曲为 120°，膝部轻放于右下肢膝部前。若为左侧位，四肢体位与上相反。双目微闭，以便意念集中。

【站式】(图 5-3-5)

两脚与肩同宽，平行自然站立，双足全脚掌着地，十趾抓地。含胸拔背，下颌微收，目视前方。两手自然下垂。两膝微曲，眼、口轻闭，全身放松，身体重心放在两脚心，如树生根。

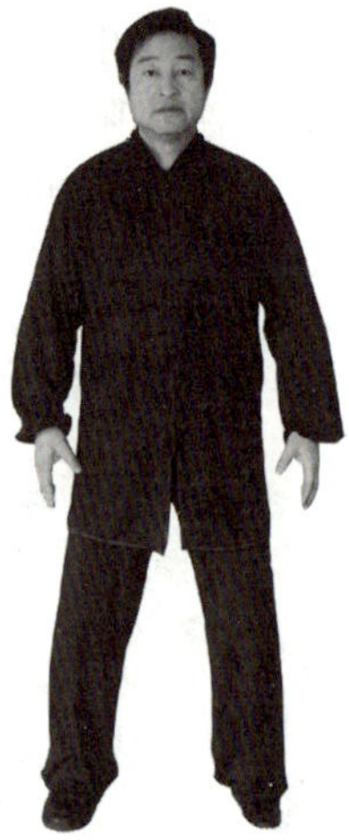

图 5-3-5 站式

（二）呼吸法

内养功呼吸法较为复杂，要求呼吸、停顿、舌动、默念 4 种动作相互结合。练功常用的呼吸法有 3 种。

【第一呼吸法】

轻合其口，用鼻呼吸，先行吸气，同时以意领气下达小腹，吸气后不行呼气，而行呼吸停顿(即不呼不吸)。停顿后再把气徐徐呼出。此法的基本呼吸运动形式是：吸—停—呼。默念字句一般先由 3 个字开始，以后可逐渐增加字数，但字数最多以不超过 9 个字为宜。在词意方面，要选择具有松静、美好、健康内容的词句。常用的字句有“自己静”“自己静坐好”“内脏动，大脑静”“坚持练功能健康”等。默念要和呼吸、舌动密切结合起来。以默念“自己静”3 个字为例：吸气时默念“自”字，停顿时默念“己”字，呼气时默念“静”字。其余类推。舌动，是指舌之起落。舌动配合，吸气时舌抵上腭，停顿时不动，呼气时舌随之落下。

【第二呼吸法】

用鼻呼吸或口鼻兼用，先吸气，自然地引气到小腹，随之徐徐呼出。呼毕，再行呼吸停顿。此法的基本呼吸运动形式是：吸—呼—停。默念字句同第一种呼吸法。其配合为吸气时默念第 1 个字，呼气时默念第 2 个字，停顿时默念剩余的字。舌动配合，吸气时舌抵上腭，呼气时舌落下，停顿时舌不动。如此反复呼吸。

【第三呼吸法】

用鼻呼吸，先吸气少许，即停顿呼吸。随吸气舌抵上腭，同时默念第1个字。停顿呼吸，舌仍抵上腭，默念第2个字，再行较多量的吸气，用意将气引入小腹，同时默念第3个字，吸气毕，不停顿，即徐徐呼出，随之舌落下，如此周而复始。此法的呼吸运动形式是：吸—停—吸—呼。默念字句一般以3个字为宜。

默念字句，具有收敛思绪、排除杂念的作用。通过词的暗示、诱导，可产生与词相应的生理效应。选用字句要因病而异。精神紧张者，宜选用“我松静”的字句；脾运失健者，宜选“内脏动，大脑静”的字句；气血两亏者，宜选用“恬惔虚无，真气从之”的字句；气滞胸胁者，宜选用“气沉丹田，真气内生”的字句。默念字数开始要少，待呼吸调柔致细后，则可增加字数。

（三）意守法

意守法，是指练功者意念集中于某物或某形象而言。意守为练功的重要手段，具有排除杂念、集中精神的作用。内养功的常用意守法有3种。

【意守丹田法】

内养功之丹田规定为脐下一寸五分处的气海穴。丹田虽为窍穴，但守时不可拘泥分寸。即意念活动可想象以气海穴为中心的一个圆形面积，或是气海与关元之间，可设想是在小腹表面，也可想象一个球形体积，设在小腹之内。意守丹田，则元气充足，百病消除。

【意守膻中法】

意念默默地回忆或注视两乳之间以膻中穴为中心的一个圆形面积和意守剑突之下心窝区。

【意守足趾法】

两目微闭，意识随视线注意足大趾，默默回忆足大趾的形象。

内养功的意守部位一般以丹田较为稳妥，不易产生头、胸、腹三部不适症状，同时结合呼吸的节律性腹壁起伏运动而意守，达到集中思想、排除杂念的目的。但部分女性练功者，可能导致月经不调，可改为意守膻中。杂念较多，不习惯于闭目意守者，可采取意守足趾法。一般以20~60分钟为1个功次，每天坚持2~3次。以3个月为1个疗程。

第四节　易　筋　经

易筋经，“易”是改变之意，“筋”是肌肉筋骨，“经”是锻炼方法。所以，易筋经是一种改变肌肉筋骨的锻炼方法，使松弛痿弱的肌肉筋骨变得强壮结实的一种锻炼方法。是我国历代民间早已流传的健身锻炼方法。相传为南北朝少林和尚达摩祖师所创，原是仿效劳动人民舂谷、载运、进仓、收囤等各种农活姿势演化出来的一套形象的锻炼动作，其目的是通过调气、调息与静止性用力相结合，来改善内脏器官的功能，活动四肢关节，畅通周身血脉，增强人体肌肉力量，使内外俱壮的一种强身保健的锻炼方法。易筋经历史悠久，历代相传、演变，流派繁多，后经人重新整理，编排成现在的以姿势大方、步伐与拳掌并用的十二势。其特点是动作简单明确，调身、调气与调息相结合，且不受场地限制，锻炼全面，不会出偏差。

一、适用范围

易筋经功法广泛适用于各类人群的强身健体和保健，对呼吸系统、消化系统、运动系统病症及中老年人慢性常见的病症，如失眠、多梦、头晕、头痛等有明显的康复作用，对青少年人的生长发育、中老年人的健身防病及妇女的养颜、美容、瘦身等都有益处。是中医传统功法中最具有代表性的功法之一。

二、注意事项

（一）松静自然

"松"是主要是指身体的放松，尤其是肌肉筋骨要尽量放松；"静"是指思想放松，心里入静，排除杂念；"自然"是指练功时，顺其自然，动作尽量按照要求练习，但有些动作要根据自身情况去完成，如达不到动作要领的要求，也不可强求，量力而行，循序渐进，顺其自然，同样，呼吸、用力以及意念等，也要顺势而为，滴水穿石，功到自然成。

（二）腹式呼吸

易筋经一般采用腹式呼吸，以鼻缓慢吸气，要求慢、细、长、匀，呼气也是一样的要求。腹式呼吸有顺腹式和逆腹式呼吸两种。吸气时腹部凸起，呼气时腹部凹下，这叫做顺腹式呼吸，反之，为逆腹式呼吸。这两种腹式呼吸都可用，但作为强壮身体，增强气力，多采用顺腹式呼吸。

（三）用力方式

易筋经用力方式是在深吸气之末，闭气时进行肌肉筋骨的静止性用力，配合适度意念，时间 3~5 秒钟，不宜太长，然后放松身体进行呼气，每个动作宜用力做 3~9 次，循序渐进，逐次增加，在练习时必须做到不急不躁，力求自然，不可蛮力、鼓劲用力，不求速效，滴水穿石，功到自然成。

（四）循序渐进

易筋经大多数动作要求配合深呼吸，用内劲静止性用力做动作，而且要求全身和四肢都随着内劲静止性用力运动，因此运动强度较大，必须循序渐进。一般练功的时间、次数及动作的强度，都要因人、因时、因地而异，不可勉强过量。初练时一次可练几个动作，或做完一式后休息一下再接着练。如果在练习过程中，有头晕或身体不适，应立即停止练功，喝点温开水，休息片刻即可。

（五）持之以恒

练功要取得效果必须遵循练功的要求，明确练功的目的，理论上认真学习，实训练功过程中，一定要模仿老师的动作要领、学会呼吸方法、学会静止性用力方法，提高悟性，理论学习与实训练功相结合，不能求速效，循序渐进，滴水穿石，贵在坚持，功到自然成。

三、动作要领

易筋经分为韦驮献杵、横担降魔杵、掌托天门、摘星换斗、倒拽九牛尾、出爪亮翅、九鬼拔马刀、三盘落地、青龙探爪、饿虎扑食、打躬击鼓、掉尾摇头十二势，为动静结合功法。

韦驮献杵

第一势　韦驮献杵(图 5-4-1)

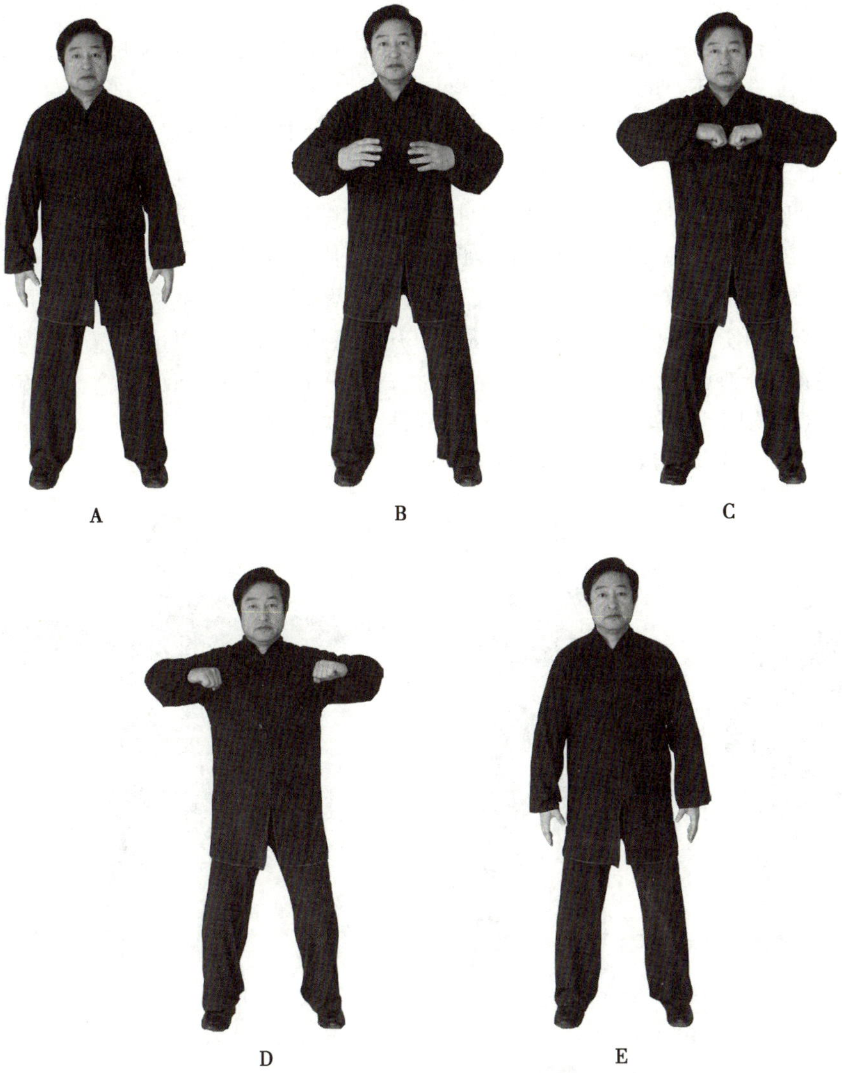

图 5-4-1　韦驮献杵 A~E

【原文】

立身正直,环拱手当胸,气定神皆敛,心澄貌亦恭。

【预备式】

两脚与肩同宽,两目平视前方,头如顶物,百会顶天,口微闭或微开,以鼻自然呼吸,舌头抵上腭,下颌微向里收,神情安详。含胸,直腰拔背,蓄腹收臀,提肛松肩,虚腋,两臂自然下垂于身体两侧,掌心向内,中指贴近裤缝,微屈髋屈膝,不可挺直,双足十趾抓地。

【动作】

1. 左脚向左平跨出一步比肩稍宽,两膝微挺,十趾抓地。两臂同时外展至水平,掌心向下(注意:肘腕不可硬挺)。前臂外旋,转两掌心向前,曲肘,两臂与腕徐徐内收,慢慢合拢。腕、肘、肩相平,十指相对。两臂内旋,指尖对胸,与天突穴相平。两臂徐徐拉开，双手在胸前抱成球状，略垂肘，掌心内凹，十指微屈，指端相对，约4~5寸。身体微向前倾。

2. 用鼻深吸满气后，闭气，双手握空拳，上肢静止性用力，向两侧用力，约5秒后，呼气，放松全身身体，如此反复练习3~9次。

3. 收势，先深吸气，然后徐徐呼出，双手徐徐放下回到预备式。

【要领】

本势两足之距等肩，全身放松，上身端正直立略前倾，两肩松开。两目平视，半开半闭，这样可起到澄心、敛神的作用。如果眼上视则心神上浮，下视则心神下降，不得平稳。头如顶物，口微开，舌尖顶上腭，紧吸慢呼，臀部微收，少腹含蓄，两膝微弯，两掌心相对，这样能使肺脏上下、左右位置适中，升降开合自如，从而达到气定的要求。气定则心境澄清，神意内敛。两臂闭气用力时，气沉丹田，力发于双臂，意念双臂向两侧拉开；呼气放松时，不单纯是上肢放松，而且是全身身体放松。

横担降魔杵

第二势　横担降魔杵（图5-4-2）

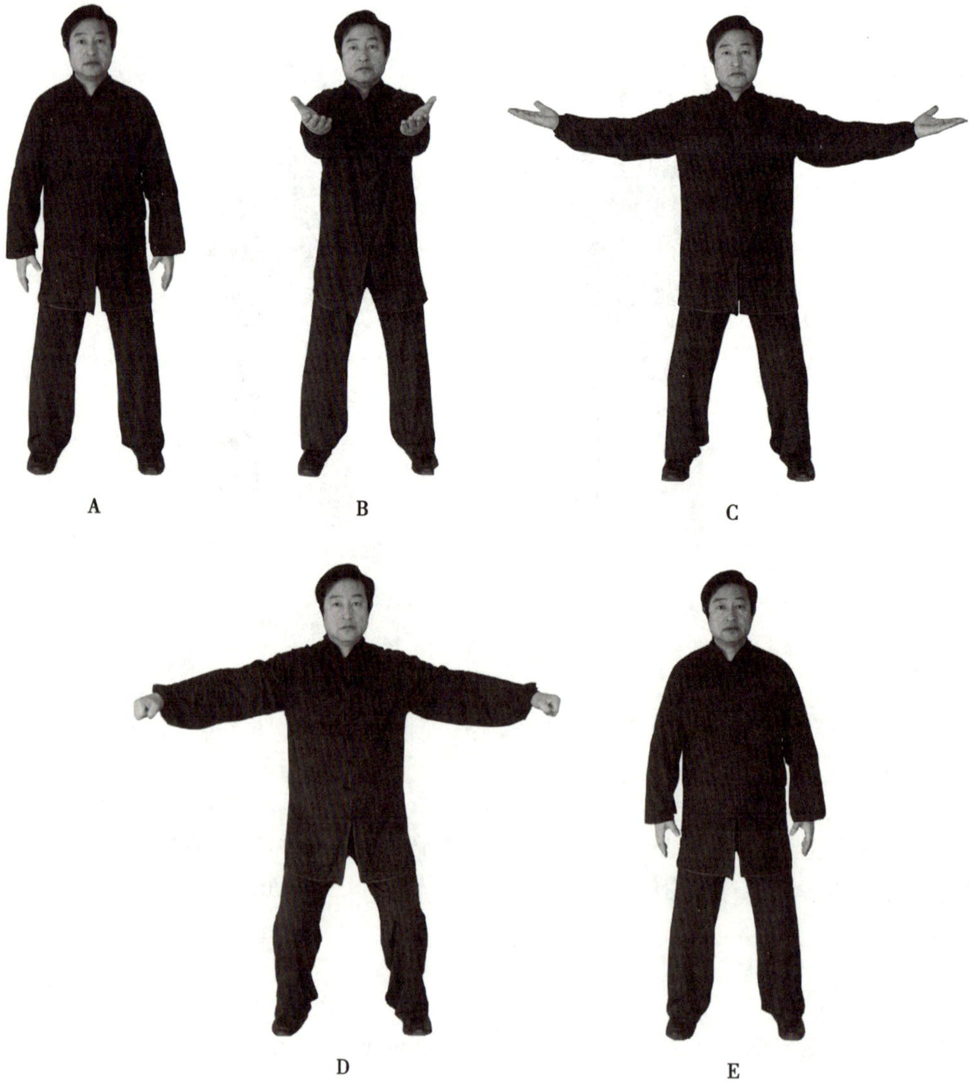

图5-4-2　横担降魔杵A~E

【原文】

足趾挂地，两手平开，心平气静，目瞪口呆。

【预备式】

同韦驮献杵。

【动作】

1. 左脚向左平跨一步，与肩同宽，前臂外旋，两手翻掌从前上抬，拇指外侧着力，徐徐向前抬起，高于肩平。

2. 再深吸气，闭气前臂桡侧肌群静止用力向两侧平开，上肢成“一”字时，呼气放松，前臂内旋，转掌心向下，同时微屈髋屈膝，身体下沉。

3. 深吸满气后，闭气，手握空拳，上肢肌肉静止性用力上抬。

4. 腿部用力伸膝挺直，足跟提起，两目圆睁，咬牙切齿，然后呼气，放松全身身体，回到预备式，再从第1步开始重复练习，如此反复3~9次。

5. 收势，先深吸气，然后徐徐呼出，双手从身体两侧慢慢下落，回到预备式，同时两足跟落地，闭目休息片刻。

【要领】

本势两手平开用力时，气沉丹田，力发于前臂桡侧，与肩“一”字平，双手握空拳，向上用力时，前臂静止性用力上抬时，收臀，双腿用力，两足跟提起，脚尖着力是关键。两次用力，注意深呼吸，宜慢、细、长。否则，就会觉得两肩沉重，只有心平气静，其外部征象就是“目瞪口呆”。如果两目乱视，口动气粗，那会适得其反，甚至导致站立不稳，徒劳无功。

第三势　掌托天门(图5-4-3)

掌托天门

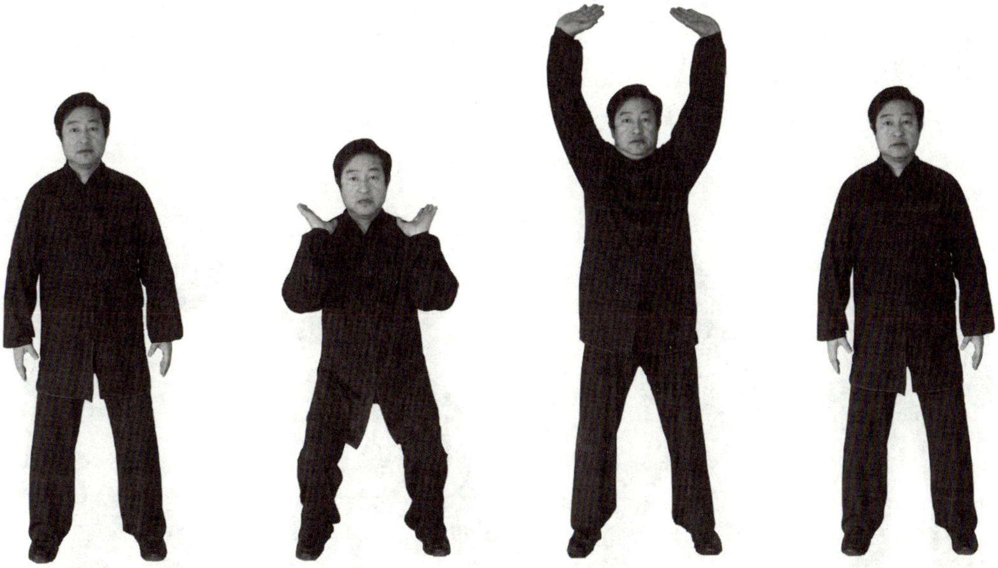

A　B　C　D

图5-4-3　掌托天门A~D

【原文】

掌托天门目上视，足尖着地立身端，力周腿膝浑如植，咬紧牙关不放宽，舌可生津将腭抵，鼻能调息觉心安，两拳缓缓收回处，用力还将挟重看。

【预备式】

同韦驮献杵。

【动作】

1. 左脚向左横跨一步，比肩稍宽，屈髋屈膝下蹲成马步，平心息气。

2. 同时两手掌心向上，屈肘上抬至肩前，前臂内旋，转掌指向后于肩上，四指并拢，掌心向上、内凹。

3. 深吸满气后，闭气，双腿用力伸直，如同抬物，当腿伸直时，再两手用力向上举过头，掌心朝天，如同举鼎，两手之指端相距约 1 寸，四指并拢，拇指外分，两手之虎口相对成四边形。

4. 同时抬头，两目注视掌背，两膝微挺，足跟提起，全脚掌着地，咬牙致耳根有振动感。然后呼气，放松全身身体，双手从体侧缓缓下落，回到预备式，如此反复 3~9 次。

5. 收势，同韦驮献杵。

【要领】

本势用力时，先腿部用力，当腿伸直后再上肢用力，气沉丹田，力发于腰部。两目上视掌背，实指内视之，不需过分仰头，必须从天门观两手背。初学者一时难以做到，这需要一个过程。如果不守此意，过分仰头，势必头昏脑涨，且站立不稳。脚尖着地的要求至足跟不能再升为止，但初练者可不抬足跟。足跟抬起时要微微向两侧分开些，使三阳之气血上升，合络督脉。督脉阳气均衡，背后三关自然流畅，姿势也就平稳了。此外，全身充分放松，使气血随心所指。两臂切忌贯力，否则不能持久，提肛、咬牙、舌抵上腭以通督任脉。

摘星换斗

第四势　摘星换斗　（图 5-4-4）

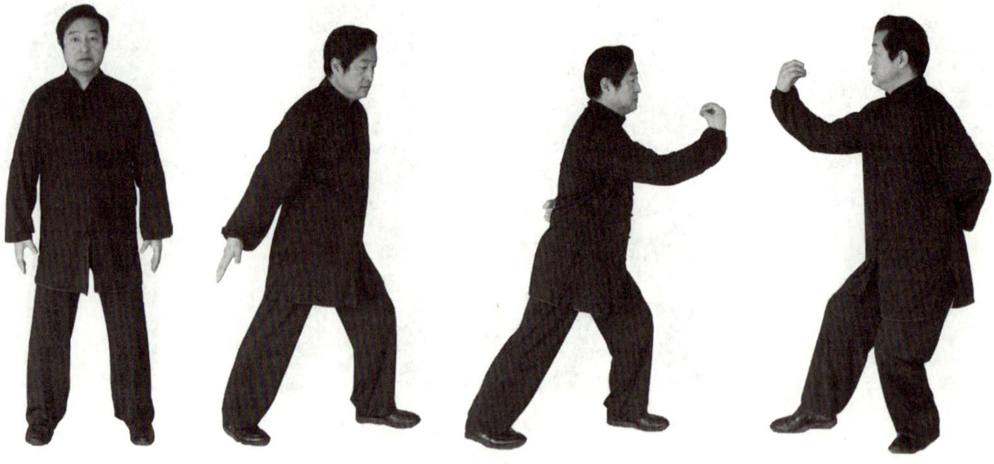

A　B　C　D

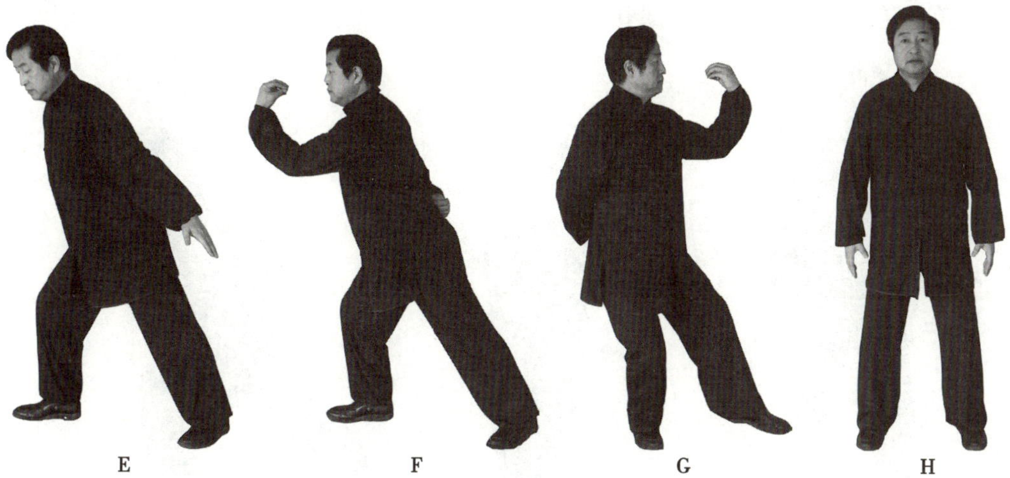

图 5-4-4　摘星换斗 A~H

【原文】

只手擎天掌覆头，更从掌内注双眸，鼻端吸气频调息，用力回收左右眸。

【预备式】

同韦驮献杵。

【动作】

1. 身体左转，左足向左前方跨出半步，成左弓步。同时双手动作，右手拇指内扣，其他手指包握拇指握拳，称保元法，右手背靠于腰部命门穴处，左手掌垂于左大腿外侧，向左前方上抬，屈肘屈腕，左手五指并拢成钩手，如同钩状，钩尖对准肩部约一尺距离。

2. 然后深吸满气后，闭气，重心移至左脚，以右足跟为中心，腰部发力，身体向右旋转，带动左侧上肢静止性用力，成左虚步。

3. 然后呼气，放松身体，左手指放松变掌伸腕，前臂内旋掌心向下，放松下落，左手握拳成"保元法"，置于腰部，重心前移，成右弓步，右手下落变掌，垂于右腿外侧，向右前方上抬，屈肘屈腕，左手五指并拢，握成钩状，钩尖对准肩部约一尺距离。

4. 当深吸气满时，闭气，重心移至左脚，以左足跟为中心，腰部发力，向左旋转，同时，带动右侧上肢静止性用力，成右虚步。如此左右交换，要求相同。反复3~9次。

5. 收势，紧吸慢呼，同时还原至预备姿势。

【要领】

本势单手高举，屈肘屈腕，五指须微微捏齐如钩状，离肩一尺左右。闭气用力时，是以足跟为中心旋转，以腰部发力带动上肢运动。两目注视掌心是关键。舌抵上腭，口微开，呼吸调匀，臀微收。前腿虚中带实，负重量为30%~40%；后腿实中求虚，负重量为60%~70%。换步时，前足向后退半步，动作左右相同。

倒拽九牛尾

第五势　倒拽九牛尾　（图 5-4-5）

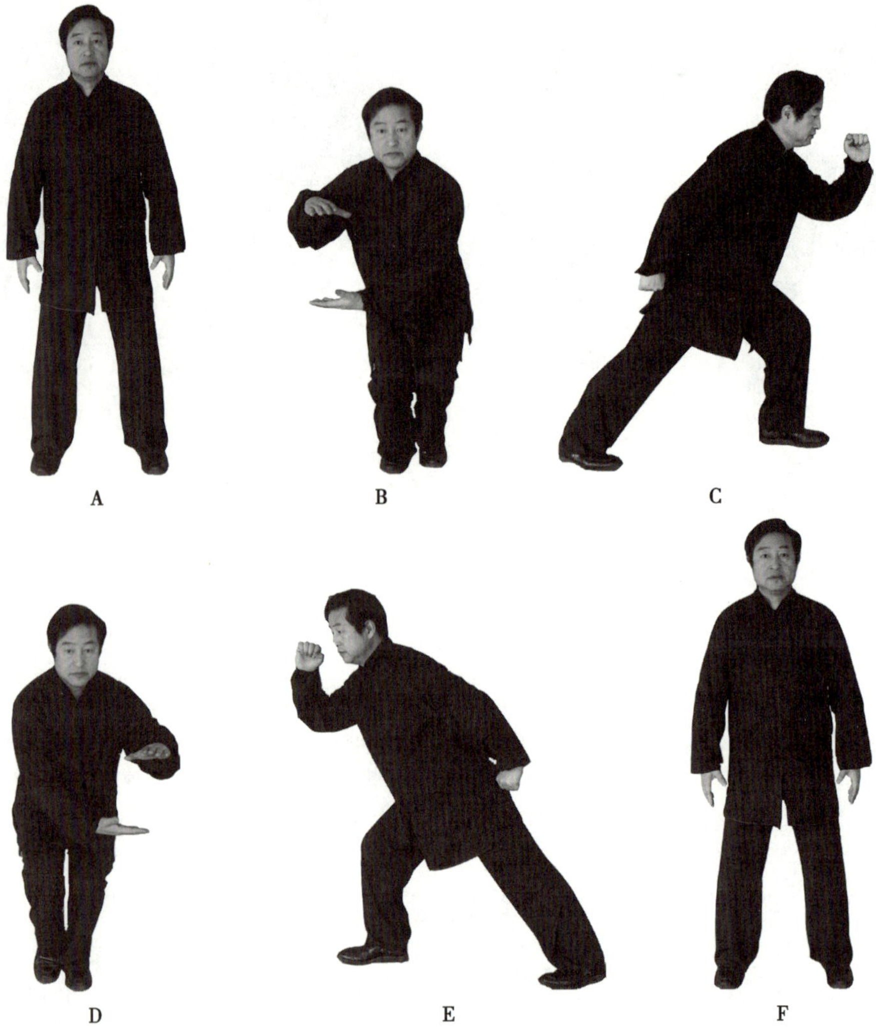

图 5-4-5　倒拽九牛尾 A~F

【原文】

两腿后伸前屈，小腹运气空松，用力在于两膀，观拳须注双瞳。

【预备式】

同韦驮献杵。

【动作】

1. 重心右移，左脚尖点地于右脚内侧，右腿屈髋屈膝，重心下移，成左丁字步，同时进行手部运动，右手掌心向下上抬至右肩前，左手从左侧向右侧运动，置于右手掌下，掌心向上，与右手掌心相对，如同抱球状。

2. 双手握拳，深吸满气后，闭气，身体向左旋转，左脚向左前方跨出一大步成左弓步，同时气沉丹田，以腰发力，力贯上肢，左手前臂外旋，屈肘约 90°，转拳眼对准左肩部，右手前臂内旋，微屈肘，拳眼对准右臀部环跳穴，作螺旋劲，即如绞绳状。双目注于拳眼，上身略向前俯，重心向下沉，如同“拽牛尾”状，上身正直，塌腰收臀，鼻息调匀。

3. 然后，呼气放松，收右脚到左脚旁，成右丁字步，左手由拳变掌至左肩前，掌心向下，右手由拳变掌，至左手下，掌心向上，两手掌心相对，成抱球状，重心下移。

4. 双手握拳，深吸满气后，闭气，身体向右旋转，右脚向右前方跨出一大步成右弓步，同时气沉丹田，以腰发力，力贯上肢，右手前臂外旋，屈肘约 90°，转拳眼对准右肩部，左手前臂内旋，微屈肘，拳眼对准左臀部环跳穴，作螺旋劲，即如绞绳状。双目注于拳眼，上身略向前俯，重心向下沉，如同“拽牛尾”状，上身正直，塌腰收臀，鼻息调匀。然后，呼气放松，如此反复，左右交替练习 3~9 次。

5. 收势，深吸慢呼气，同时还原成立正姿势。

【要领】

丁字步动作要领，左脚脚尖点地于右脚内侧，为左丁字步，反之为右丁字步，要领是重心在一个脚上，屈髋屈膝，重心下移，身体正直。在做“拽牛尾”状时，弓步一定要注意前弓后箭，前脚膝不过足，“拽牛尾”状时，少腹藏气含蓄，运气归内丹田，以腰发力，力达肩臂。

出爪亮翅

第六势　出爪亮翅　（图 5-4-6）

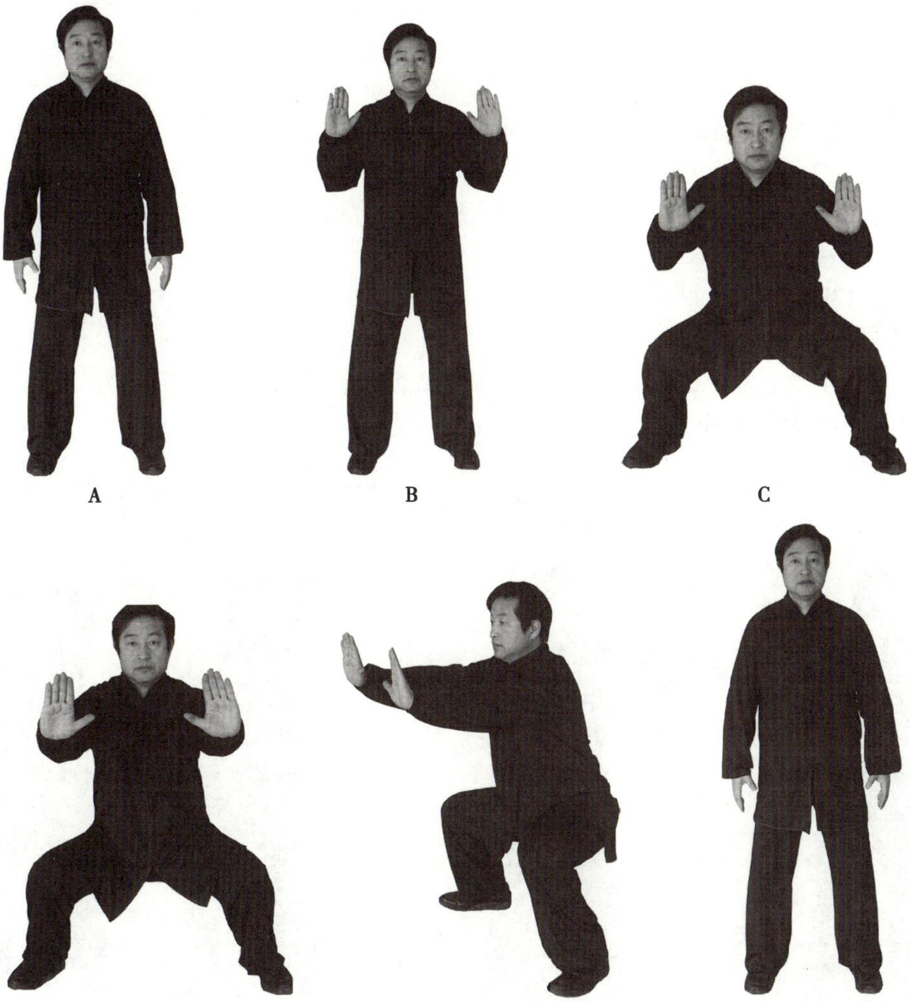

A　B　C

D　E　F

图 5-4-6　出爪亮翅 A~F

【原文】

挺身兼怒目，推手向当前，用力收回处，功须七次全。

【预备式】

同韦驮献杵。

【动作】

1. 左脚向左开半步，比肩稍宽，两手变掌，掌心相对，从体前上抬至肩前，掌心向前，手指朝上，屈髋屈膝成马步。

2. 深吸满气后，闭气，上肢静止用力，气沉丹田，力发于腰部，两手掌用力向前推出，与肩同高同宽，使劲贯于指端，两目平视，头如顶物。

3. 然后呼气，放松全身身体，双腿伸直，两手指前伸，放松上肢，屈肘回收，使掌回到肩前，如此反复 3~9 次。

4. 收势，收脚与肩同宽，深呼吸，随呼收势。

【要领】

马步，大腿尽量使大腿与地面平行，但要注意膝不过足尖。立掌向前推时，高与肩平，开始时轻如推窗，继而推到极点则重如推山倒海，这时要挺胸拔背，两目睁开，不许眨眼，集中心念于两掌中。回掌时要呼气，犹如海水还潮，落汐归海，放松全身，尤其是上肢。

九鬼拔马刀

第七势　九鬼拔马刀　（图 5-4-7）

【原文】

侧首弯肱，抱顶及项，自头收回，弗嫌力猛，左右相轮，身直气静。

【预备式】

同韦驮献杵。

【动作】

1. 双手掌心向下，从前向上抬与肩同高，然后前臂外旋，转掌心朝上，肘关节伸直，双手向两侧平开成“一”字，左手前臂内旋，转掌心向下。

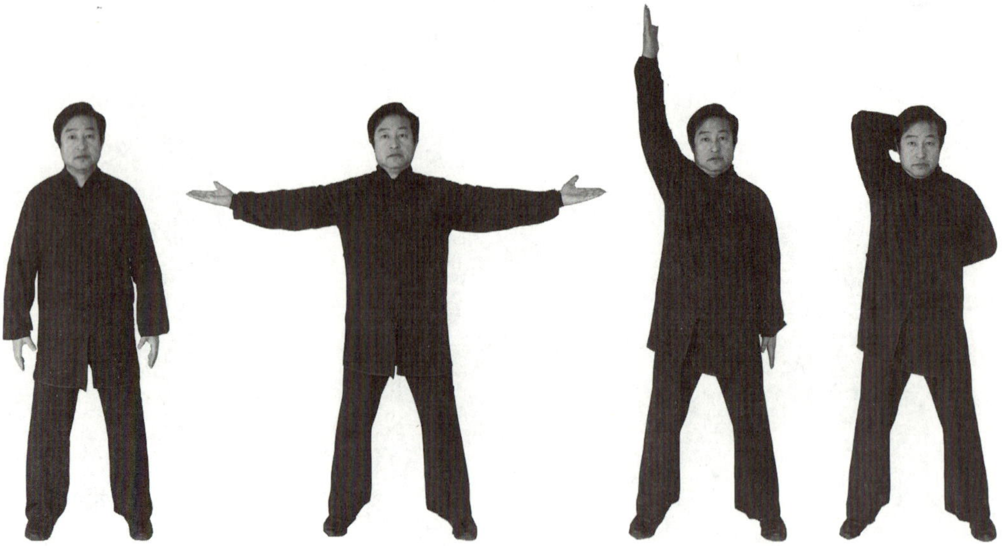

A　　B　　C　　D

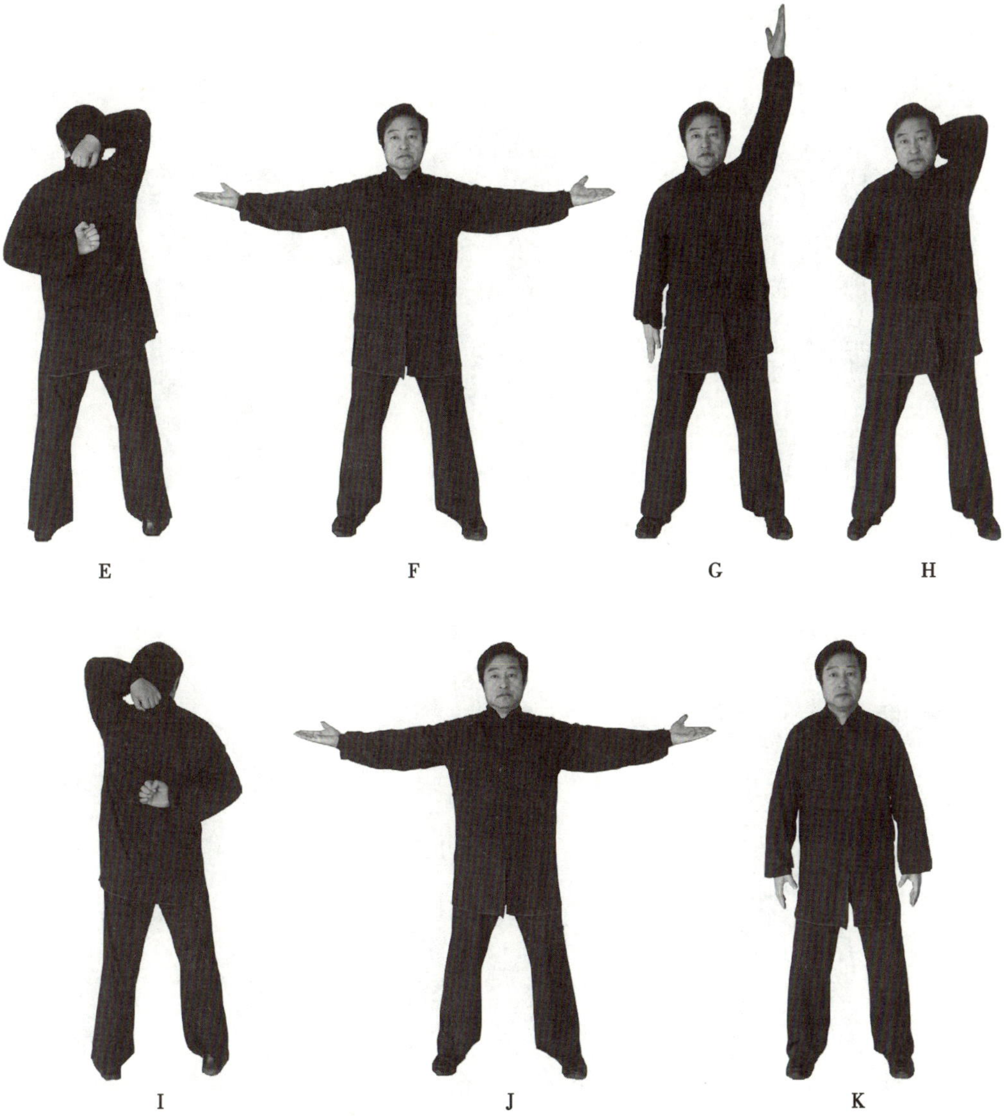

图 5-4-7　九鬼拔马刀 A~K

2. 深吸满气后，闭气，双手握拳，上肢静止性用力，右手向上，左手向下，当右手至头顶、左手至左腿旁时，屈肘，使双拳在背部靠拢。

3. 呼气，放松身体，右手变掌伸肘至头顶，左手变掌至左腿旁，然后右手从右侧下落与肩同高，掌心向下，左手从左侧上抬与肩同高，掌心向上。

4. 深吸满气后，闭气，双手握拳，上肢静止性用力，左手向上，右手向下，当左手至头顶、右手至右腿旁时，屈肘，使双拳在背部靠拢。再呼气，放松身体，左手变掌伸肘至头顶，右手变掌至右腿旁，如此反复练习 3~9 次。

5. 收势，深呼吸，随呼收回。

【要领】

上举下按，双手握拳体后靠拢，一手向上用力，另一手向下用力，然后屈肘在背后用力，尽量双手靠拢，注意扩胸收腹，双腿及身体正直。

三盘落地

第八势 三盘落地 （图 5-4-8）

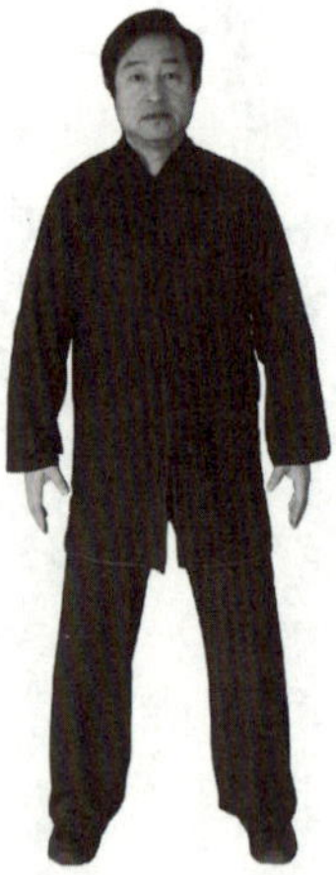
A

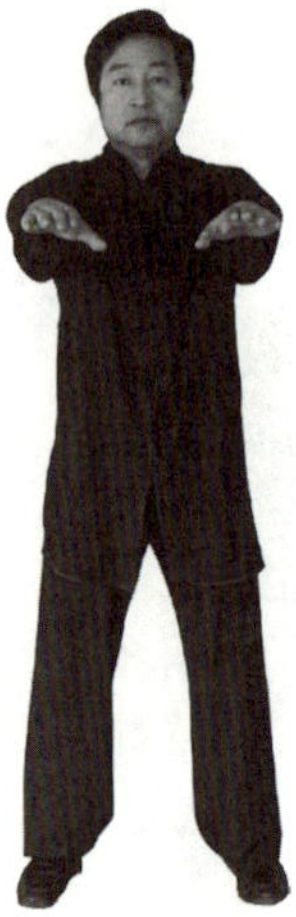
B

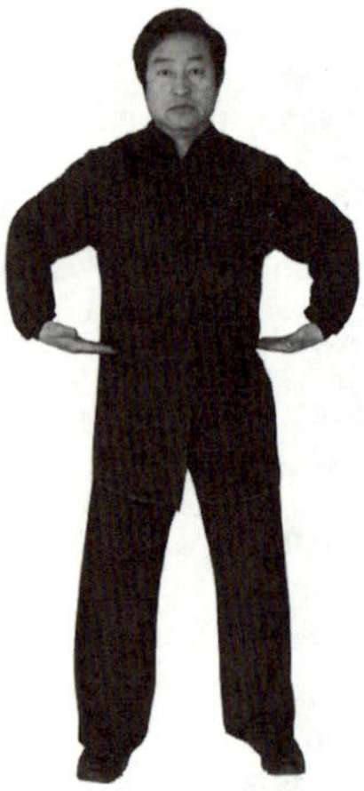
C

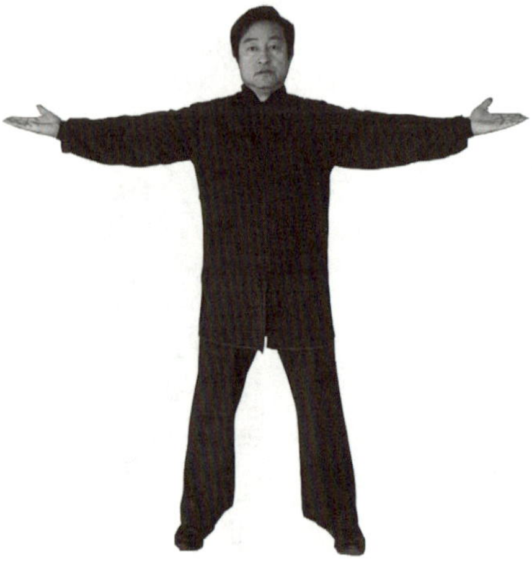
D

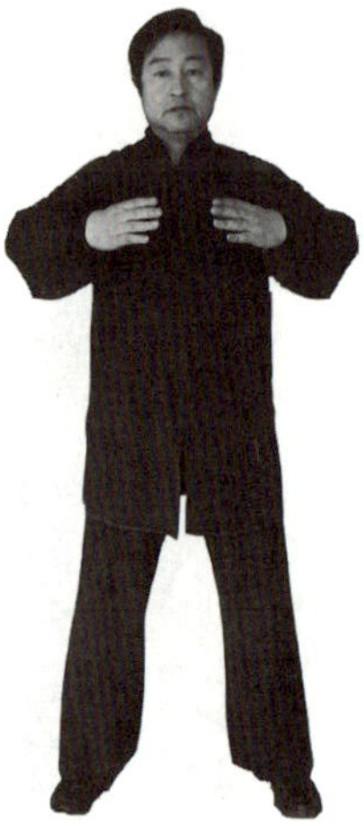
E

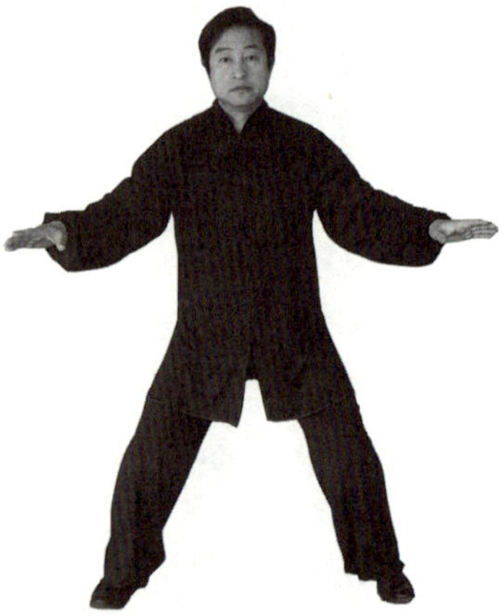
F

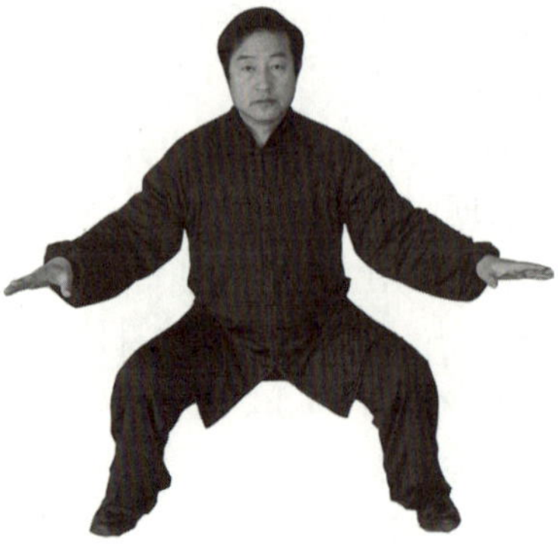
G

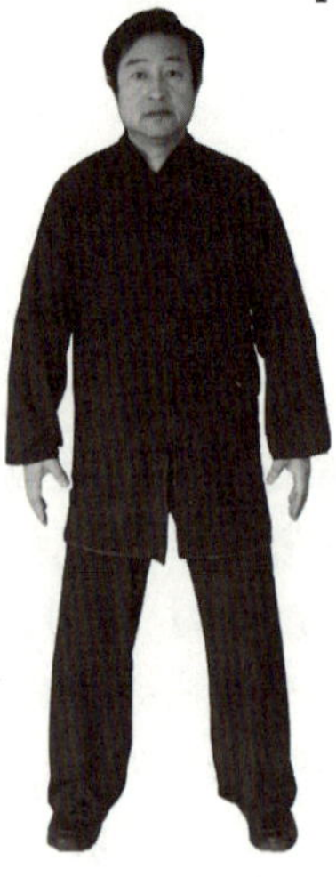
H

图 5-4-8 三盘落地 A~H

【原文】

上腭坚撑舌，张眸意注牙，足开蹲似踞，手按猛如拿，两掌翻齐起，千斤重有加，瞪睛兼闭口，起立足无斜。

【预备式】

同韦驮献杵。

【动作】

1. 左足向左横开一步，两足之距较肩为宽，足尖微向内收。屈髋屈膝下蹲成高马步。

2. 同时上肢前抬，与肩同宽同高时，屈肘回收到腰间，掌指沿腰至腰后，再外展与肩平成"一"字，掌心向下，再前臂外旋，屈肘，转掌心相对，向内合拢，再前臂内旋，转掌心向下，屈肘虚腋，掌心向下。五指自然分开，虎口朝内，如握物状，悬空于膝盖上部（或虚掌置于膝盖），上身稍向前俯。

3. 上身正直，前胸微挺，后背如弓，两肩松开，两肘向里裹，两目直视，头如顶物，提肛，5~10 分钟。

4. 收势，深呼吸，随呼收势。

【要领】

头要正直，如顶物，两目直视，舌抵上腭，口微开，鼻息调匀，提肛，含胸收腹，后背如弓，虚腋，两肘下垂，前臂与地平行，掌心向下，马步由高练习开始，逐步过渡到膝屈90°，但注意膝不过足尖，意守丹田盖，放松身体，用心体会掌心下的感觉。

第九势　青龙探爪　（图 5-4-9）

青龙探爪

【原文】

青龙探爪，左从右出，修士效之，掌平气实，力周肩背，围收过膝，两目注平，息调心谧。

【预备式】

同韦驮献杵。

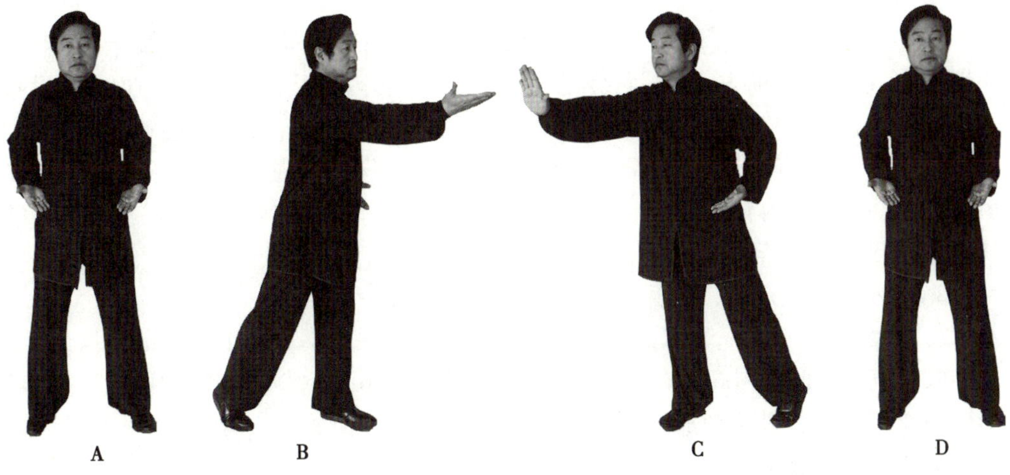

A　B　C　D

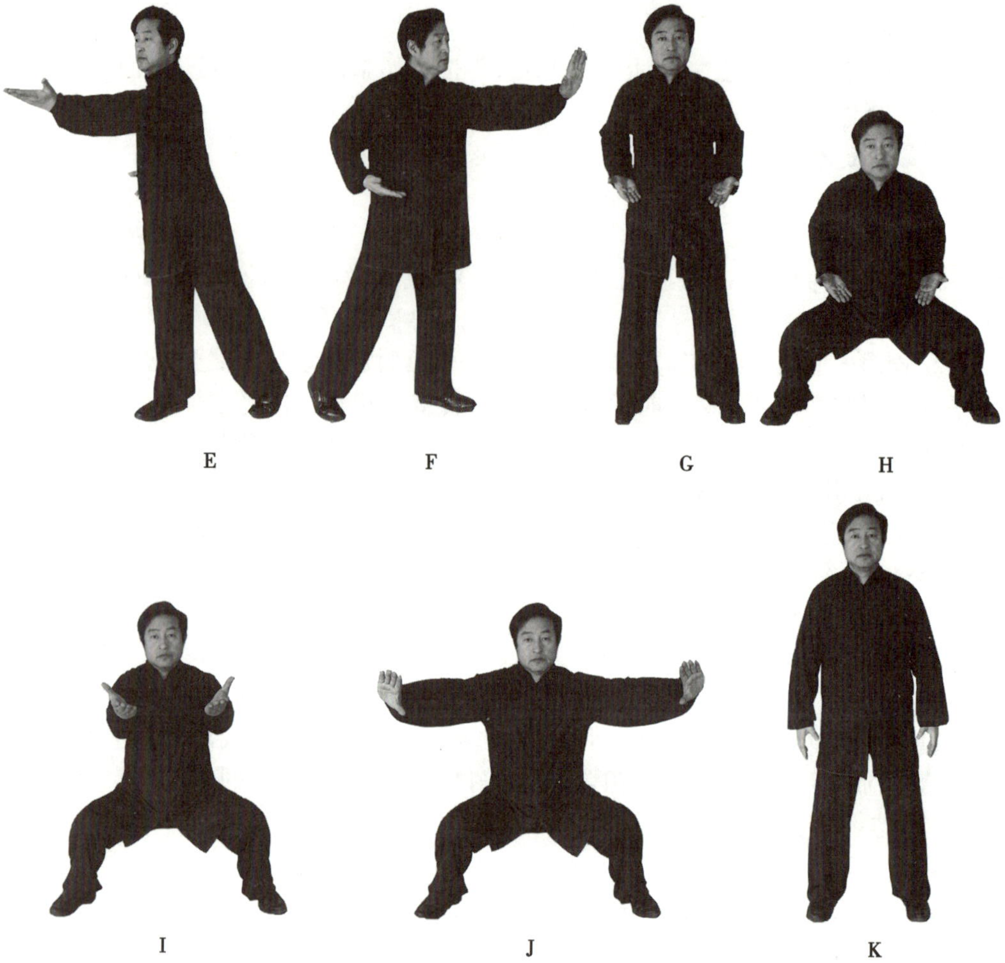

图 5-4-9　青龙探爪 A~K

【动作】

1. 双手掌心向上，上抬到腰间两侧，深吸气满后，闭气，重心移至左脚上，右手静止性用力，掌指向左前方 45°方向缓慢用力向前探出，当上肢伸直后，呼气放松，前臂内旋放松，向右平拉到右前方 45°位时，屈肘收右掌到右侧腰间；再重心移至右脚上，深吸气满后，左手静止性用力，掌指向右前方 45°方向缓慢用力向前探出，当上肢伸直后，呼气放松，前臂内旋放松，向左平拉到左前方 45°位时，屈肘收左掌到左侧腰间，目视于掌，如此反复 3~9 次。

2. 再左脚向左开步，比肩稍宽，成马步。

3. 同时深吸气满后，闭气，两上肢静止性用力，双手掌掌心朝上向正前方探出，当两上肢伸直与肩同宽同高时，呼气放松身体，两前臂内旋，转掌心向外，向两侧平拉，当平拉约 45°时，前臂外旋屈肘，收掌回到腰部两侧，同时伸腿放松身体，双目前视。如此反复练习 3~9 次。

4. 收势，深呼吸，随呼收势。

【要领】

吸气用力时，力发于腰，贯于掌指，目注掌平勿过眉，拇指内屈四指并。马步逐渐

饿虎扑食

下蹲，膝不过足，左右轮换要求同。

第十势　饿虎扑食　（图 5-4-10）

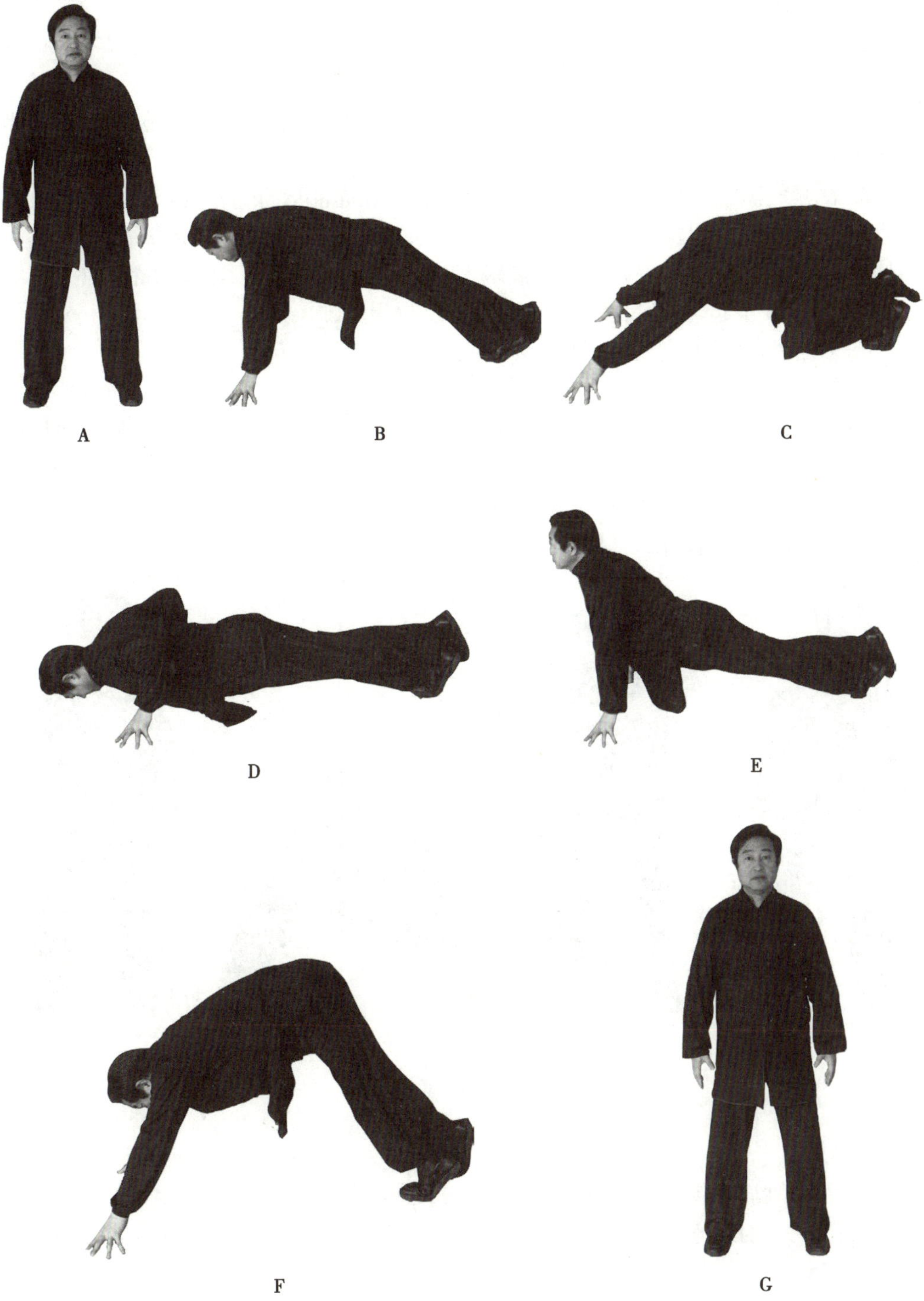

图 5-4-10　饿虎扑食 A~G

【原文】

两足分蹲身似倾，屈伸左右腿相更，昂头胸作探前势，偃背腰还似砥平，鼻息调元均出入，指尖着地赖支撑，降龙伏虎神仙事，学得真形也卫生。

【预备式】

同韦驮献杵。

【动作】

1. 左足向前跨出一大步，身体前伏，手掌或手指着地，与肩同宽。

2. 左足后移，放置右脚足跟上，两肘挺直，臀部抬起，然后低头，屈髋屈膝，臀部坐于足跟上。

3. 深吸气满后，闭气，屈肘伸腿，头身向前窜，在向前运行，身体约离地 2 寸，身体平直后，抬头伸肘，上体抬起，头昂起，臀部略塌，然后俯身，身体约离地 2 寸，身体平直后伸肘屈腕使身体回缩，使臀部坐于足跟上，成波浪形往返动作，势如饿虎扑食。再呼气，重复从第 2 步起，如此反复，次数由少到多，慢慢增加。

4. 收势，随呼吸徐徐起立，回到预备式。

【要领】

抬臀后坐足跟时，要注意低头，屈髋屈膝，当深吸气时，应蓄力待发，全身向后收缩，臀部突起，胸腹内收，以一股柔和的悬劲，闭气向前窜时，头前行，两目注视前方，引导身体成波浪式前行，势如饿虎扑食，切忌用力过猛，呼气时放松全身抬臀后坐。

打躬击鼓

第十一势　打躬击鼓　（图 5-4-11）

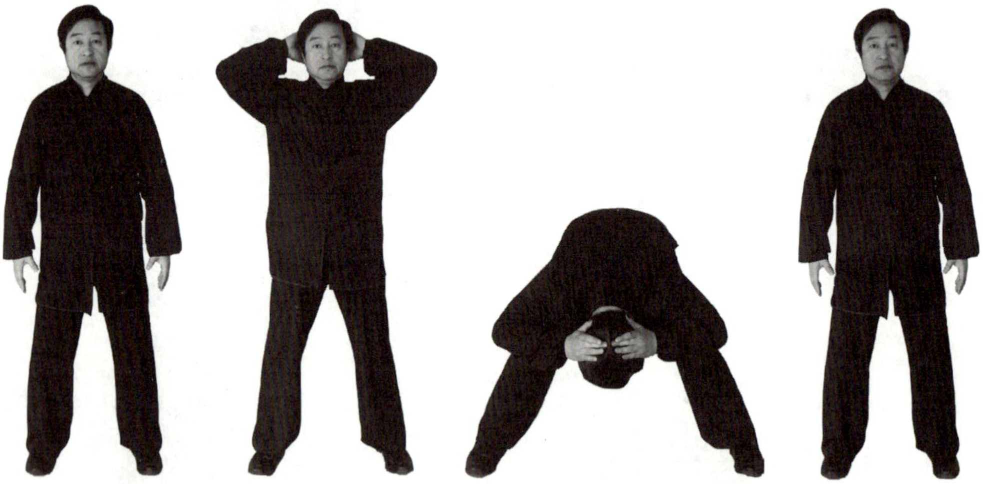

A　　B　　C　　D

图 5-4-11　打躬击鼓 A~D

【原文】

两手齐持脑，垂腰至膝间，头惟探胯下，口更啮牙关，掩耳聪教塞，调元气自闲，舌尖还抵腭，力在肘双弯。

【预备式】

同韦驮献杵。

【动作】

1. 左足向左横开一步，足尖内扣，脚与肩同宽或稍宽。两手转仰掌向两侧徐徐外展，当成“一”字时，屈肘抱头枕部，掌心压住盖上耳部，食指放在中指指背上，头如顶物，目向前视。

2. 弯腰俯身，两手用力使头靠向胯下，两膝不得屈曲，足跟勿离地。同时双手食指从中指指背滑落，叩击打躬 24 次，如同鸣天鼓状。

3. 收势，直腰，松手，随呼吸放下。

【要领】

两手掌心抱头，十指相握，力与项争，足勿移，膝不屈。打躬前俯，舌抵上腭，气不可屏，与此同时鸣天鼓 24 次。

第十二势　掉尾摇头　（图 5-4-12）

掉尾摇头

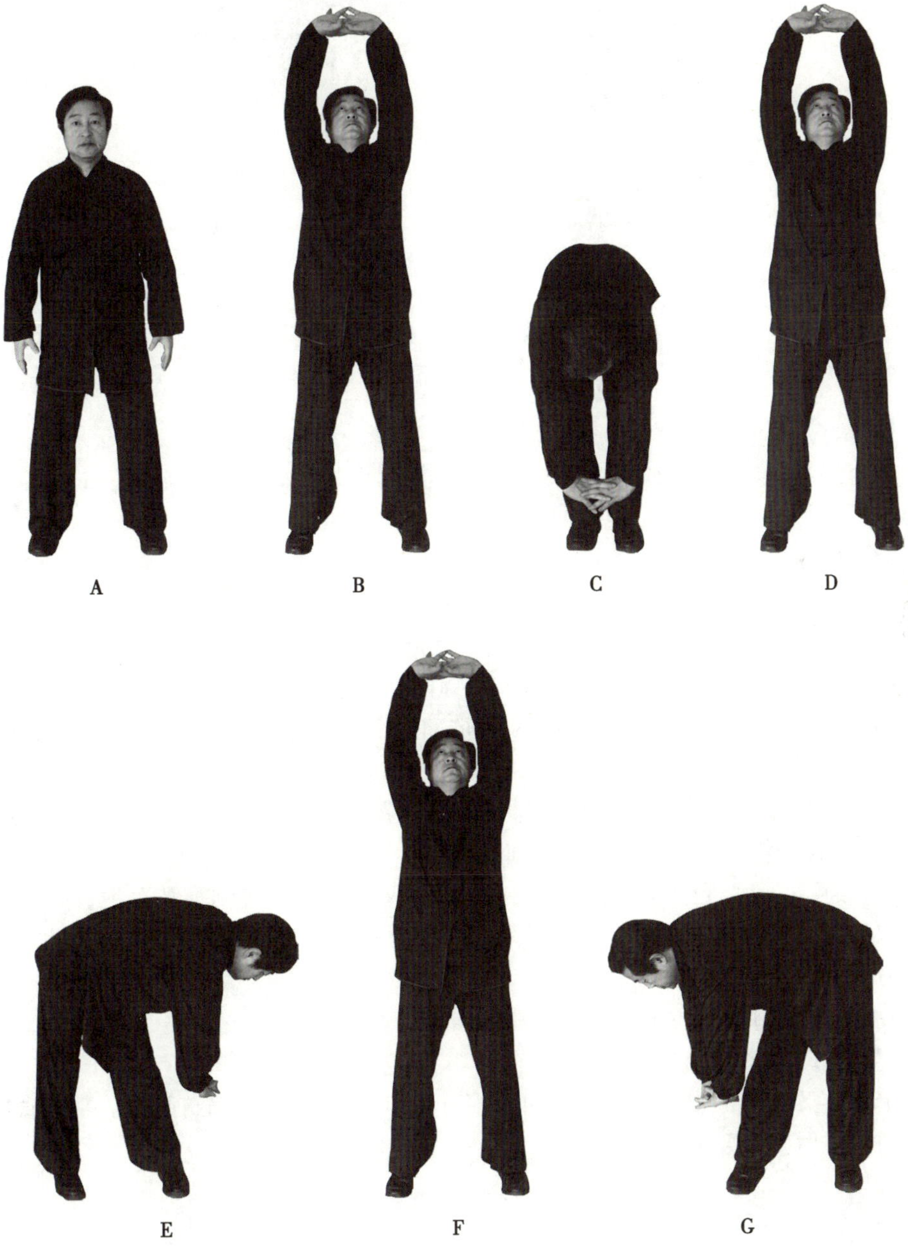

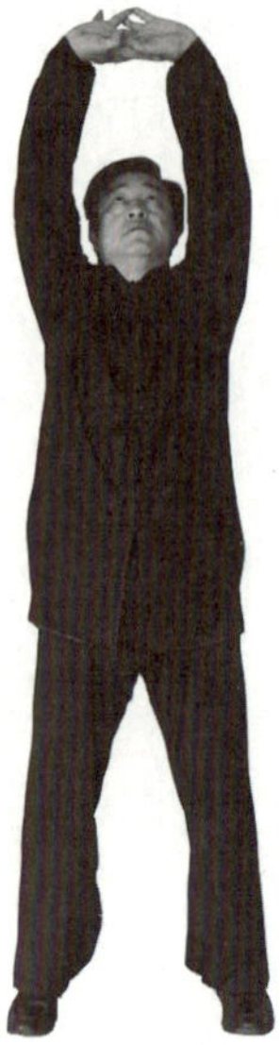

H

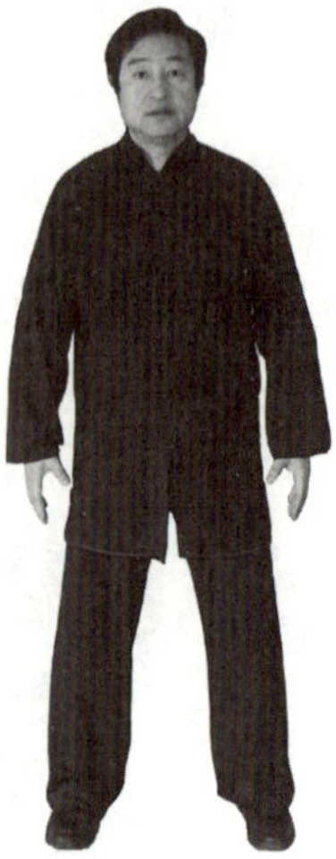

I

图 5-4-12 掉尾摇头 A~I

【原文】

膝直膀伸，推手至地，瞪目昂头，凝神一志，起而顿足，二十一次。左右伸肱，以七为志。

【预备式】

同韦驮献杵。

【动作】

1. 左脚打开稍宽于肩，两手仰掌在身前十指交叉相握，屈肘上抬到胸前，然后前臂内旋反掌上托，掌心朝天，两肘欲直，仰身，腰向后弯，上肢随之而往，目上视。

2. 由上势俯身抬头，推掌至地，昂首瞪目，膝直，足跟勿离地。然后前臂外旋，转掌心向上，从体前上抬，同时伸腰。如此反复 3~9 次。

3. 如第 1 步后，上体向左旋转，俯身抬头，双掌从身体左侧推掌至地，昂首瞪目，膝直，足跟勿离地。然后前臂外旋，转掌心向上，从体前上抬，同时伸腰。如此左右交替练习 3~9 次。

4. 收势，随呼吸徐徐收势。

【要领】

十指交叉相握，上举肘须直，身向前俯时动作宜缓慢抬头，昂首瞪目。掌须直推至地，以膝直、肘直为要领。

知识链接

古代练易筋经的要求

易筋经包括内功和外功两种锻炼方法，各有12势。

易筋经内功采用站式，以一定的姿势，借呼吸诱导，逐步加强筋脉和脏腑的功能。大多数采取静止性用力。呼吸以舒适自然为宜，不可屏气。古代相传的易筋经及锻炼法有12势，即韦驮献杵(有3势)、摘星换斗、三盘落地、出爪亮翅、倒拽九牛尾、九鬼拔马刀、青龙探爪、饿虎扑食、打躬势、工尾势等。易筋经外功注重外壮，《易筋经外经图说》指出："凡行外壮功夫，须于静处面向东立，静虑凝神，通身不必用力，只须使其气贯两手，若一用力则不能贯两手矣。每行一式，默数四十九字，接行下式，毋相间断。行第一式自觉心思法则俱熟，方行第二式。速者半月，迟者一月，各式俱熟，其力自能贯上头顶。此炼力炼气，运行易筋脉之法也。"

第五节　八　段　锦

八段锦属于古代导引法的一种，是我国民间广泛流传的一种健身术，"八段"是指由八种不同动作组成，"锦"是指动作如"锦缎"一样优美、华贵、大方、舒展。整套动作精美华贵，如丝锦般连绵不断，滑利流畅，有松有紧，动静相兼，活动肢体可以舒展筋骨、疏通经络，与呼吸相结合，则可行气活血、周流营卫、斡旋气机，经常练习可起到保健、防病治病的作用。现代研究证实，此功法能加强血液循环、改善神经体液调节功能，对腹腔脏器有柔和的按摩作用，对神经系统、心血管系统、消化系统、呼吸系统及运动器官有良好的调节作用，是一种较好的强身健体的功法。八段锦的体势有坐势和站势两种。坐势练法恬静，运动量小，适于起床前或睡觉前穿内衣锻炼。站势运动量大，适于各种年龄、各种身体状况的人锻炼。这里我们重点学习站式八段锦。

一、注意事项

（一）动作规范

八段锦动作舒展大方，力求按动作要领规范练习，也就是我们通常讲的姿势要正确规范，正如古语所说，"形不正则气不顺，气不顺则意不宁，意不宁则气散乱"，所以练习时应放松全身及四肢肌肉筋骨关节，规范动作要领，要得法，姿势优美，动作大方，用力轻，速度缓慢，顺其自然，每式动作的重复次数，应按体质强弱灵活掌握。一般宜渐次增多，不可突然超负荷锻炼。对于高血压、心脏病、肝硬化等病及重病恢复期患者，尤应注意。

（二）配合呼吸

精神放松，肢体运动配合深呼吸，顺腹式呼吸为主，要求细、慢、长、匀，一般来讲动作"起则吸，落则呼；开则吸，合则呼；松则吸，紧则呼"，注意动作快慢决定着呼吸，所以要求动作尽量缓慢，但不可过分刻意呼吸，顺其自然，练习时间长了，可随着动作进行自然呼吸。

（三）循序渐进、持之以恒

八段锦是一种传统功法，宜先练动作，按照动作要领进行规范练习，然后再通过动作配合呼吸练习，等呼吸自然之后再配合练习意念，八段锦不会立即出现效果，但贵在坚持，只有循序渐进、持之以恒，才能滴水穿石。

二、动作要领

两手托天理三焦

（一）两手托天理三焦（图 5-5-1）

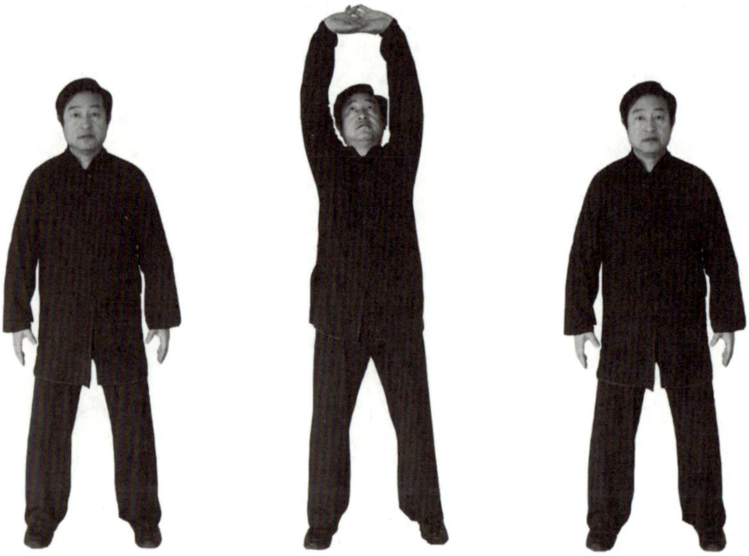

A　B　C

图 5-5-1　两手托天理三焦 A~C

重心移至右脚，左脚向左侧打开比肩稍宽，两掌五指分开在腹前交叉，掌心向上，两掌慢慢上提至胸前，内旋翻掌向上托起，掌心向上，举至头顶上方，同时两腿缓缓挺膝伸直，仰头，目视掌背。然后十指慢慢分开，两臂向体侧划弧下落，回到预备姿势，反复练习。此动作如同伸懒腰状，可加强四肢和躯干的伸展运动，可调理三焦，调节胸腹腔气血流动，有利于肺部扩张，使呼吸加深，消除身体疲劳。

左右开弓似射雕

（二）左右开弓似射雕（图 5-5-2）

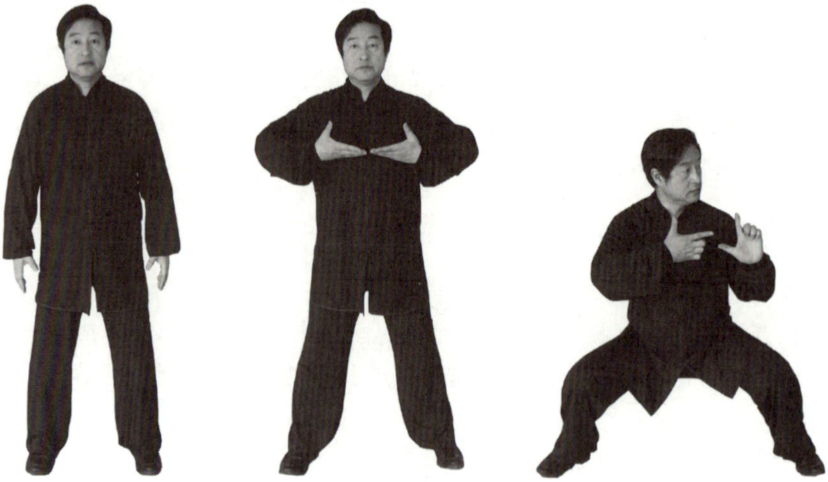

A　B　C

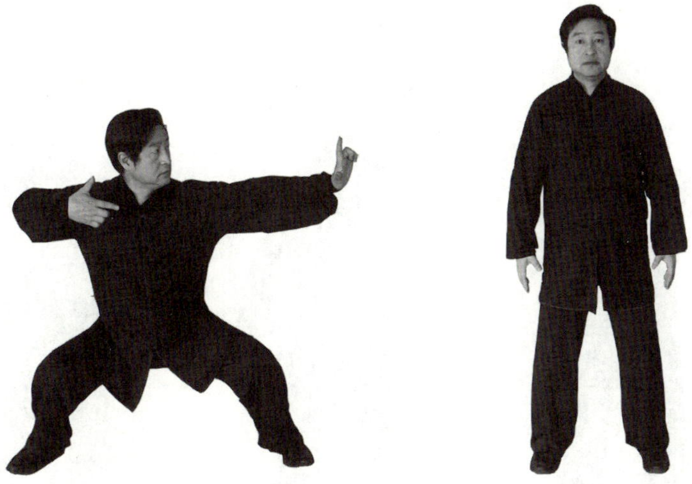

D　　　　E

图 5-5-2　左右开弓似射雕 A~E

左脚向左侧跨一大步，徐缓屈膝半蹲成马步；屈肘，两掌左外右内交叉于胸前，左手拇指、食指撑开呈八字，其余三指二、三指间关节屈曲成八字掌，左臂内旋，向左侧平推，立掌，掌心向左，同时右掌其余三指二、三指间关节屈指掌心向胸，向右拉肘与肩平，犹如开弓射箭之势，谓“左开弓”，目视左手方向。右手成掌向胸、向右、向下划弧，同时左手成掌向下回落，捧于腹前；左脚收回成预备势，目视前方。左右交替，做“右开弓”。本节动作可疏通手三阴三阳经，通过扩胸伸臂，增强胸肋部和肩臂部肌肉，加强气血循环，有助于纠正不正确姿势所造的病态现象。

（三）调理脾胃须单举（图 5-5-3）

调理脾胃须单举

开腿直立，与肩同宽，两掌抬至胸前，掌心向上，左臂内旋翻掌上托，过面部后，举至头顶左上方，肘微屈，掌心向上，指尖朝右；同时右臂内旋翻掌下按，至右髋外侧，肘微屈，掌心向下，指尖朝前，目视前方，谓“左举手”。然后两臂收回，两掌捧于腹前。左

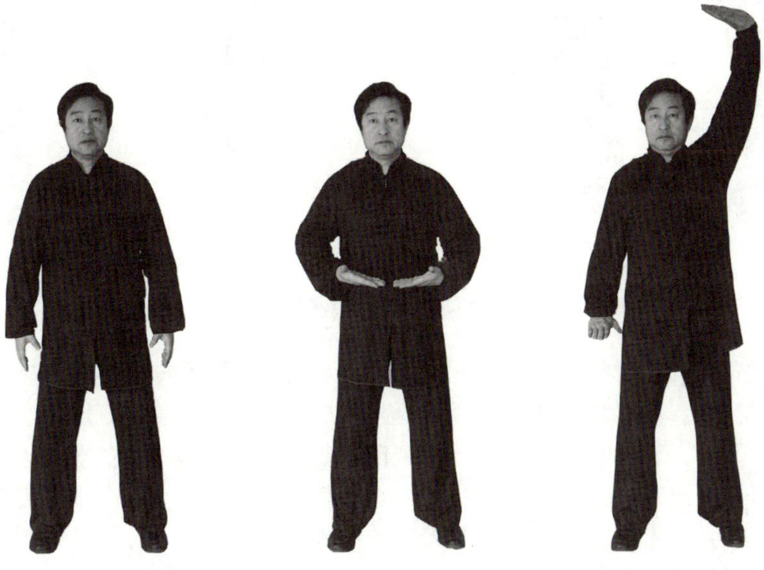

A　　　　B　　　　C

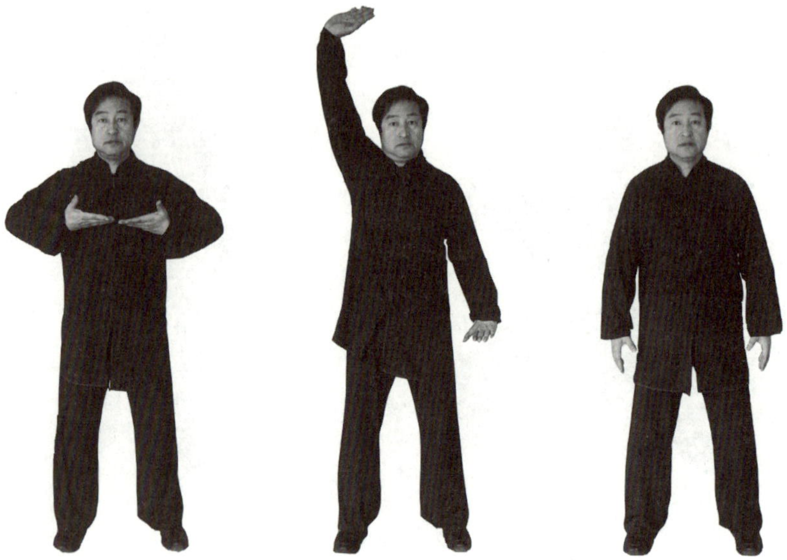

D E F

图 5-5-3 调理脾胃须单举 A~F

右交替，做“右举手”。本节动作一手上举，另一手下按，对称用力，使两侧内脏器官和肌肉进行牵引，调和脾胃两经的阴阳，特别是肝胆脾胃受到牵拉，可促进胃肠蠕动，帮助消化。

五劳七伤往后瞧

（四）五劳七伤往后瞧（图 5-5-4）

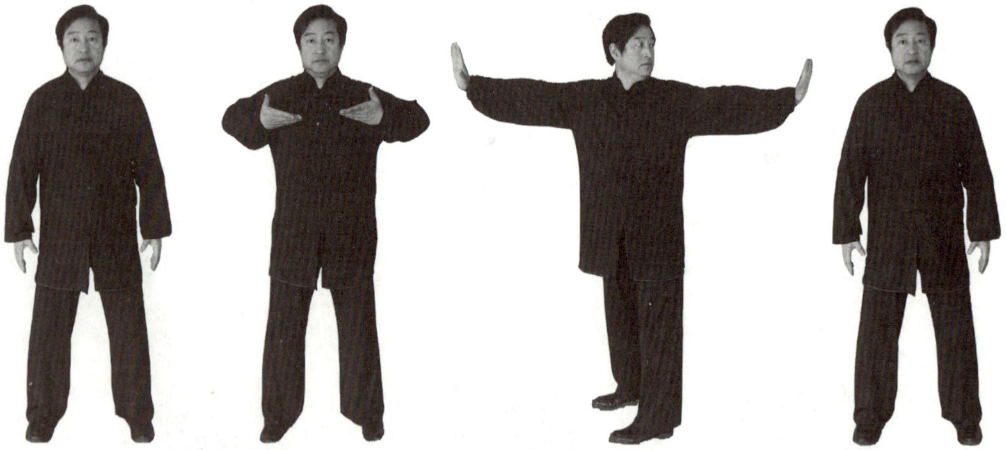

A B C D

图 5-5-4 五劳七伤往后瞧 A~D

开腿直立，与肩同宽，两臂屈肘上抬掌到胸前，然后身体向左旋转，左掌向正后方推出，眼跟左手走，视左掌指，同时右手向正前方推出，身体正直，双腿伸直，足跟着地，再双臂缓慢下落，复原回到预备姿势，目视前方。再做身体右转，右掌向正后方推出，左手向正前方推出，眼视后方右手掌指，左右交替练习。本节动作身体（腰部）带动头部旋转，可疏通带冲二脉及胆经，调节大脑和中枢神经系统功能，同时可调整、重新建立脊柱周围两侧的应力平衡，在中医理论中认为对五劳七伤有防治作用。

（五）摇头摆尾去心火（图 5-5-5）

摇头摆尾
去心火

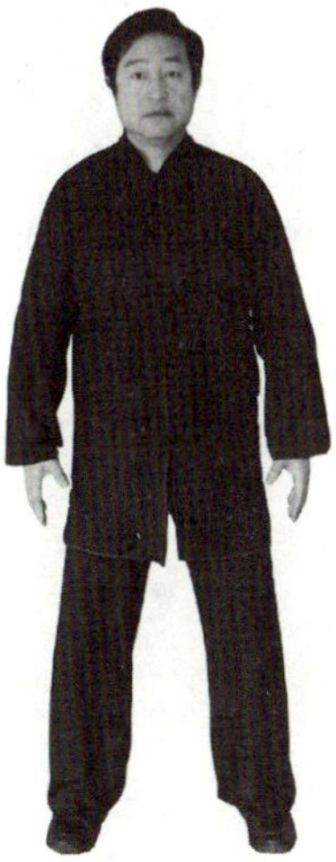
A

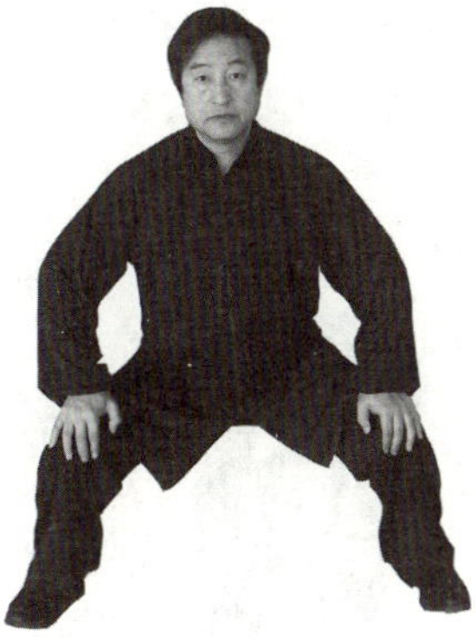
B

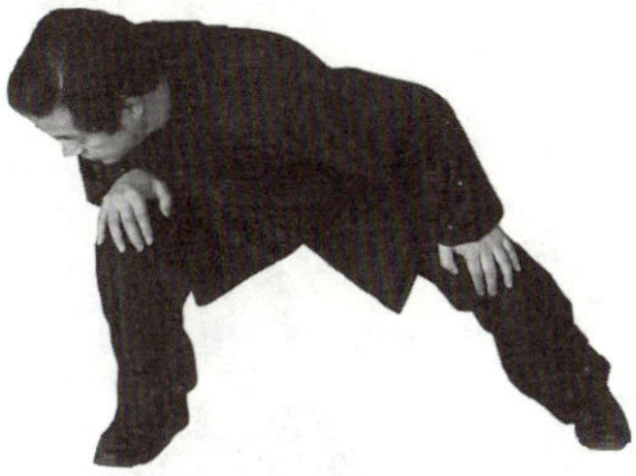
C

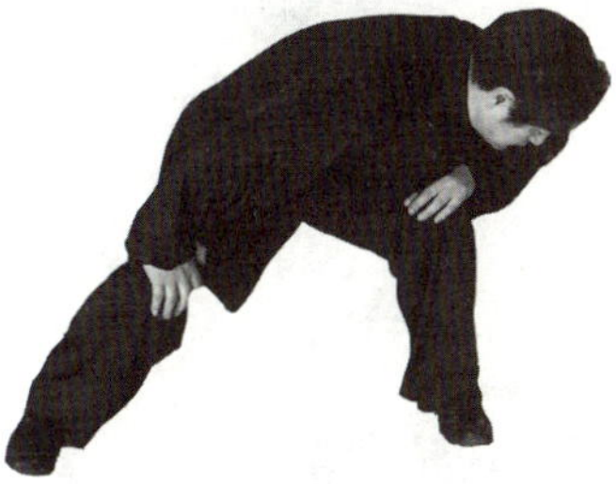
D

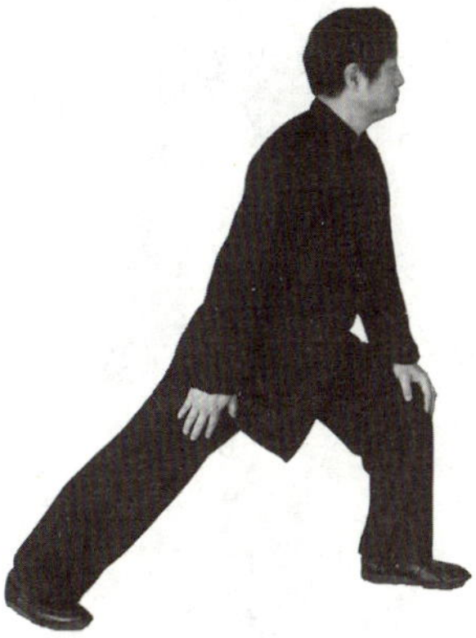
E

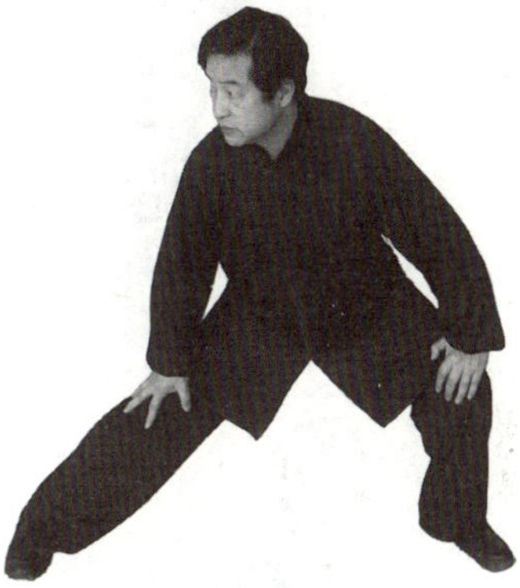
F

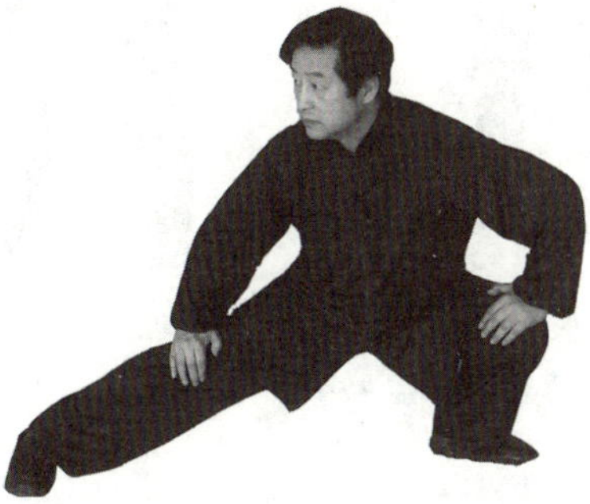
G

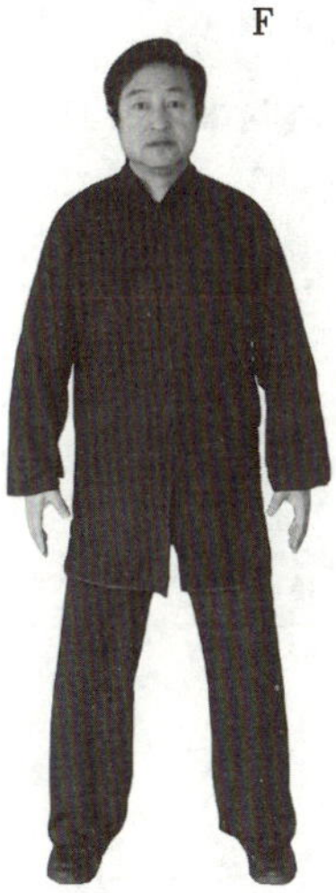
H

图 5-5-5　摇头摆尾去心火 A~H

开步直立，比肩膀略宽，两腿慢慢屈膝半蹲成马步；两掌指向内下落，两掌扶按于膝上，肘微屈，拇指侧向前。上身先向右前侧俯身，重心右移，目视右脚，弧形摆动，转重心左移，目视右脚。然后身体左转，起身成左弓步，再身体前俯，弧形向右摆动，转身向前，再横档步，身体右转面，眼视右前方，逐渐下蹲成仆步。眼视右侧。左右交替，做摇摆。本节动作可通手三阴经，是个全身性动作，对整个身体有良好的协调作用，通过摇头摆尾，旋转身体，可提高全身各器官系统功能，发汗祛除心火。

（六）两手攀足固肾腰（图 5-5-6）

两手攀足固肾腰

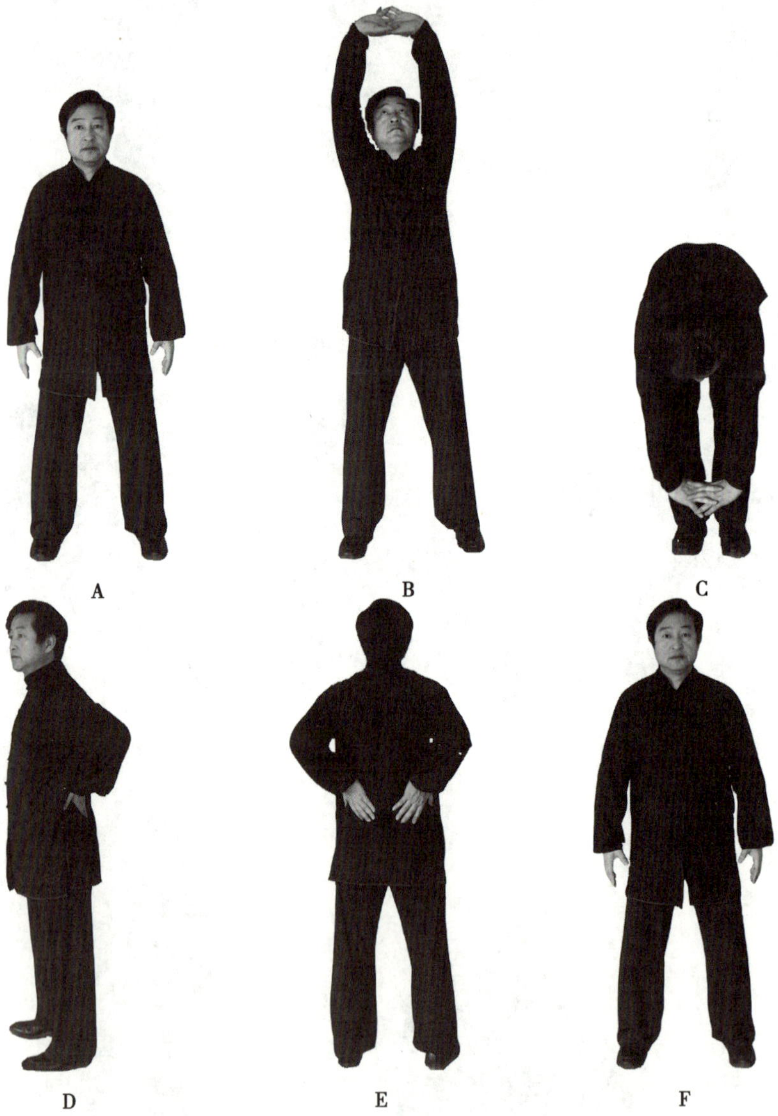

图 5-5-6　两手攀足固肾腰 A~F

开步直立，与肩同宽；两手体前交叉，上抬向上举至头顶，掌心向上，目视掌背，身体略微后仰。然后身体前俯，上身慢慢前屈弯腰，掌心向下，抬头，目视前方，当掌心向下时，尽量使掌接近地面，停留片刻，身体缓慢直腰，两手分开，随身体两侧上抬，屈肘，双手掌扶腰后肾区，再回到预备姿势。左右交替练习。注意，双腿伸直，不可屈膝。本节动作可通肾经、膀胱经，前俯后仰，可充分伸展腰背肌肉，同时两臂向下时，掌接触地面，对腰臀腿部肌肉韧带有一个牵拉伸缩的作用，有助于防治腰肌劳损、腰膝酸软、手足麻木等病症，又可增强全身机体功能。

（七）攒拳怒目增气力（图5-5-7）

攒拳怒目增气力

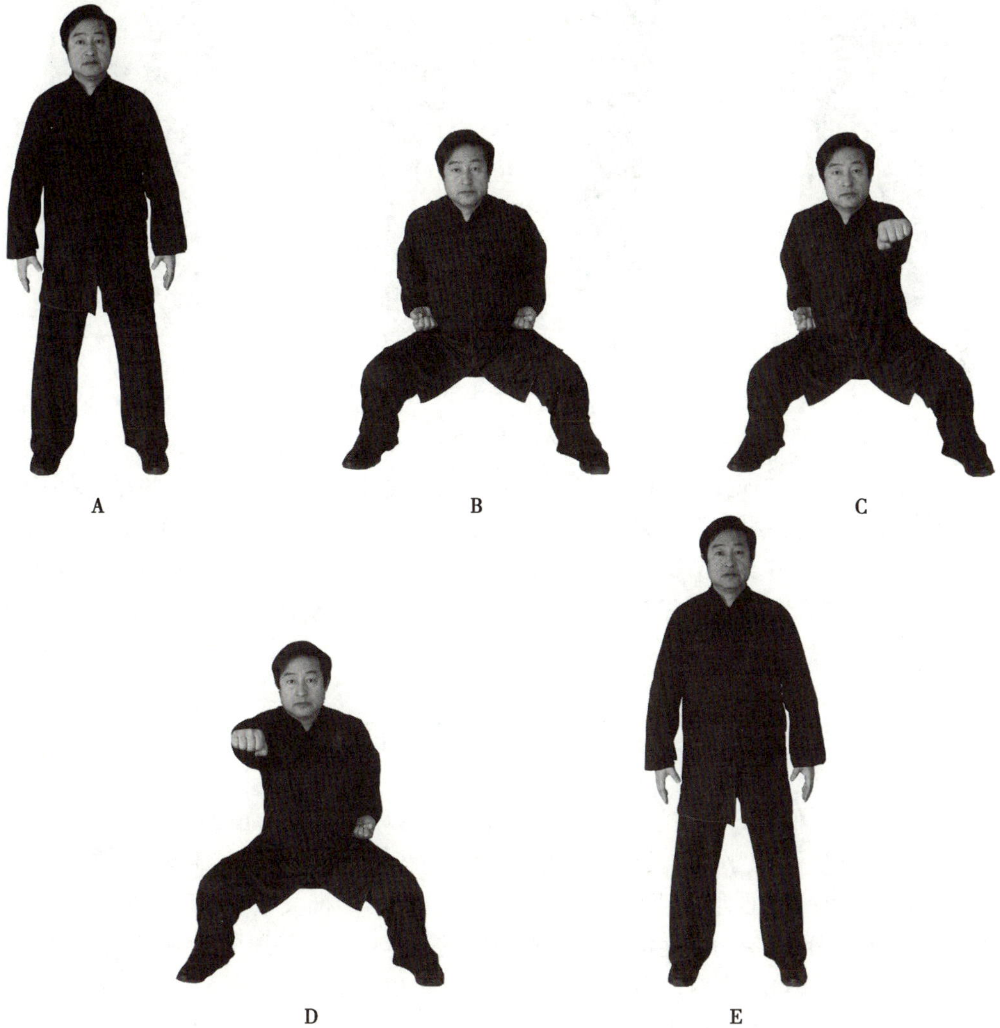

图5-5-7 攒拳怒目增气力A~E

左脚向左开步，两腿缓慢屈膝下蹲成马步；两拳握紧，抱于腰间两侧，拳心向上；目视前方，左拳向前缓慢用力击出时，左臂内旋，掌心朝下，与肩同高，瞪目怒视前方，再左拳放松原路收回到左腰间目视前方。左右交替做攒拳怒目。本节动作可疏通肝胆经脉，攒拳要紧，脚趾抓好地，全身用力，怒目瞪眼，思想集中，可使大脑皮质和自主神经兴奋，增加气血运行，同时还可使肌肉发达，体力增加。

背后七颠百病消

（八）背后七颠百病消（图 5-5-8）

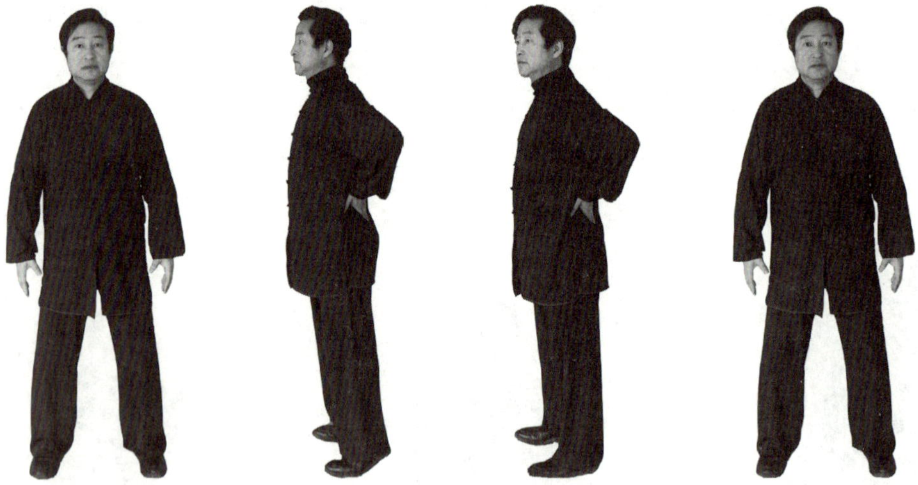

A　B　C　D

图 5-5-8　背后七颠百病消 A~D

两脚平开与肩同宽，屈肘两手掌顺大腿外侧自然上提，扶持腰后肾区，目视前方，两脚跟尽量上提，头用力上顶，然后两脚跟放松下落，以足跟着地，轻震地面，同时微屈髋屈膝，约 7 次一组。本节即是练功后的整理结束动作，同时通过足跟着地，对身体内脏有一个轻微震动，可接通任督二脉，贯通气血，有利内脏复位，脊柱后关节复位，坚持练习，可消除百病。

第六节　防治颈肩痛的医疗练功

颈肩痛是人们在日常生活中遇到的常见病症，以颈肩背部局限性疼痛为主。主要是因为在日常生活、工作中，长期处于低头伏案姿势，加之平时锻炼比较少，随着年龄增长，出现的以颈椎椎骨、肩胛骨、肱骨、锁骨及形成的颈椎关节、肩锁关节等损伤，还有其周围的肌肉、韧带的急性损伤或慢性劳损或退行性病变等原因引起，常见于落枕、颈部筋伤、颈椎病、肩关节周围炎等病症。医疗练功是对颈椎及肩关节在生理活动范围内、各个方向进行最大限度的放松活动，动作宜缓慢，幅度从小到大，同时配合呼吸和意念进行运动，以达到意、气、力三者的结合，对关节进行最大限度的放松运动，对周围的肌肉、韧带进行牵拉，以保证关节的正常生理活动范围，缓解或避免产生各种病症的一种养生锻炼方法。生活、临床中进行锻炼的方法有很多，根据患者的疾病种类、病情的程度、全身体质以及年龄、情况等可选择不同的练功方法，既可是单一的动作练习，也可是几个动作组合练习，这里我们选择医疗练功十八法中的几个动作进行练习，抛砖引玉。

知识链接

医疗练功的注意事项

颈肩痛的医疗练功练习时，头部运动宜缓慢，幅度由小到大，过快、过大容易导致头晕；肩关节活动范围由小到大，在生理许可的范围内尽可能大；练习次数由少到多，时间可逐渐延长，贵在坚持，滴水穿石，功到自然成。

颈项争力

第一式 颈项争力(图 5-6-1)

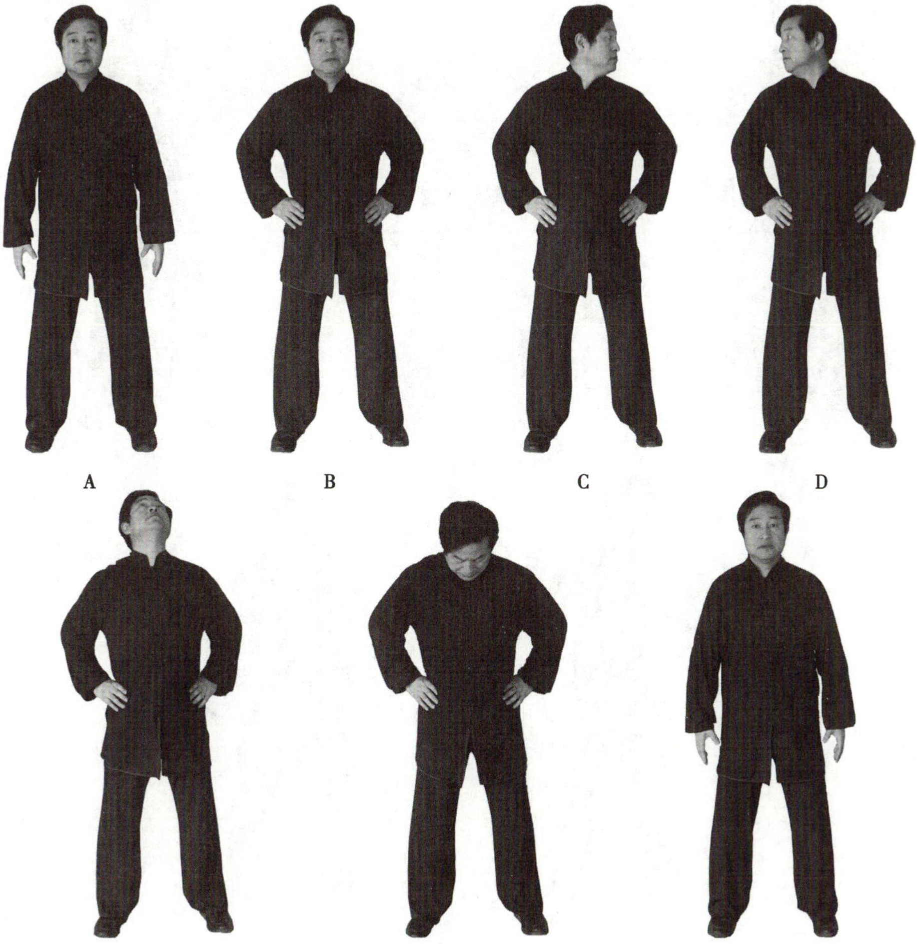

图 5-6-1 颈项争力 A~G

【动作】

1. 双腿平行站立，双手叉腰，眼视前方。

2. 头向左右旋转、左右侧偏和抬头望天、低头看地六个方位的运动，活动时，眼视活动方向。

【要领】

头在旋左、旋右、抬头、低头时，要尽可能加大动作幅度，动作缓慢，到位后停留片刻，使其活动力主要落在颈后部斜方肌、胸锁乳头肌等颈部肌肉上，一般的标准是左右旋转达 60°，前屈时下颏触及胸骨柄，后伸时约 45°。颈部肌肉要有酸胀感。本节动作，以头部运动为主，躯干相对固定不动。容易做错的动作是头旋左、旋右时，上体也跟着转动；抬头、低头时，挺腹或弯腰。

【作用及临床应用】

主要锻炼颈部周围的肌肉、韧带，放松颈椎关节，使其正常的平衡不受到破坏。用于急性扭伤（落枕）、慢性颈部软组织疾病（颈椎病等）。

第二势　左右开弓（图 5-6-2）

左右开弓

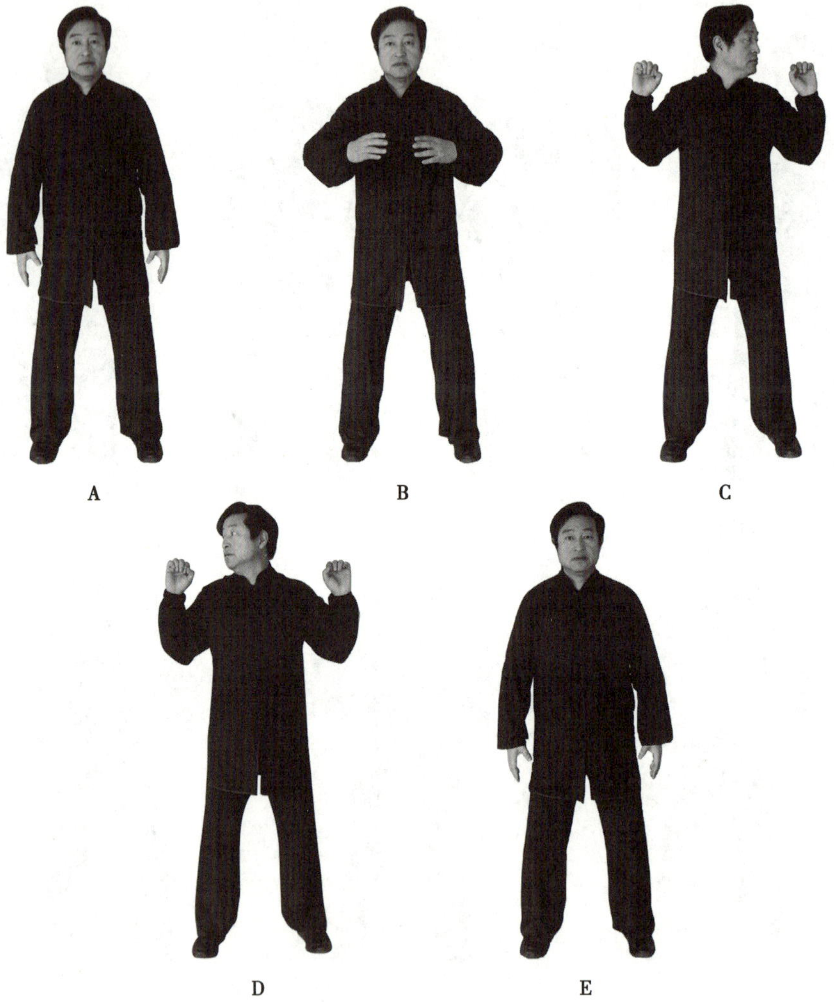

图 5-6-2　左右开弓 A~E

【动作】

1. 分腿平行站立与肩同宽，两手抬至胸前，双手掌相对成圆形。

2. 两手左右分开至体侧，同时双手握拳，头向左转，眼跟手走。

3. 动作要缓慢，双手握拳分开时，尽量扩胸，使背部肩胛骨靠拢，然后，还原成双手胸前球势。

【要领】

前臂与地面垂直，肩带用力后缩，背部两臂肩胛骨尽可能接近。容易做错的动作是在做肩带关节后缩动作时，两肘部向后顶或抬起过高以及两臂伸直。此外，肩带用力后缩时要防止挺腹。当挺胸眼视远处时，颈项、肩、背部肌肉有酸胀感，并可以放射至两臂肌群，同时胸部有舒畅感。

【作用及临床应用】

锻炼颈、肩、上背部的肌肉肩带关节的活动功能，特别是增强菱形肌的收缩作用。用于颈椎病、肩周炎、背部筋伤。

第三式　双手伸展(图 5-6-3)

双手伸展

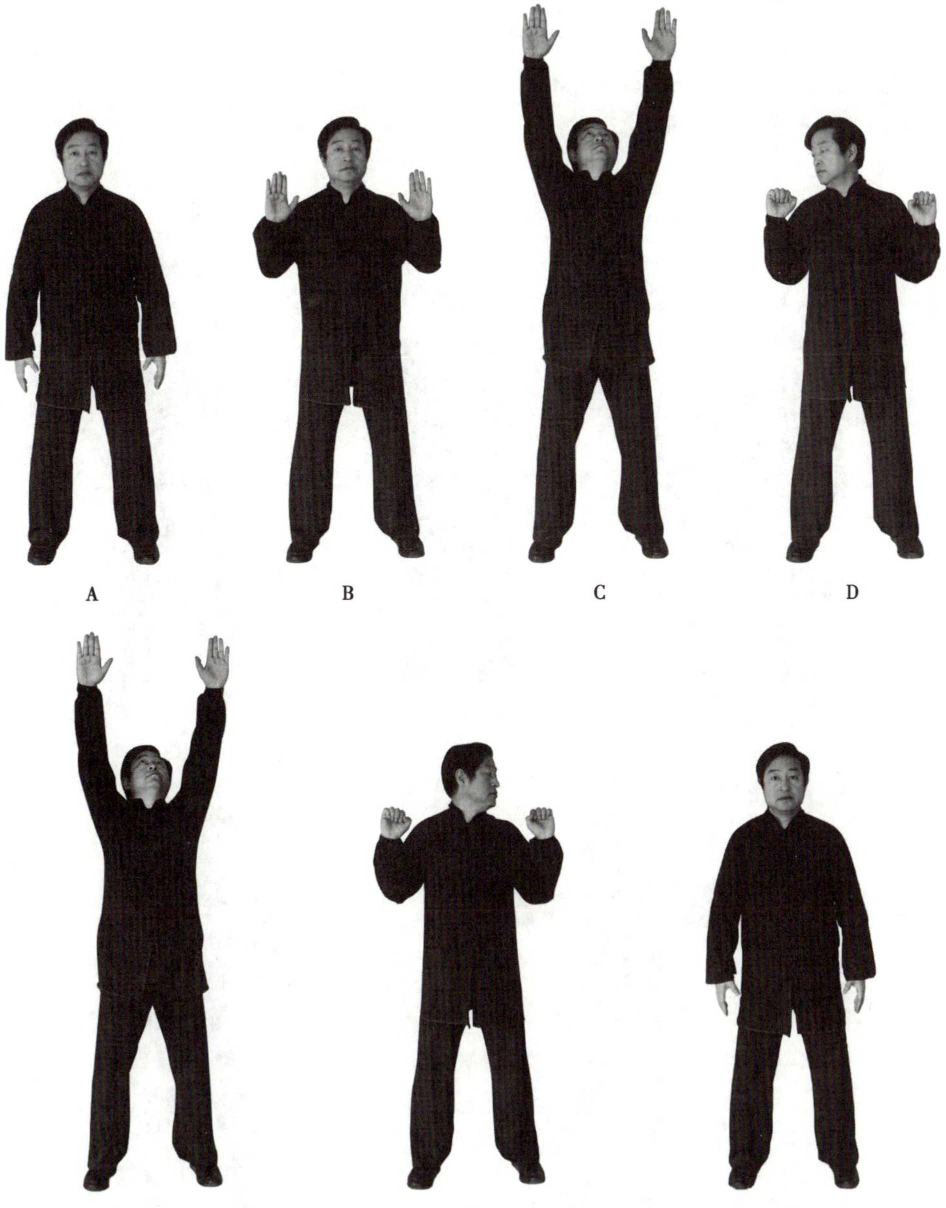

图 5-6-3　双手伸展 A~G

【动作】

1. 分腿直立与肩同宽，屈肘于体侧，手轻握拳，拳高于肩，拳心向前。

2. 两拳松开成掌，掌心朝前，掌指向上，同时两手臂上举，抬头，眼视一侧手指。

3. 然后，还原成立正姿势，如此反复做。

【要领】

两臂垂直向上，伸展到最高点，同时，收腹，脚跟不能提起。两臂上举时，眼睛轮换视左右手，放下时，身体要随之放松。当抬头眼望手指时，颈肩部有酸胀感，收腹挺胸时，腰部亦有酸胀感。容易做错的动作是挺腹，两臂上伸时与地面不垂直或躯干前倾、侧弯等。

【作用及临床应用】

主要是锻炼肩背部的肌肉，如冈上肌等。主要用于颈、肩、背及腰部酸痛，肩关节功能障碍，如上臂提举不便等。

开阔胸怀

第四式　开阔胸怀(图 5-6-4)

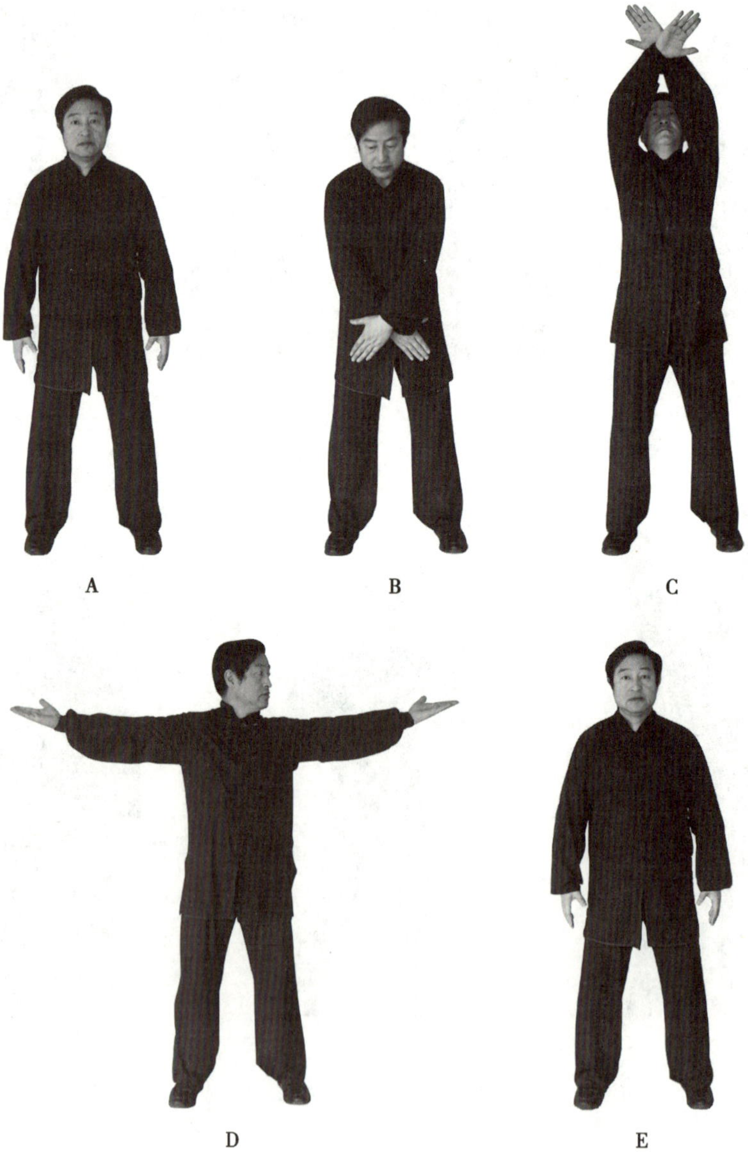

图 5-6-4　开阔胸怀 A~E

【动作】

1. 分腿平开直立与肩同宽，两手交叉于腹前，手背向前。

2. 双臂从体前向上举至头顶，然后经体侧划弧下落，掌心向上与肩平。

3. 再前臂内旋，翻掌朝下，缓缓下落，双手在体前交叉，眼睛始终看着一侧手指，随着手臂活动，同时眼带头颈部运动。

【要领】

两臂向上及外展时，要充分动用内劲，才能使肩关节活动达到预期的效果，此外，要注意不能屈臂、挺腹，眼要先看手背，两臂分开后，眼始终看着手心，直至还原成立正姿势为止。两臂上举时，颈、肩、腰有酸胀感。

【作用及临床应用】

主要锻炼颈、肩部大小圆肌、肩胛下肌、喙肱肌等的肌肉韧带，用于肩周炎及颈、肩、腰部的筋伤等。

展翅飞翔

第五式　展翅飞翔(图 5-6-5)

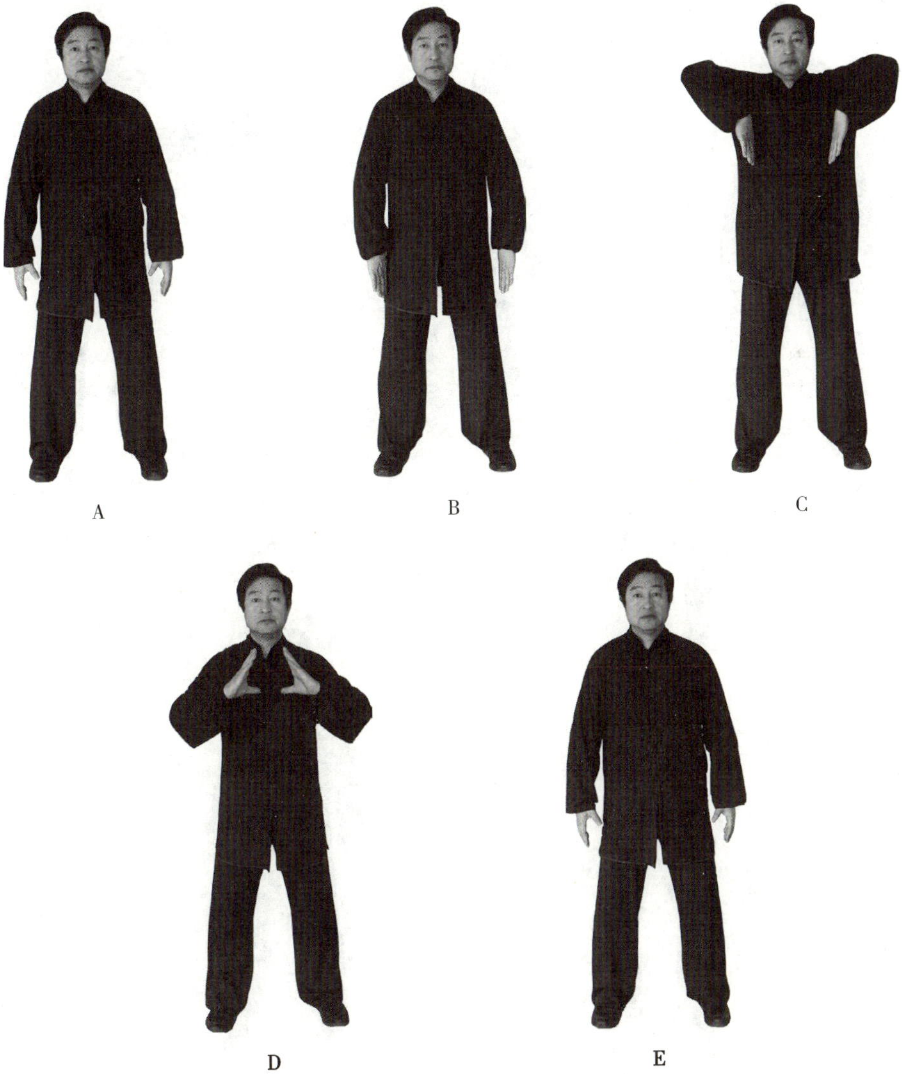

图 5-6-5　展翅飞翔 A~E

【动作】

1. 腿分开直立，与肩同宽，两臂屈肘经体侧成“展翅”样，肘高于肩，手下垂，手背相对，眼看肘，随之向前。

2. 两臂下落时，两手在胸前成立掌，掌心相对。

3. 两臂徐徐下按，还原成预备姿势。

【要领】

展翅时，以肘走前，上臂尽量内旋，双手下垂，这时两肘在体侧要高于两肩平于眉梢，最后上臂外旋内收，两手由屈腕转为伸腕立掌，在体前下按，还原成立正姿势。另外还需注意眼先视肘部，两手下放时，目视前方，其次，动作时还要防止耸肩，或两上臂后伸上提时两手贴腰背部。肩部有酸胀感，两肋也有酸胀感。

【作用及临床应用】

主要是针对肩关节的环转活动而设计，它是从推拿中的摇法演变而来，变被动活动为主动活动的锻炼动作。适用于肩关节僵硬及上肢活动功能障碍，如肩周炎等。

铁臂单提

第六式 铁臂单提（图 5-6-6）

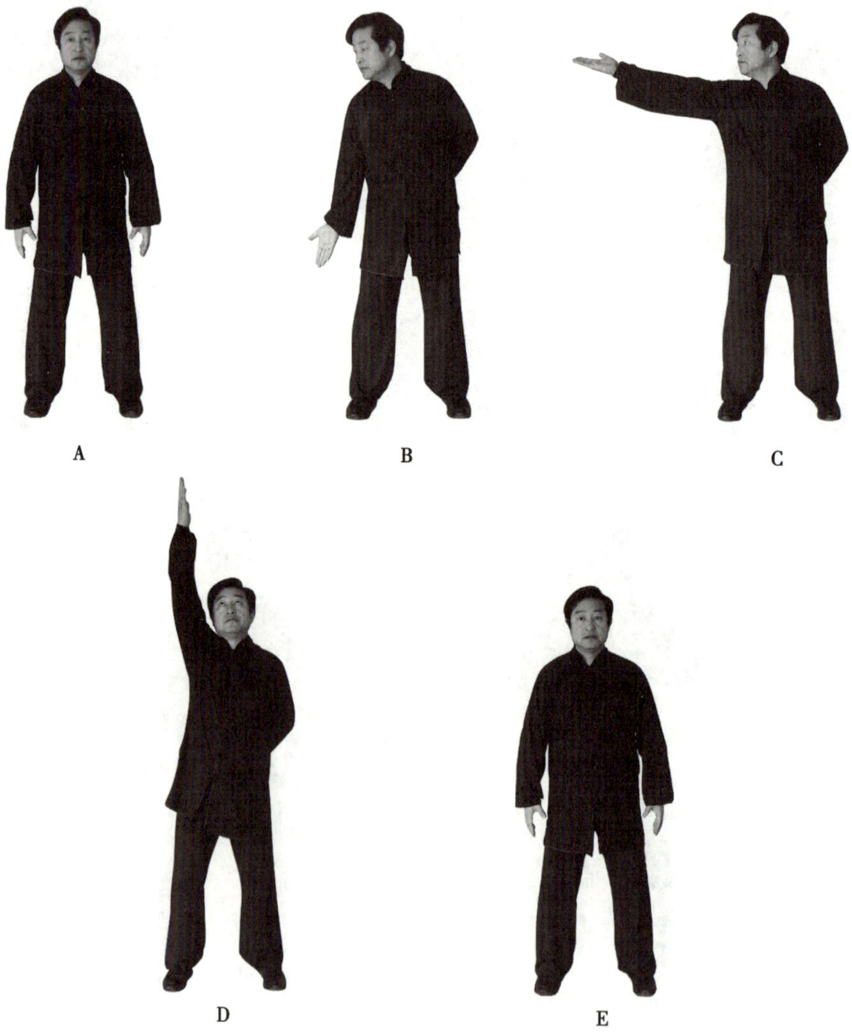

图 5-6-6 铁臂单提 A~E

【动作】

1. 分腿直立，与肩同宽，右手前臂外旋，掌心向右，右臂经体侧外展上举到头顶后，再前臂内旋，掌心向右，眼视手背，同时左臂后伸、内收屈肘手背紧贴腰骶部。

2. 右臂经体侧下落，眼看手背，后伸、内收，屈肘，手背紧贴腰部面。

3. 然后换成左手做，动作与右侧相同。

【要领】

手臂上举时尽可能举到顶点，后屈臂的手背要放在腰骶部，并逐渐上移至胸椎部肩胛骨之间，眼要始终看着上举的手。当手臂上举时，同侧颈、肩部有酸胀感，并觉胸部舒畅。容易做错的动作是手臂上举不直，上体侧弯或旋转。

【作用及临床应用】

主要锻炼肩胛下肌，大小圆肌、背阔肌等肌力，加强上臂的旋后功能。适用于肩关节僵硬、活动不便，颈、肩、腰痛及胃脘胀满。

第七节 防治腰背痛的医疗练功

腰背痛是生活和临床上遇到的常见病症，表现为腰背部局限性酸胀、疼痛，有的伴有活动不便。主要是因为在日常生活、工作中，长期处于坐姿，或坐的姿势不良，或长期弯腰工作等，加之平时锻炼比较少，或腰背部肌肉、韧带曾经受到过某种急性损伤或慢性劳损，或随着年龄增长胸腰椎椎骨的退行性改变等为主要原因引起，常见于腰背部肌肉筋伤、胸椎后关节功能紊乱、腰部肌肉急慢性损伤、腰椎综合征等病症。腰背痛医疗练功是对其胸腰椎椎骨及背腰部椎关节在生理活动范围内各个方向进行最大限度的放松活动，动作宜缓慢，幅度从小到大，同时配合呼吸和意念，以达到意、气、力三者的结合，对关节进行最大限度的放松运动和周围的肌肉、韧带进行牵拉，以保证关节的正常生理活动范围，缓解或避免产生各种病症的一种养生锻炼方法。生活中、临床中进行锻炼的方法有很多，可根据患者的疾病种类、病情、体质以及年龄等情况选择不同的练功方法，既可以是单一的动作练习，也可以几个动作组合练习，这里我们根据选择医疗练功十八法中的几个动作进行练习。

双手托天

第一式 双手托天(图 5-7-1)

【动作】

1. 分腿直立，与肩同宽，手交叉于上腹，掌心向上。两臂上提至颔部，反掌上托，抬头挺胸，掌心向上。

2. 两臂带动上体向左侧屈一次，然后，再屈一次。

3. 两臂经体侧下落还原成预备姿势，再做另一侧。

【要领】

双手垂直上托时，腰肌要放松，以便符合松紧相结合的原则，上体面向前方，腰侧屈到最大的限度，肩关节和髋关节固定，不要转体，两腿直立。颈和腰部产生酸胀感，并放射至肩、臂、手指。容易做错的动作是两臂不直，屈膝，肩关节与上肢成角或转体等。

【作用及临床应用】

主要是锻炼腰部两侧的肌肉和骶棘肌、腰方肌、背阔肌等，使脊柱得到拔伸、侧屈，起到正骨理筋的效果。适用于颈、腰僵硬，肩、肘关节及脊柱活动不便，脊柱侧弯等。

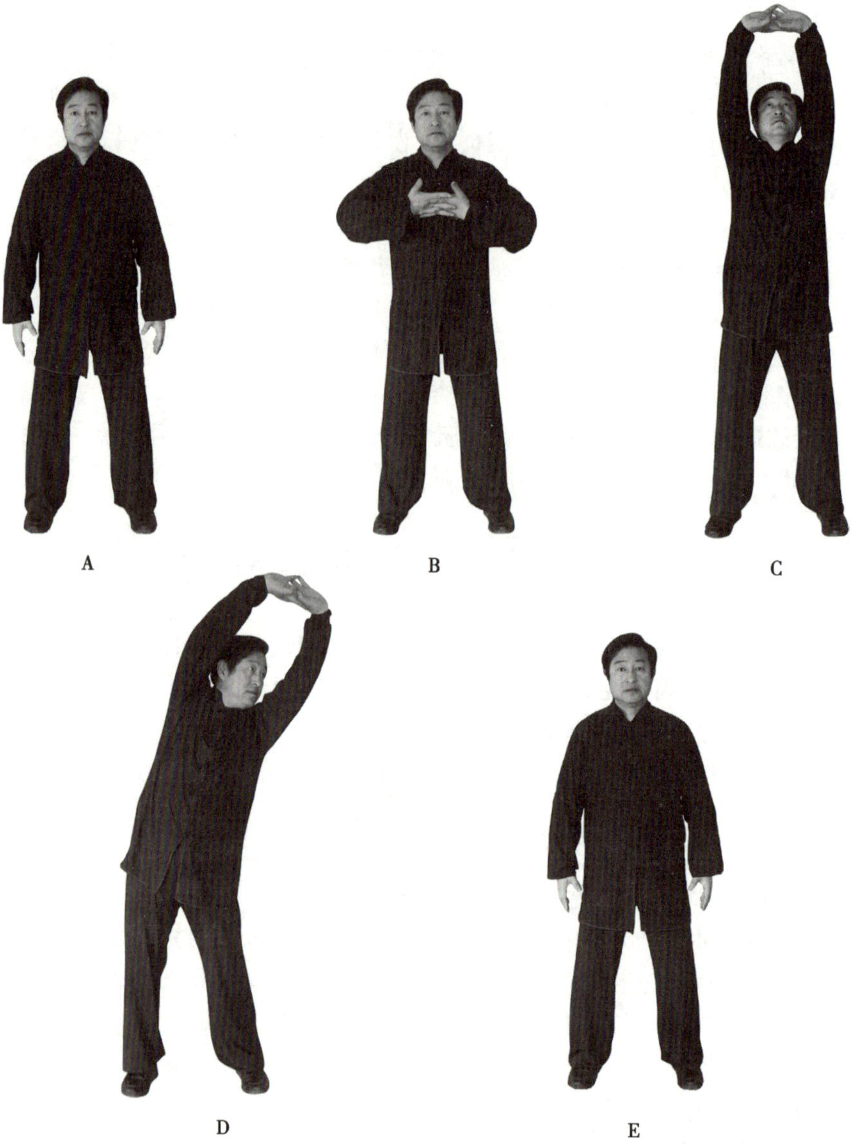

图 5-7-1　双手托天 A~E

转腰推掌

第二式　转腰推掌(图 5-7-2)

【动作】

1. 双腿平行站立与肩同宽,双手握拳抱于腰间。

2. 右手由拳变掌,从腰间向前推出,掌心朝前,同时,上身左转,左肘向左侧方顶与右臂成直线,眼视左后方。

3. 然后换左手做,方法与右手相同,再缓慢双手,从腰间放下到两侧。

【要领】

上体正直,不能前倾后仰,转腰同时一臂向侧推掌,另一臂屈肘尽量向侧顶,使腰部旋转达到最大幅度,这时两臂成一直线,两腿要伸直,转腰时,眼向后看。当推掌转体时,腰、肩、颈、背有酸胀感。容易做错的动作是上体不直,向前倾斜,重心左右移动,或两臂不成直线。

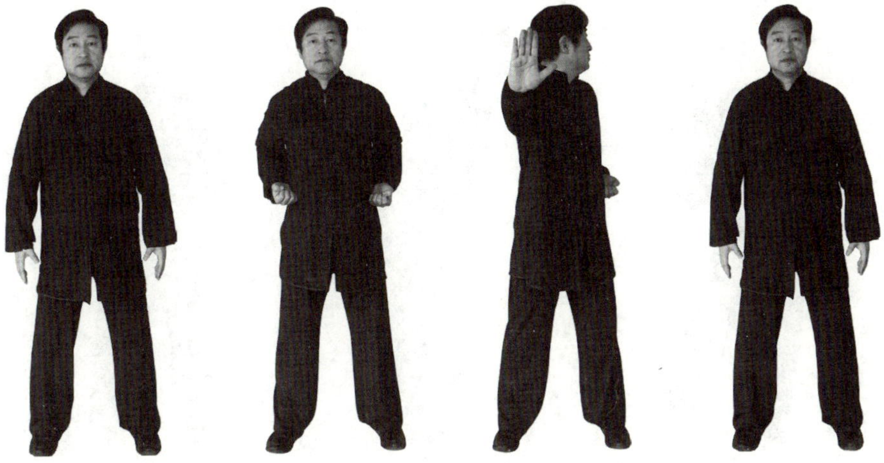

A　　B　　C　　D

图 5-7-2　转腰推掌 A~D

【作用及临床应用】

主要是锻炼腰椎两侧的肌肉如多裂肌等，以及腰椎旋转能力，有助于增强腰肌，提高腰椎稳定性，以及矫正腰椎侧弯。用于颈、腰痛伴有手臂麻木、肌肉萎缩等。

叉腰旋转

第三式　叉腰旋转（图 5-7-3）

【动作】

1. 双腿平行站立与肩同宽，两手叉腰。
2. 两手依次用力推动骨盆，向左、前、右、后、左，做顺时针方向环绕运动。
3. 然后，换一方向，做逆时针方向环绕运动。

【要领】

腰部过伸转动的幅度要尽可能大，骨盆与腰椎转动时，头部及上身的活动幅度尽可能小，要做到腰椎活动连贯协调，不能断断续续，并注意两腿伸直，不能屈膝、或做成“摇头摆尾”的姿态。肩、腰部肌肉均应放松，要有张有弛，以达到松紧结合。

【作用及临床应用】

主要是滑利 4、5 腰椎关节，特别是使腰椎过伸，增强骶棘肌肌力，有利于保持或矫正腰椎生理弧度。用于腰部急性扭伤及慢性腰痛。

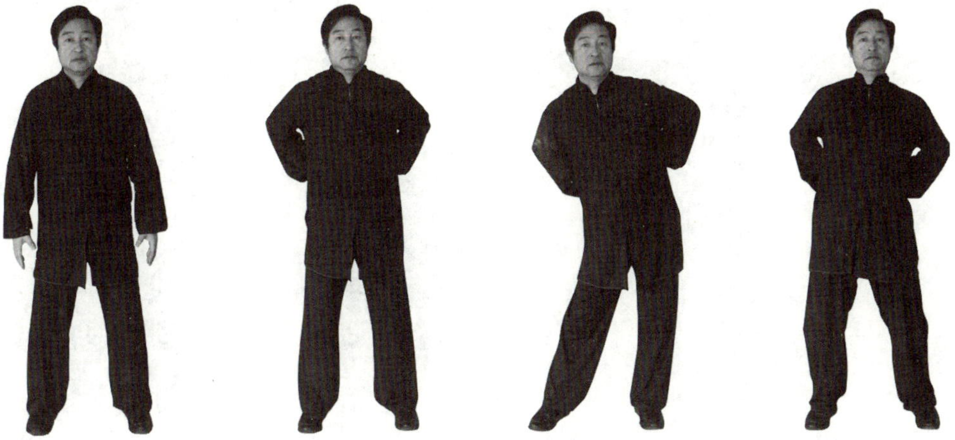

A　　B　　C　　D

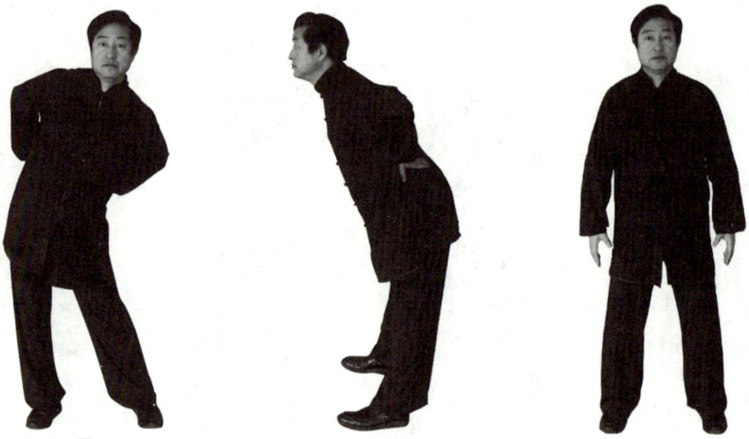

E F G

图 5-7-3 叉腰旋转 A~G

展臂弯腰

第四式 展臂弯腰(图 5-7-4)

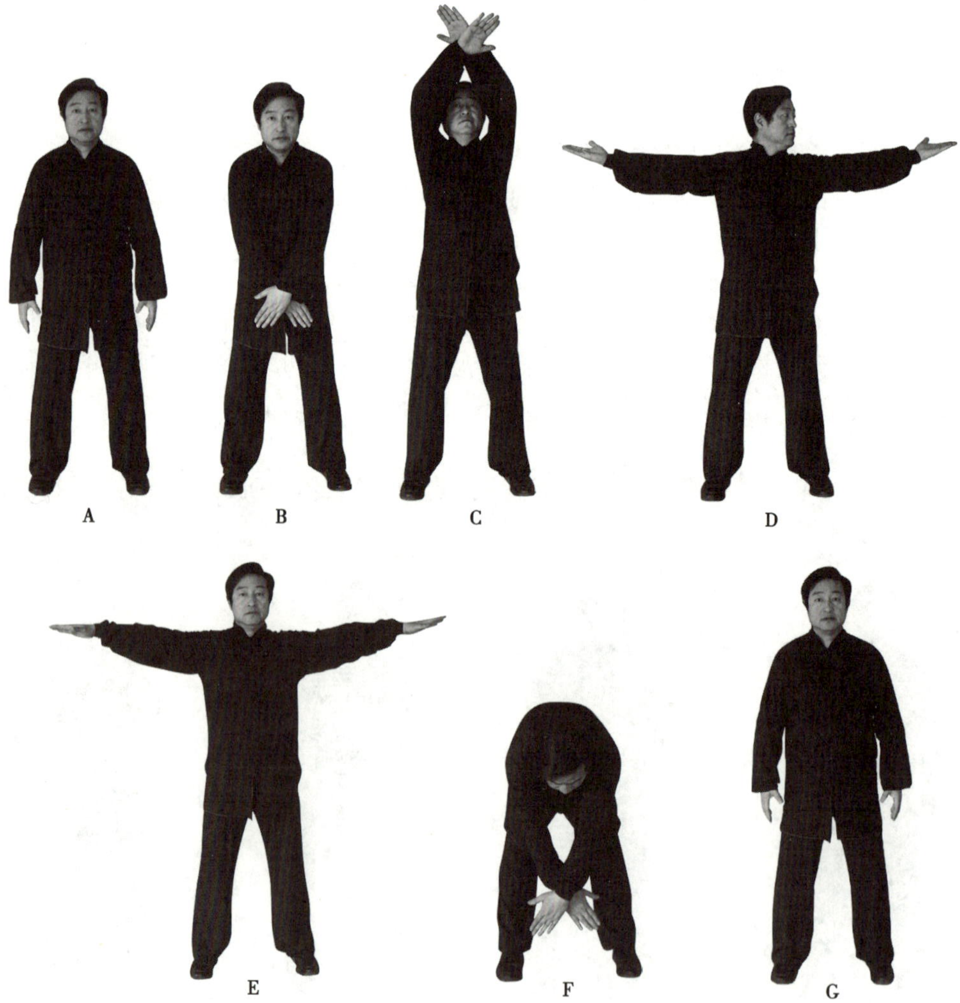

A B C D

E F G

图 5-7-4 展臂弯腰 A~G

【动作】

1. 分腿平行站立与肩同宽，两手于腹前交叉。两臂向前上举至头顶，抬头挺胸收腹。

2. 两臂经体侧下落至平举，转掌心向下，两手翻掌同时上体挺腰前屈。

3. 两臂体交叉，然后站立起身。

【要领】

其关键在于弯腰时要保持两侧及肩部平行和放松，并与上体同时前弯及注意抬头，手臂缓慢放下、交叉，再由两臂上提至耳侧，然后，与上体同时向上挺直，还需两腿伸直，一体前屈，两臂体前交叉时，两侧手指尽可能触及地面。两臂上举眼视手背时，有酸胀感，双手触地时，两腿后侧有酸胀感。容易做错的是上臂紧张、低头，手臂上举时不与上体平行。

【作用及临床应用】

主要锻炼腰背部棘上与棘间韧带、后纵韧带、骶棘肌、背阔肌以及腰椎关节活动功能。适用于颈、背、腰部筋伤的酸胀疼痛。

第五式　弓步插掌（图 5-7-5）

弓步插掌

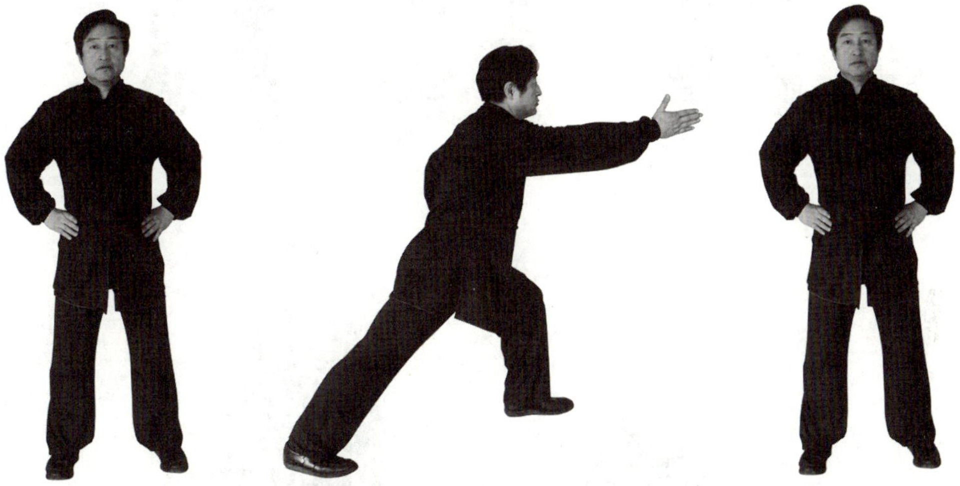
A　B　C

图 5-7-5　弓步插掌 A~C

【动作】

1. 左脚向左跨出一大步，叉腰，然后身体左转成左弓箭步，双手握拳抱于腰部。

2. 右拳变掌从腰间向前插掌，大拇指朝上，其他手指朝前。

3. 然后，身体右转成右弓箭步插左掌，方法与右手相同。

【要领】

两腿开步要大，弓步要稳，上体保持正直，插掌手臂的大拇指尖高度要与头顶相平，后要挺直，踝关节不能转动，同时另一手臂屈肘向后顶，然后两臂在相反方向使用内劲，在腰部即能做出旋转力矩来，加强腰部肌肉的得气感，即要求做到三直，即腰直、腿直、臂直。容易做错的动作是弓步小，上体前倾，插掌臂过高或过低，后腿屈曲及踝关节内旋等。

【作用及临床应用】

本法是从推拿手法中的扳法演变出来的，主要锻炼腰、臀、腿部的肌肉韧带及脊椎旋转功能，有利于矫正脊椎小关节紊乱、滑膜嵌顿等。主要用于颈、肩背及腰的脊椎小关节紊乱。

双手攀足

第六式　双手攀足（图5-7-6）

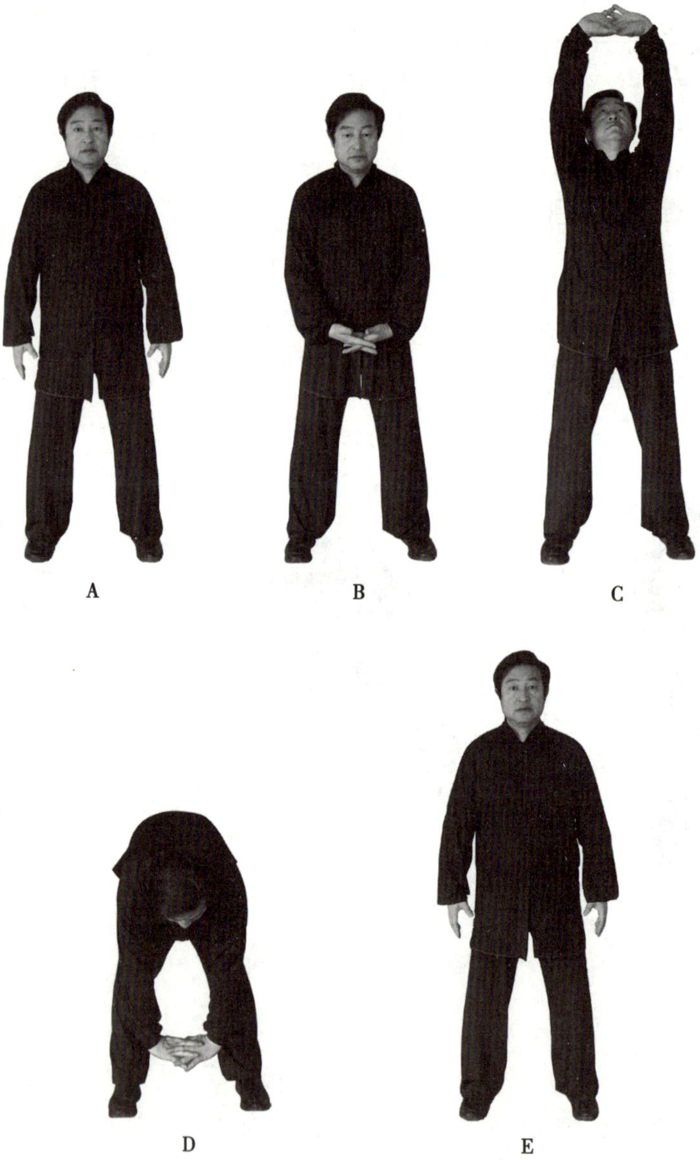

图5-7-6　双手攀足A~E

【动作】

1. 立正，双手手指交叉于上腹前，掌心向上，两手经脸前翻掌上托至头顶，眼视手背。

2. 上体弯腰前屈，掌心朝下按住足背。

3. 然后，翻掌心朝上，起身使身体正直。

【要领】

要求上体前屈，同时抬头，两臂紧靠耳旁，徐徐攀足，然后稍一停顿，再还原成立正姿势，并须注意两腿要伸直，两掌要尽可能触及足背，动作连贯协调。两臂上举时，颈、腰部有酸胀感受，当弯腰手掌触脚背时，腰、腿部有酸胀感。容易做错的动作是先双手下攀，然后上体前屈，两个动作不在同时进行或屈膝低头。

【作用及临床应用】

主要是牵伸腰椎部棘间韧带、棘上韧带、后纵韧带及锻炼骶棘肌、背阔肌、腰大肌以及腿部的肌肉等。适用于腰、腿软组织劳损，转腰不便，脊椎侧突，腿部酸痛麻木及屈伸不便等。

第八节　防治臀腿痛的医疗练功

臀腿痛是生活和临床上遇到的常见病症，表现为腰、臀、腿或膝关节局限性酸胀疼痛，久站、久坐、久卧或因变天受寒后症状加重，有的伴有臀腿、下肢放射性麻木或关节活动不便，或下肢怕冷等症状。主要是因为在日常生活、工作中，长期处于坐姿，或坐的姿势不良，或长期弯腰工作等，加之平时锻炼较少，或腰背部肌肉、韧带曾经受到过某种急性损伤或慢性劳损，或随着年龄增长腰椎及下肢关节的退行性改变等为主要原因引起，常见于腰椎综合征、梨状肌综合征、腰骶筋膜损伤、膝关节退行性病变、风湿性膝关节炎等病症。臀腿痛医疗练功是对其腰、髋、膝、踝关节在生理活动范围内各个方向进行最大限度的放松活动，动作宜缓慢，幅度由小到大，对关节进行最大限度的放松运动和周围的肌肉、韧带进行牵拉，以保证关节的正常生理活动范围，缓解或避免产生各种病症的一种养生锻炼方法。生活中、临床中进行锻炼的方法有很多，可根据患者的疾病种类、病情、体质以及年龄等情况选择不同的练功方法，既可以是单一的动作练习，也可以几个动作组合练习，这里我们根据选择医疗练功十八法中的几个动作进行练习。

左右转膝

第一式　左右转膝（图 5-8-1）

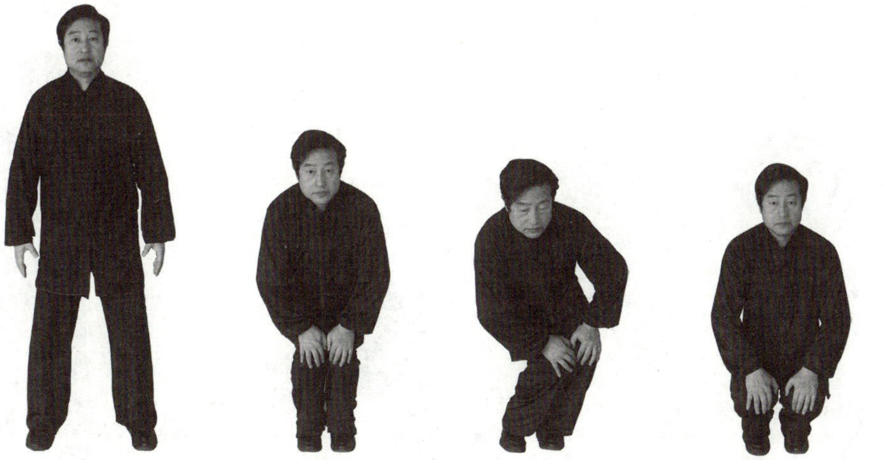

A　　B　　C　　D

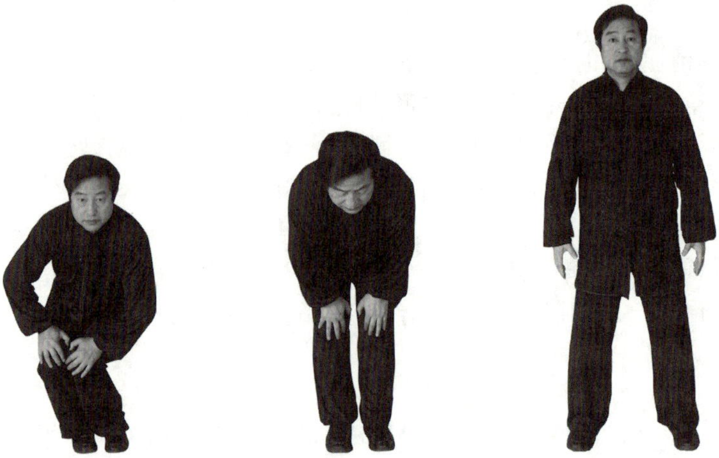

E　　F　　G

图 5-8-1　左右转膝 A～G

【动作】

1. 上体前屈，屈髋屈膝，两手手指相对扶膝，目视前下方。
2. 双手推动膝关节作左、前、右、后、左的顺时针方向环绕运动。
3. 然后，再逆时针方向环绕运动。
4. 也可双脚与肩同宽，双膝同时向内或向外进行运动。

【要领】

转膝时宜缓慢连贯有劲地进行，环转幅度由小增大，在生理许可范围内，尽可能活动范围要大。在转膝时，膝、踝关节内要有酸胀、疲劳感或听到关节松动弹响声音，在进行左右转膝时动作缓慢，控制身体平衡。

【作用及临床应用】

主要是锻炼髋、膝、踝三大关节，尤其是膝关节的活动功能，并能加强股四头肌及小腿部肌肉力量。有利于增进膝关节内外韧带的柔韧性，提高膝关节的稳定作用。适用于膝、踝关节酸痛无力，膝关节内外侧副韧带损伤等。

仆步转体

第二式　仆步转体（图 5-8-2）

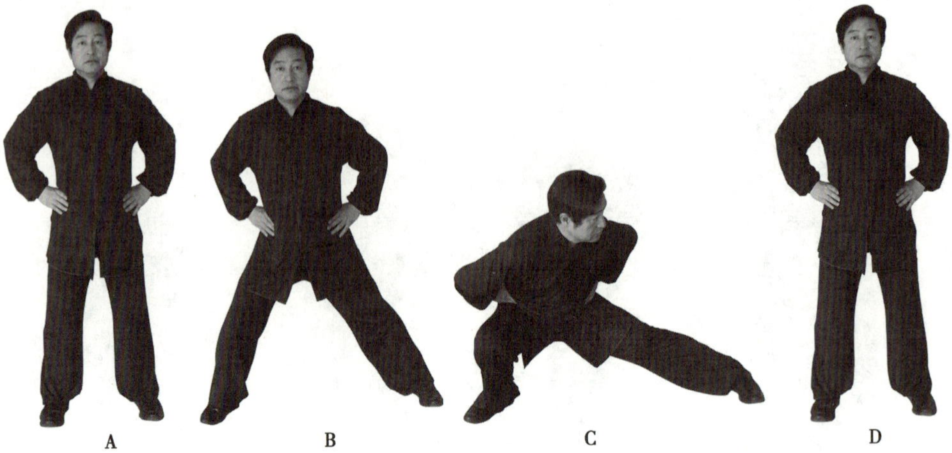

A　　B　　C　　D

图 5-8-2　仆步转体 A～D

【动作】

1. 右脚向右跨出一大步，双手叉腰，掌心向下，拇指向后。

2. 然后，右腿弯曲，左腿成仆步，同时上体向左旋转 45°成左仆步。

3. 然后，起身回到预备姿势，再左脚向左跨出一大步，换边进行右仆步转体练习。

【要领】

动作要求右脚开步要大，膝盖与足尖垂直，上体转体后尽可能左仆步腿靠拢压腿，大腿的内收肌群有酸胀感。如果两足开步小，则不能下蹲到位，如果右足跟离地，则身体不稳。

【作用及临床应用】

主要锻炼内收肌和股四头肌肌力，加强下肢的外展内收功能，提高髋关节的稳定性。适用于腰、臀、腿痛，髋、膝、踝关节活动不利，内收肌劳损，下肢肌肉萎缩引起的行动不便，如梨状肌综合征、中风偏瘫等。

第三式　俯蹲伸腿(图 5-8-3)

俯蹲伸腿

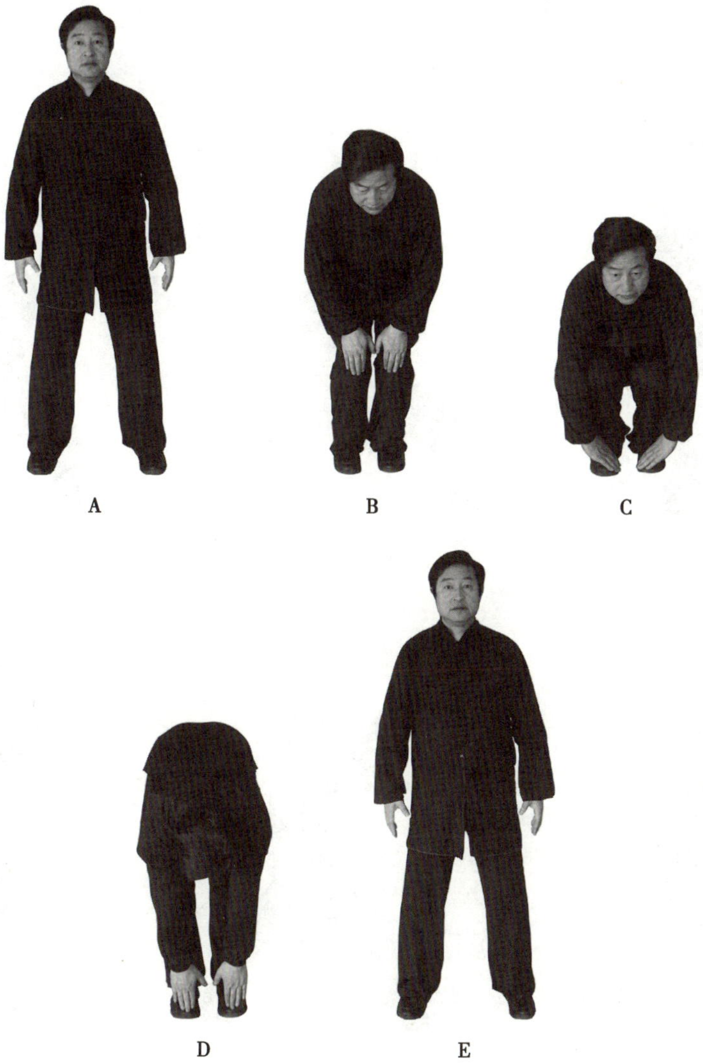

图 5-8-3　俯蹲伸腿 A~E

【动作】

1. 立正或双脚分开与肩同宽，上体前屈，两手扶膝腿伸直，然后屈膝全蹲，足跟不离地面，两手扶膝，指尖相对。

2. 然后，两手掌贴脚背，再伸直两腿。

3. 再起身使身体正直，两手放于体侧。

【要领】

两腿并拢或分开与肩同宽，下蹲时臀腿部肌肉尽可能放松，目视前方，伸腿时，两腿伸直，两手尽可能按住脚背，全蹲时，大腿的前肌群及膝关节有酸胀感，伸直时，大小腿的后肌群有酸胀感加重。容易做错的动作是下蹲时足跟抬起，造成身体不稳失去平衡，再就是低头会造成头晕。

【作用及临床应用】

主要是锻炼臀大肌、股二头肌、半膜肌、半腱肌以及腓肠肌的肌力，因此，本节对髋、膝关节活动不便和下肢屈伸困难而引起的下肢萎缩及坐骨神经痛有良好疗效。

扶膝托掌

第四式　扶膝托掌(图 5-8-4)

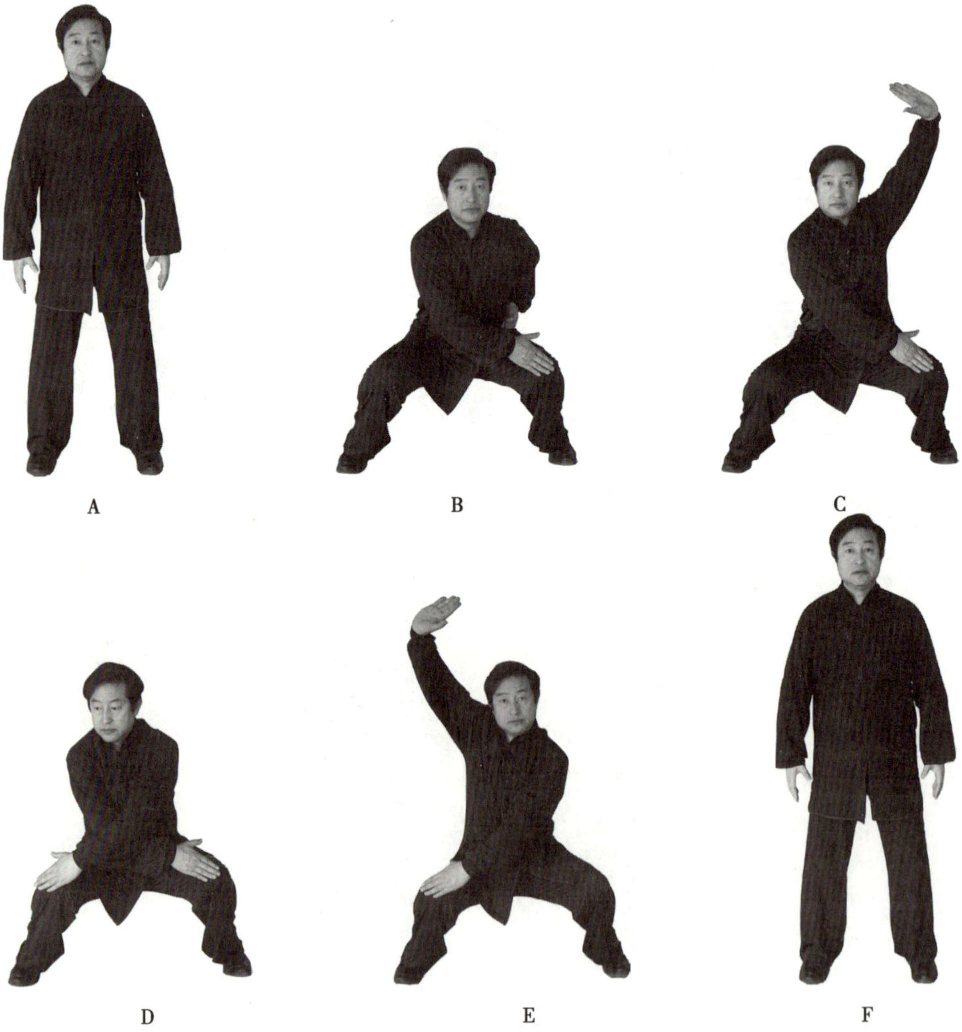

图 5-8-4　扶膝托掌 A~F

【动作】

1. 分腿直立宽于肩成马步，上体前屈。

2. 上体挺直，屈双膝成马步，左臂经体前上举成托掌，然后左手下落扶右膝，抬臀伸膝。

3. 再臀部下坐成马步，左手扶右膝，右臂经体前上举成托掌，眼视手背左右交替练习。

【要领】

两腿分开，步开宽于肩，扶膝手贴在膝关节处。当眼视手背时，颈、肩、腰、腿部均有酸胀感。容易做错的动作是马步开得过小，上体倾斜，屈肘，臀部突出，腰部不正。

【作用及临床应用】

主要锻炼股四头肌的力量，加强下肢三大关节的稳定性。适用于颈、肩、腰、腿酸胀痛及下肢肌肉萎缩等。

胸前抱膝

第五式 胸前抱膝（图 5-8-5）

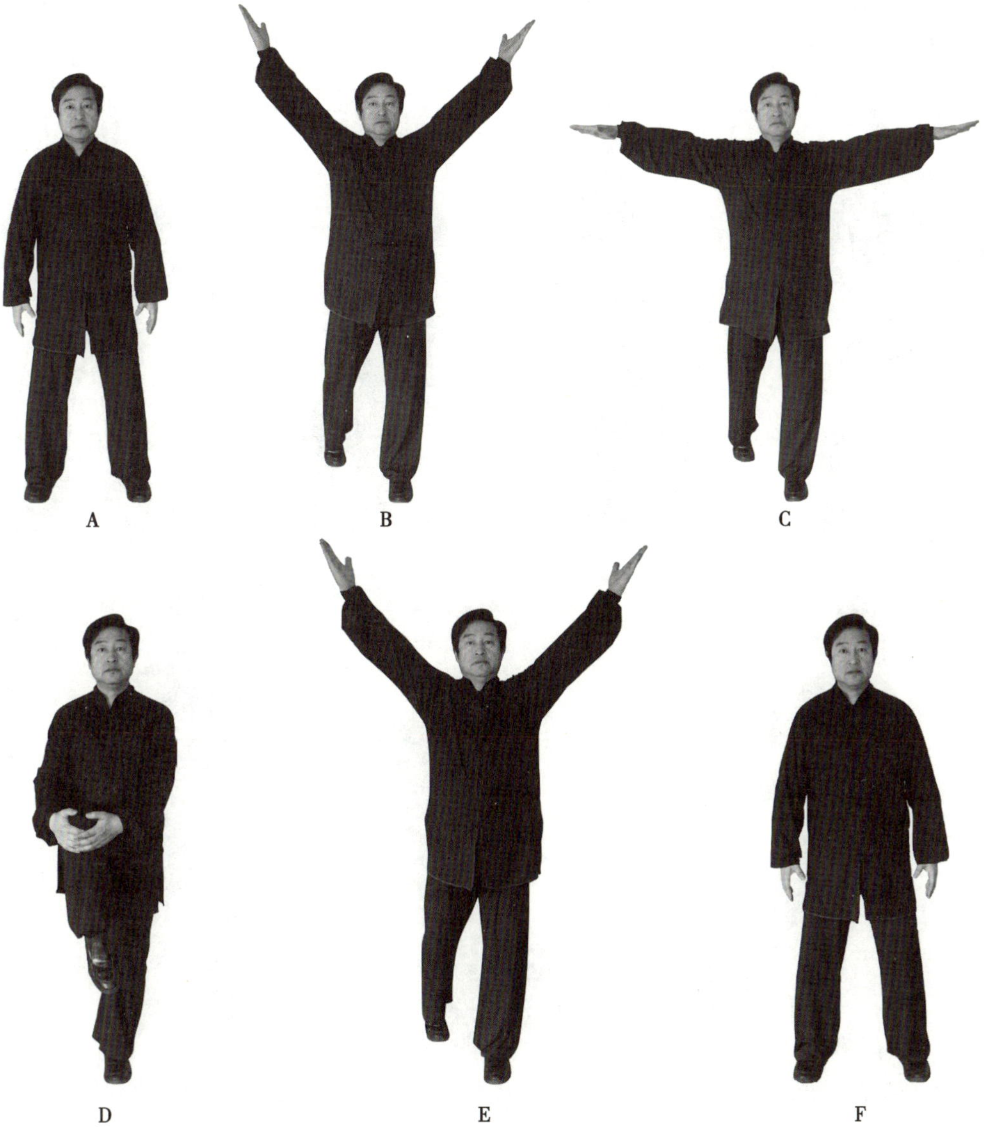

图 5-8-5 胸前抱膝 A~F

【动作】

1. 立正，左脚向前一步，身体重心移至左腿，右脚跟提起，同时两臂前上方高举，手心向对，抬头挺胸。

2. 两手前臂内旋经体侧下落，同时提右膝，双手紧抱右膝于胸前，左腿伸直。

3. 退左脚还原成预备姿势，然后换右脚练习。

【要领】

上肢上举伸直同时抬头，抱膝尽量向胸部靠拢，重心要稳定。当抱膝时，支撑腿的后部肌群及抱膝的前部肌群均有酸胀感。容易做错的动作是起步太大，上肢屈曲，抱膝时弯腰，立腿呈屈膝，引起上肢摇晃不稳。

【作用及临床应用】

本节动作主要是锻炼臀大肌及下肢伸肌群的力量，提高人体平衡能力，加强髋关节的屈伸功能，适用于下肢酸痛及髋关节屈伸功能障碍。

雄关漫步

第六式　雄关漫步（图 5-8-6）

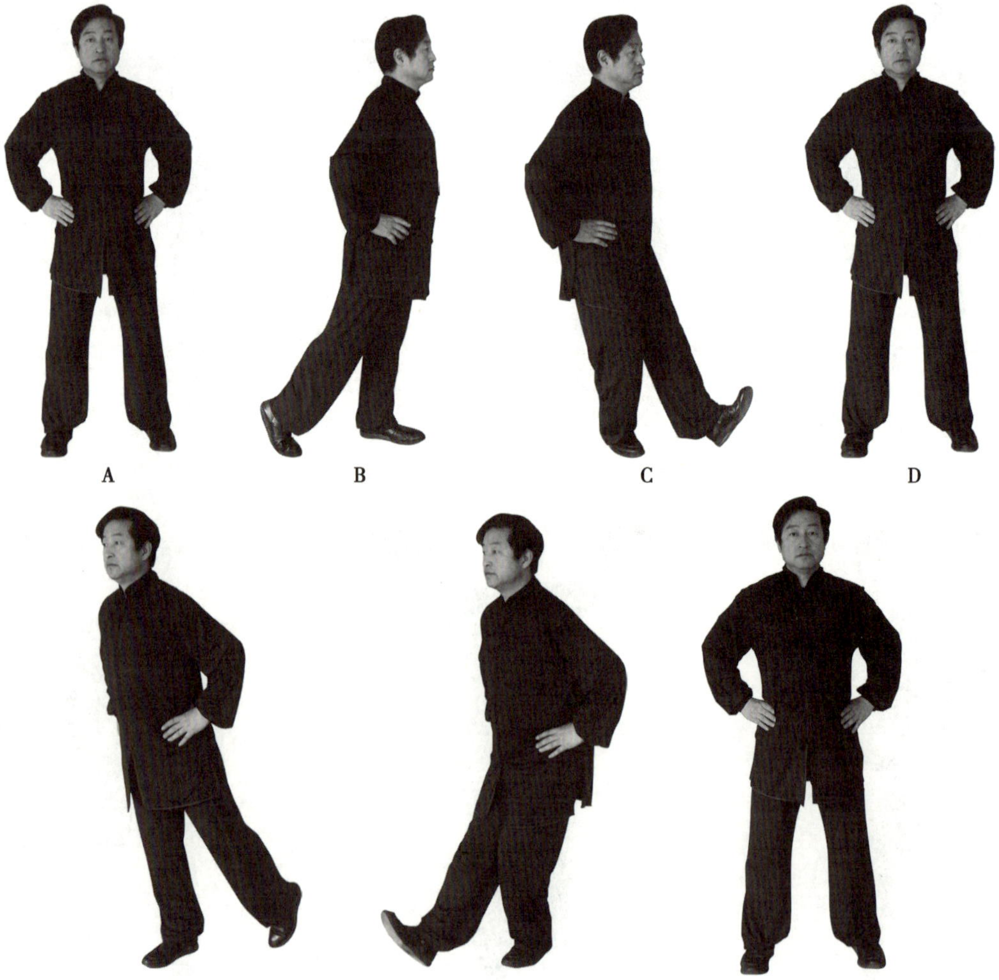

图 5-8-6　雄关漫步 A~G

【动作】

1. 直立，两手叉腰，大拇指朝后，左脚向左前方进一步，重心前移，右足跟离地，脚尖点地。

2. 右脚跟落地，稍屈右膝，重心后移至右腿，左脚跟着地，伸膝，左脚背屈，然后还原到预备姿势。

3. 再右脚向右前方跨出一步，重心移至右腿，左脚跟提起，脚尖点地。

4. 左脚跟落地，稍屈左膝，重心移至左腿，右脚跟着地，伸膝，右脚背屈。

5. 还原成预备姿势，左右交替反复练习。

【要领】

左右虚实换步要分清，身体保持正直，挺胸，面向前方，重心随着实步移动，虚步一足必须背屈。重心在左腿时，左腿及右踝酸胀，重心在右腿时，右腿及左踝酸胀感。容易做错的动作是步子不分虚实。

【作用及临床应用】

主要协调下肢肌肉功能，适用于下肢酸痛，关节活动不便。

第九节　防治四肢关节疼痛的医疗练功

四肢关节疼痛是生活中和临床上遇到的常见病症，表现为肩、肘、腕、臀、腿或膝关节局限性酸胀疼痛，不能受力，变天受寒后症状加重，有的伴有关节活动不利、放射性麻木或怕冷等主要症状；主要是因为在日常生活、工作中受到急慢性损伤，或长期处于坐姿，或坐的姿势不良，或长期弯腰工作等，加之平时锻炼较少，或随着年龄增长四肢关节的退行性改变等。常见于肩关节周围炎、冈上肌腱炎、肱二头肌长头肌腱炎、腕管综合征、腰椎综合征、梨状肌综合征、腰骶筋膜损伤、膝关节退行性病变、风湿性膝关节炎等病症。四肢关节疼痛的医疗练功是对其肩、肘、腕、髋、膝、踝关节在生理活动范围内各个方向进行最大限度的放松活动，动作宜缓慢，幅度由小到大，对关节进行最大限度的放松运动和周围的肌肉、韧带进行牵拉，以保证关节的正常生理活动范围，缓解或避免产生各种病症的一种养生锻炼方法。生活中、临床中进行锻炼的方法有很多，根据患者的疾病种类、病情、体质以及年龄等情况可选择不同的练功方法，既可以是单一的动作练习，也可以几个动作组合练习。

第一式　马步推掌（图 5-9-1）

马步推掌

【动作】

1. 分腿直立，稍宽于肩，重心下移，坐成马步，两手握拳于腰部。同时屈肘，两手抬到肩前，两臂内旋向前推掌，转掌心向前。

2. 然后，前臂外旋，原路收掌到腰间，还原回到预备姿势，反复练习。

【要领】

马步做得正确，上体要挺直，双手向前推掌时，动作要缓慢、连贯、用劲，不能屈肘，腕关节尽力背曲（伸腕）。腕背及两腿股四头肌有酸胀感。容易做错的动作是马步不正确，如身体前倾、歪斜、两足呈八字形等。

【作用及临床应用】

主要是锻炼上肢的肘、腕、指关节及下肢髋、膝、踝、趾关节活动，特别是加强腕、肘

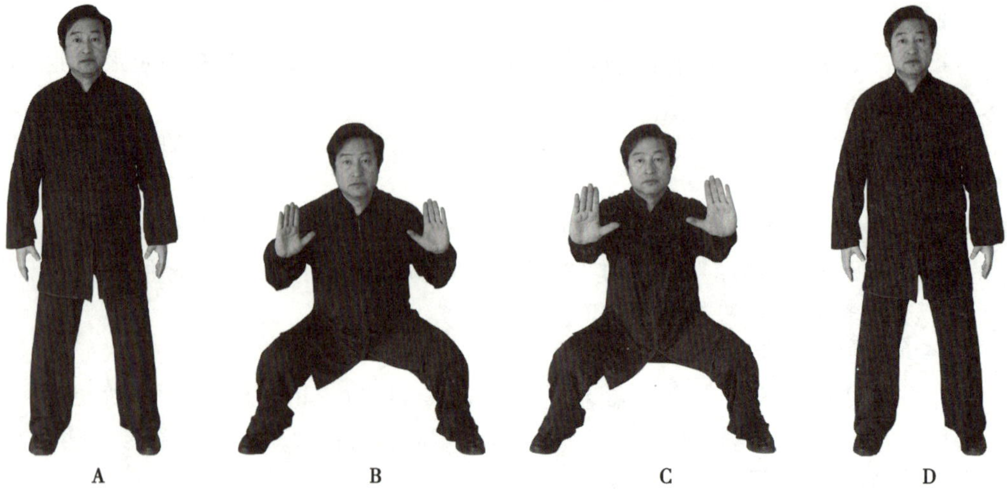

图 5-9-1　马步推掌 A~D

及膝关节的韧带、肌腱的作用，同时增加了臂力和腿力。适用于四肢关节酸痛，特别是膝关节酸痛。

歇步推掌

第二式　歇步推掌（图 5-9-2）

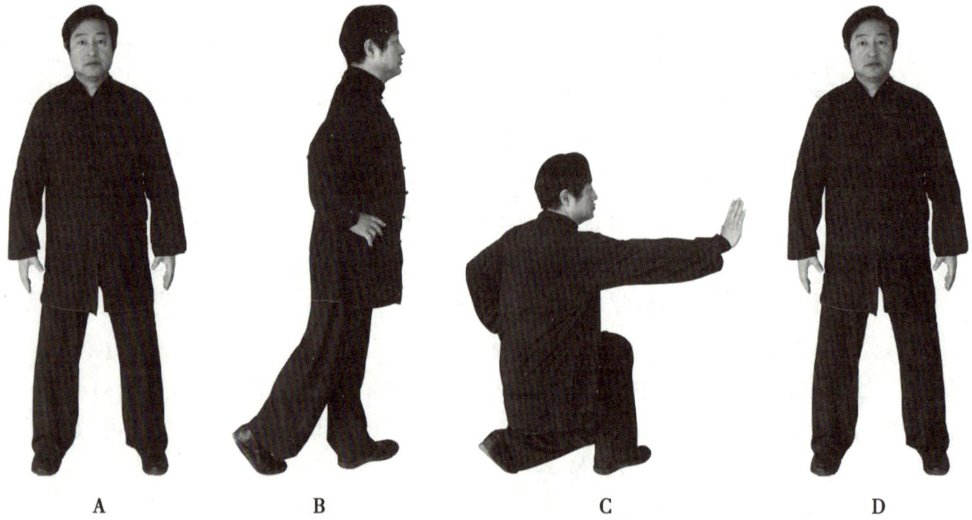

图 5-9-2　歇步推掌 A~D

【动作】

1. 分腿直立，稍宽于肩，身体左转，左脚打横，左足外旋 120°，右脚尖点地，同时两手叉腰。

2. 臀部下落，坐在右跟上成歇步，同时右手掌，从腰间推向左前方面，目视左侧，然后起身还原回到预备姿势。

3. 再身体右转，做右侧动作，反复练习。

【要领】

要求歇步做得正确，膝、踝关节和腿部有明显酸胀感。由于歇步动作的难度较高，初练者不易把身体重心保持在人体的中轴上，常发生腿部摇摆不定、身体歪斜等情况，故锻炼时主要掌握重心。

【作用及临床应用】

主要是锻炼下肢三大关节（髋、膝、踝）屈伸运动。适用于四肢关节及颈、肩、腰、腿酸痛。

第三式　上下疏通（图 5-9-3）

上下疏通

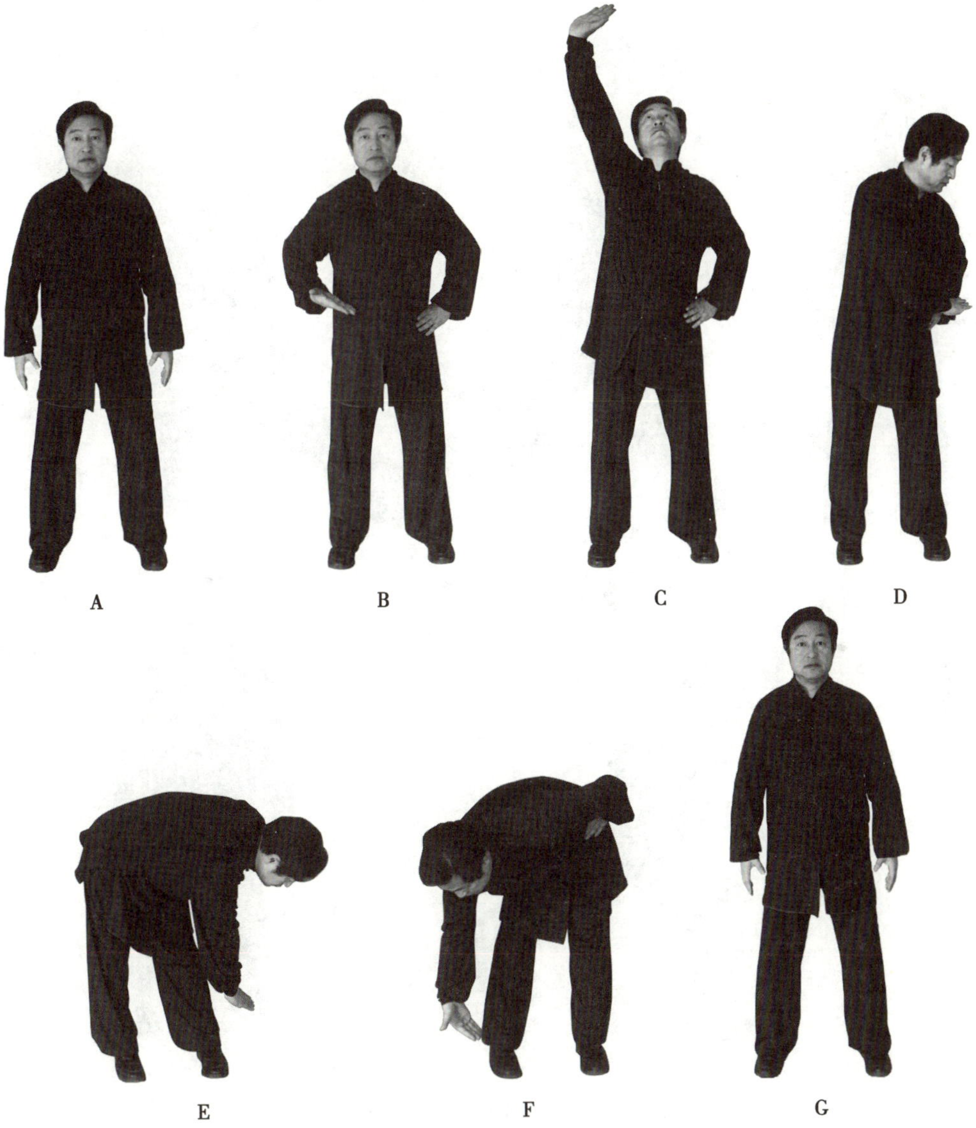

图 5-9-3　上下疏通 A～G

【动作】

1. 双脚与肩同宽，两手叉腰，转右手掌心向上托起到头顶，眼视手背。

2. 然后转右手掌心向下，从身体左侧下落到左侧小腿外侧，甚至可以到左脚外侧，再到右脚外侧，转右掌心向上，沿着身体右侧回到预备姿势。

3. 再换左手进行反向练习。

【要领】

托掌时上体要正直，眼看手背，转腰时不能屈肘，弯腰时要抬头，伸膝盖，两足并拢或分开与肩同宽，足跟不能离地。肩、背、腰、腿有酸胀感。容易做错的动作是呼吸与动作不配合，屈膝、足跟离地、提臂不直，身体歪斜。

【作用及临床应用】

通过活动四肢关节，疏导全身气血，使上下通达以治其本。适用于肩、背、腰、腿酸痛。

转体回头

第四式　转体回头（图 5-9-4）

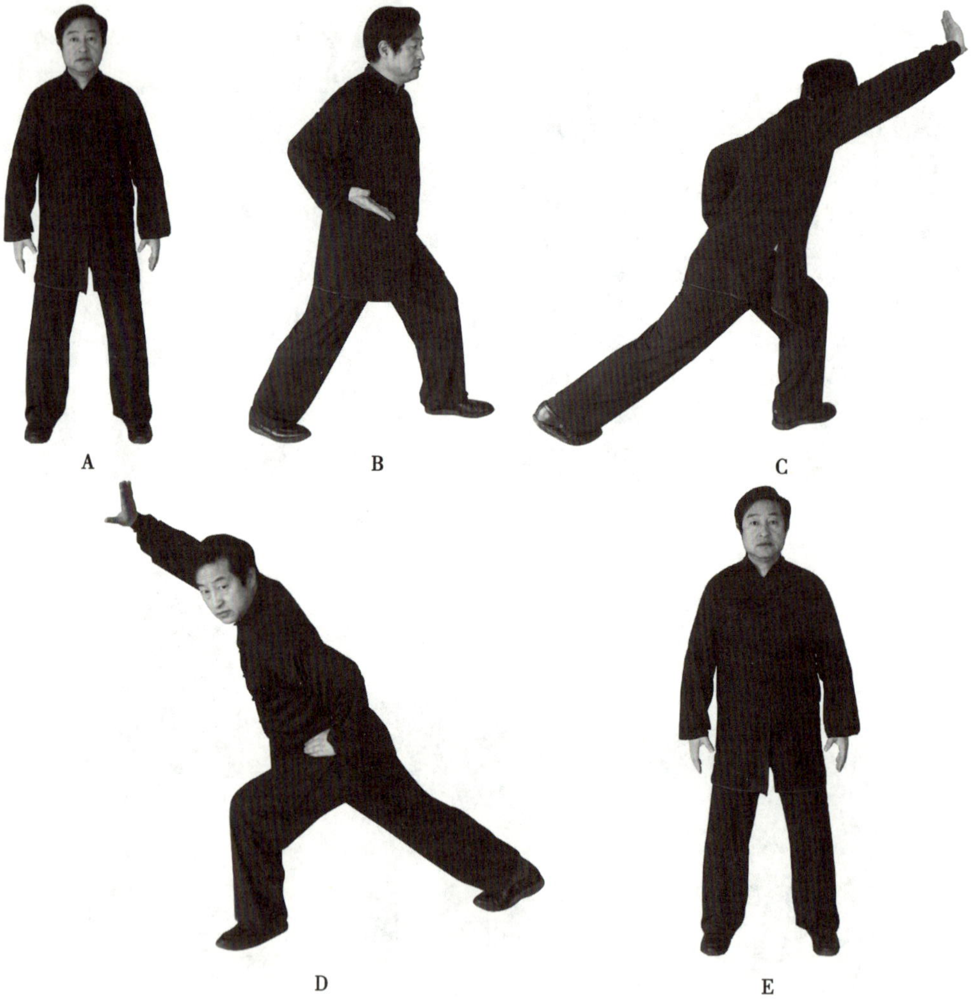

图 5-9-4　转体回头 A~E

【动作】

1. 预备式站立，身体左转，左脚向左跨出一大步成弓步，两手先叉腰，即变掌。然后，上体向左后转，左足外旋 120°，右足脚尖点地，同时，右手向左上方推出，与右腿成一条直线，头向左后旋转，眼视右足。

2. 然后，还原回到预备姿势，再右脚开步进行右侧练习。

3. 还原成立正姿势。

【要领】

要求在转体回头，手臂向前向上推出伸展时，肘部不能屈曲，弓步要做得正确。在另一侧下肢要伸直，不可屈膝，足跟要着地。颈、肩、腰、腿有酸胀感。容易做错的动作是身体歪斜、膝关节弯曲。

【作用及临床应用】

主要锻炼上肢腕、肘关节以及下肢膝、踝关节的功能，加强上下肢各关节的协调作用。适用于四肢关节及颈、肩、腰、背酸痛。

左右蹬腿

第五式　左右蹬腿(图 5-9-5)

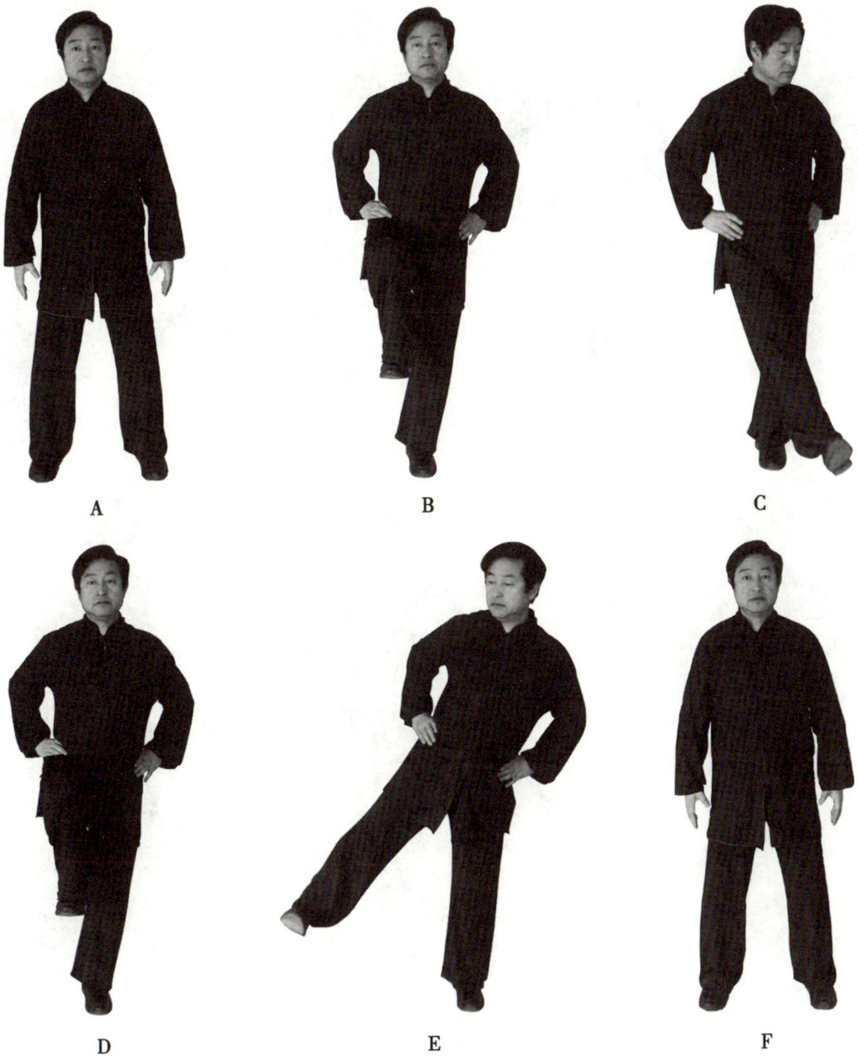

图 5-9-5　左右蹬腿 A~F

【动作】

1. 分腿直立，稍宽于肩，两手叉腰，大拇指向后，右腿屈髋屈膝上提，足背屈，大腿尽量与地面平行或向胸部靠拢。

2. 然后以右足跟着力，向左下、向右下方蹬腿。

3. 还原成立正姿势，换右腿做。

【要领】

在蹬腿时掌握好身体重心，缓缓连贯地进行，才能使经络系统调节功能得到提高，气随血行，畅通无阻，收到“气至效至”的结果。要求腿部有酸胀感。容易做错的动作是站立不稳，身体歪斜，重心掌握不好，踢腿时，足背屈不够等。

【作用及临床应用】

主要滑利下肢膝、踝、跖、趾关节，并增强下肢各组肌肉力量，适用于髌下脂肪垫劳损、膝关节酸痛、下肢各关节活动不利及肌肉无力、萎缩等。

四面踢毽

第六式　四面踢毽（图 5-9-6）

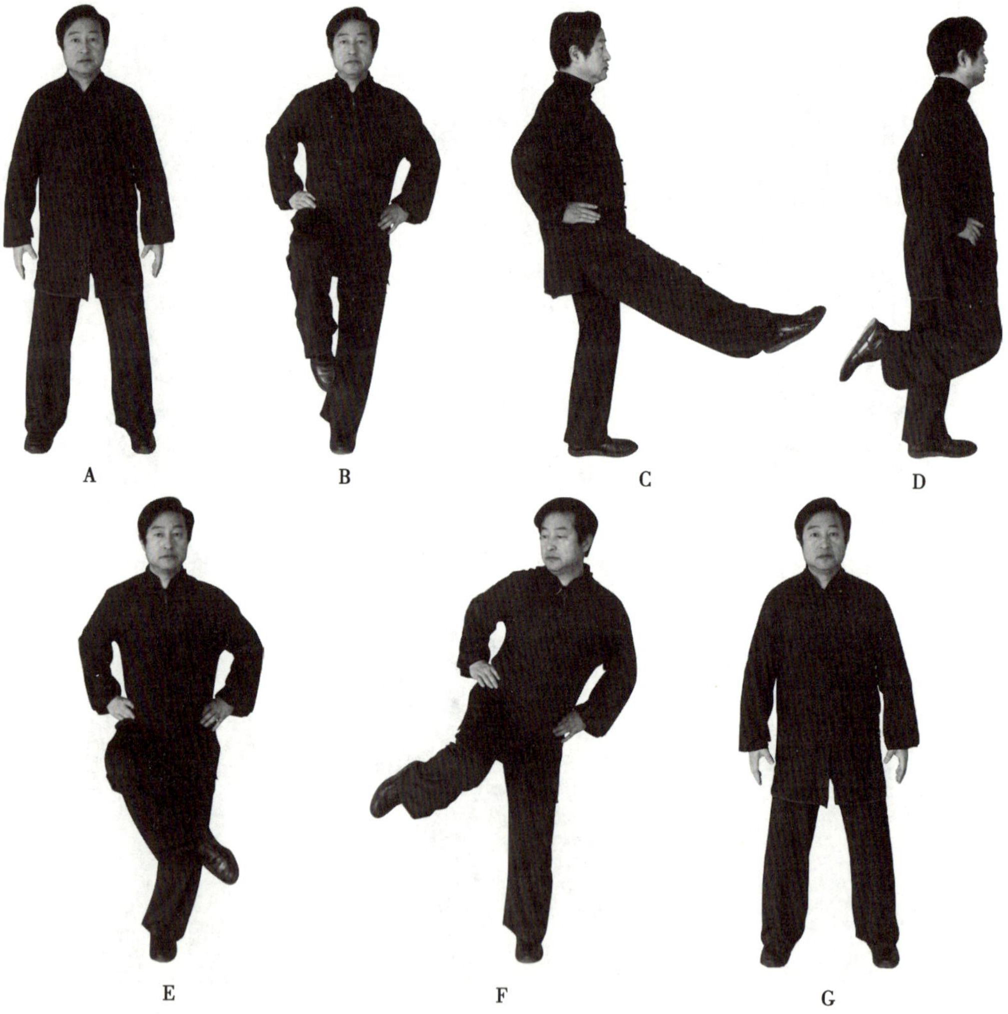

图 5-9-6　四面踢毽 A～G

【动作】

1. 直立，两手叉腰，大拇指向后。右脚提起，屈髋屈膝，足背伸直，大腿与地面平行。

2. 然后向前、后、左、右四个方向弹踢。

3. 还原到预备姿势，再提左脚，交换练习。

【要领】

充分利用内劲，使下肢各组肌肉得到全面发展，并增强肌力，要求腿部有酸胀感。容易做错的动作是身体歪斜，站立不稳，下肢踢腿无力。

【作用及临床应用】

主要是锻炼髋、膝、踝三大关节前、后、左、右各个方向的活动功能，同时增强各关节的稳定作用，适用于髋、膝关节疼痛，下肢无力等。

第十节　防治脏腑功能紊乱的医疗练功

一、作用

脏腑主要是指五脏六腑，即心、肝、脾、肺、肾和胆、胃、大肠、小肠、膀胱、三焦。当人们在生活中或临床中，遇到有脏腑功能失调、紊乱或低下时，可以进行自我按摩配合自我锻炼的方法来调节脏腑功能，使失调或紊乱的脏腑得到调整，使低下的脏腑功能得到提高。其作用主要是疏经通络、调和气血、调整脏腑、扶正祛邪和平衡阴阳，以达到防病治病和益智延年的目的。我们把这种自我按摩配合自我锻炼的方法称之为防治脏腑的医疗练功。

二、操作程序

1. 开天门、分阴阳（图 5-10-1）

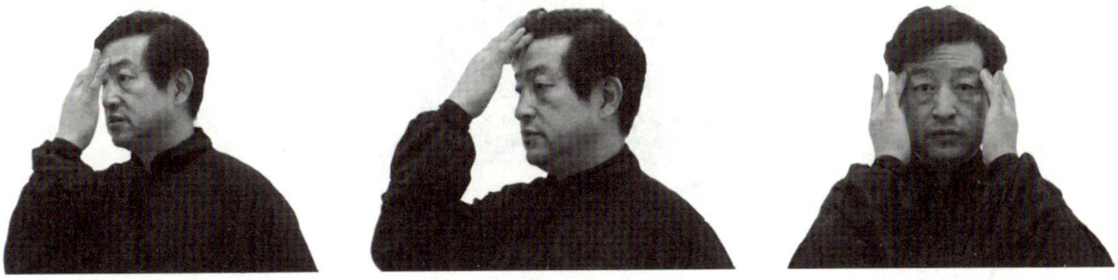

A　　B　　C

图 5-10-1　开天门分阴阳 A~C

双手中指同时从印堂向神庭方向直推，称之为开天门，手指或手掌小鱼际从印堂向两侧分推，逐渐加大至全掌面部分推，称之为分阴阳。具有开窍醒神、益智延年的作用。

2. 按揉面部经穴（图 5-10-2）

采用三揉一按法用中指或拇指按揉太阳、睛明、迎香（单侧交替进行）、颊车、风池等穴位，可以放松面部肌肉，通鼻窍，消除视觉疲劳，预防感冒、面瘫等疾病的发生。

3. 叩齿、搅舌、鼓腮、咽津、浴面

叩齿，是口微闭，上下牙齿有节律地互相轻叩作响，可以促进牙体、牙龈和牙周围组织的血液循环和组织代谢。搅舌，口微闭，用舌头在口腔内上下左右搅动并舐齿，可以起到清洁口腔、促进唾液的分泌以及增强牙体和牙周功能的目的。鼓腮、咽津，口闭紧后反复用力鼓腮，然后将唾液分三次用意念吞下，可以锻炼口腔周围的肌肉，预防面瘫，同时唾液又称为金津玉液、华池神水，具有灌溉脏腑、利脾、健胃、强肾等作用。浴

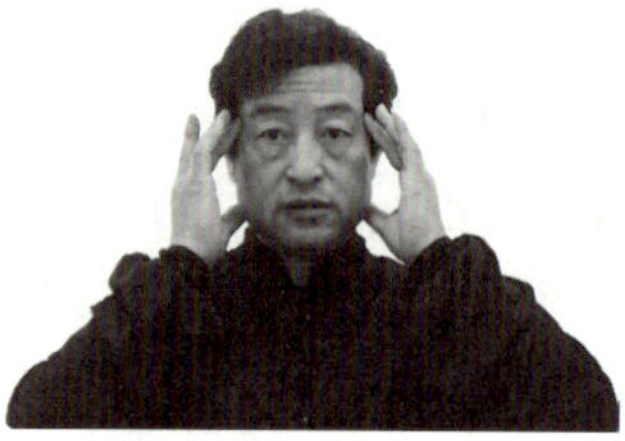

A

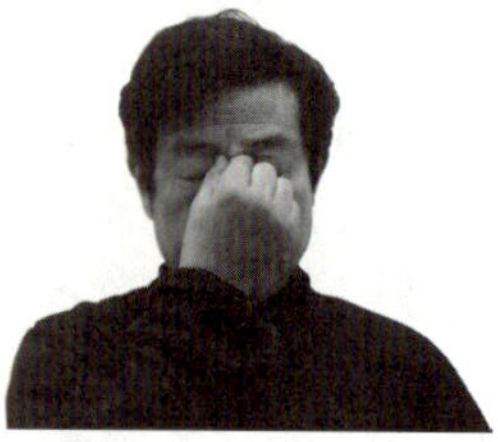

B

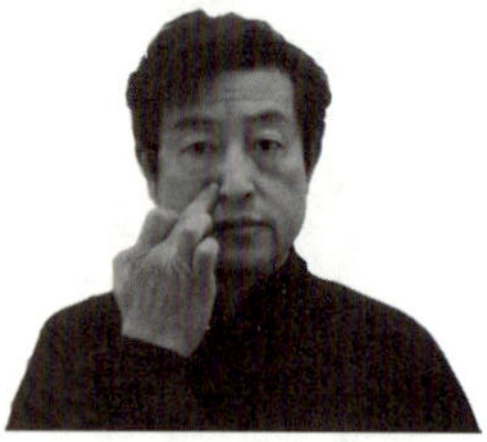

C

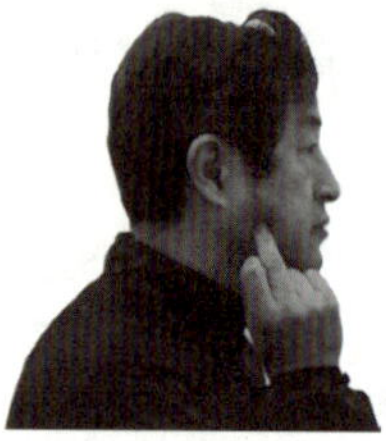

D

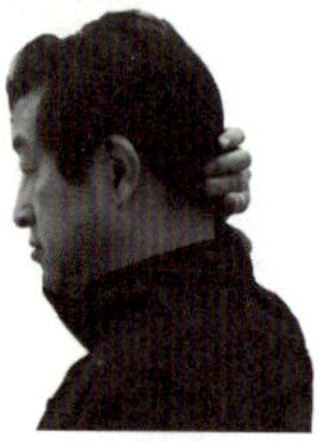

E

图 5-10-2 按揉面部穴位 A~E

面,用双手掌搓热,对面部进行分抹、环旋分抹、热敷眼部、面部,能开窍醒神,振奋精神,消除疲劳甚至可以美容祛斑。

4. 梳头叩头、按揉风池项肌,推擦颈项(图 5-10-3)

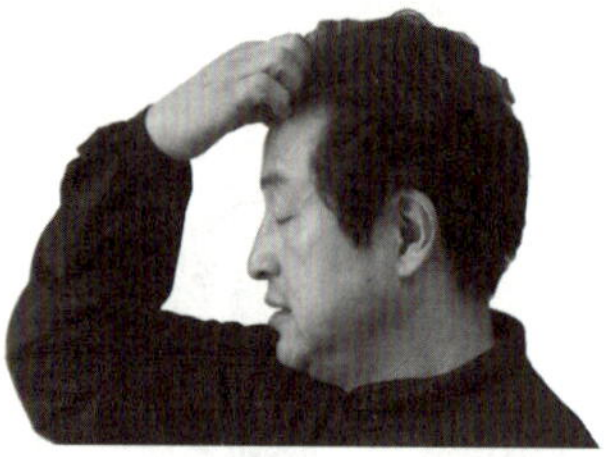

图 5-10-3 梳头

梳头是用手指指甲背,从前发际向后颈部风府、风池、耳后完骨穴方向梳理,先中间,再两侧,先轻后重,缓慢单方向梳理,可以刺激头部诸穴,使毛孔开泄,宣通气血,振奋阳气,改善头部血液循环,促进头发生长,防止脱发白发、健脑提神、降压和预防感冒;再以五指微屈,以指端叩击头部五经,即循行于头部的督脉和两侧的膀胱经、胆经,从前向后叩击;然后用右手中指从后面伸过去按揉左侧的风池穴和项部肌肉,再交换左手进行操作,方法同右手,最后,用全掌横擦颈项,左右手交替进行,擦至发热为宜,可以加强局部血液循环,放松颈项周围的肌肉韧带,还可促进椎动脉对脑部的血液供给。

5. 按揉脐周穴位(图 5-10-4)

用双手的中指按揉脐周穴位(建里、关元、天枢),按压时可以配合顺腹深呼吸,可以起到调理脾胃功能、健脾和胃的作用。

6. 合掌捏拿腹肌(图 5-10-5)

双手十指交叉,以掌根挤压、揉捏腹部肌肉,加强任脉、脾经、胃经腹部穴位的刺激,可起到促进胃肠道的蠕动,增强消化功能和防治胃肠道疾病的作用,同时具有减肥的功效。

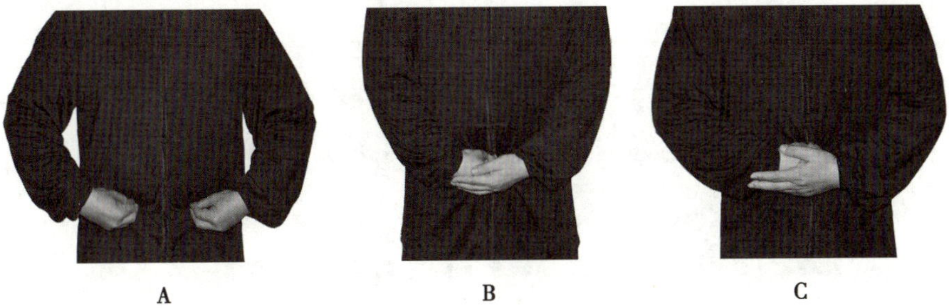

图 5-10-4　按揉脐周穴位 A~C

7. 摩腹与松振腹部

先搓热双掌，再用一手掌面置于另一手掌背重叠，以掌面置于腹部肚脐，紧贴皮肤，用掌手围绕脐周作顺时针方向，由小到大，再逆时针方向由大到小进行缓慢摩腹，可以温胃散寒。松振腹部，以掌紧贴腹部，利用手腕不自主的颤抖，使手掌与腹部一起产生共振，可促进胃肠道蠕动，理气通便。

8. 叩击俞募穴（图 5-10-6）

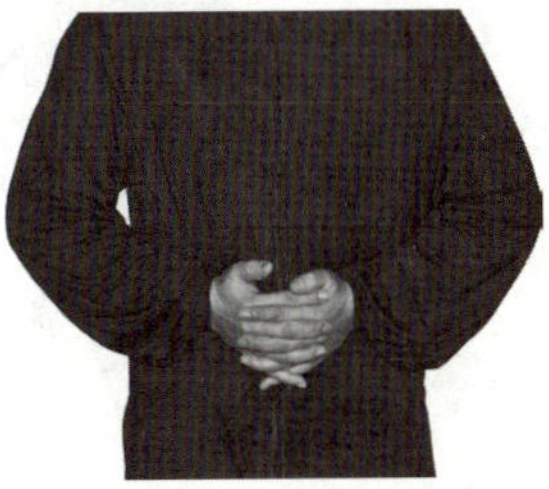

图 5-10-5　合掌捏拿腹肌

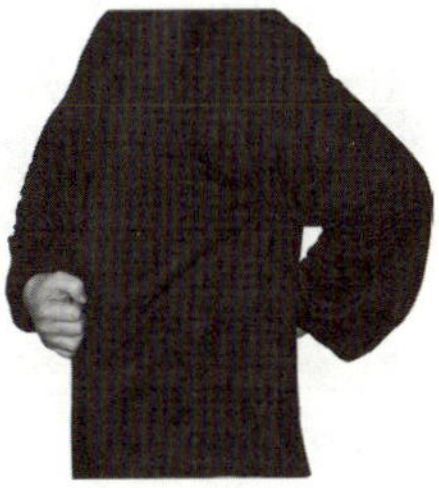

图 5-10-6　俞募双穴同时叩击

双足平行站立，与肩同宽，双手握空拳，利用躯体左右旋转，带动双手空拳击打腹部穴位和腰背部的背俞穴，尤其是肝俞、胆俞、脾俞、胃俞，力量由轻到重，以击打有酸胀为佳。此为俞募配穴，同时击打刺激，可以疏肝理气、调和营卫、健脾和胃。

9. 按揉推擦胸胁经穴

以手掌鱼际按揉膻中、期门、章门、日月、京门，然后进行单掌推擦胁肋，左手推擦右侧，右手推擦左侧，以发热为度。可起到宽胸理气，温经散寒的作用。

10. 按揉叩击四肢经穴（图 5-10-7）

上肢以拇指按揉上肢经穴，右手按揉左侧上肢，左手按揉右侧上肢，主要穴位有肩前俞、曲池、尺泽、内外关、合谷；下肢以手握空拳叩击大腿外侧、膝周、小腿外侧，采取

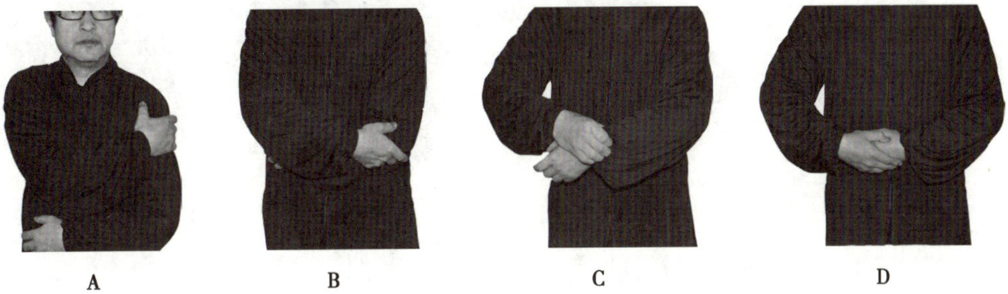

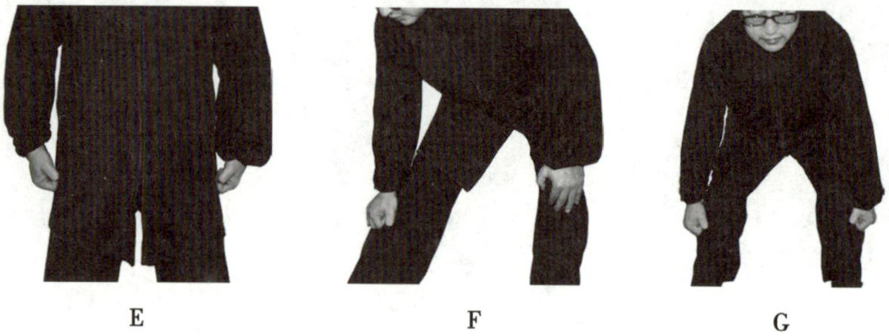

图 5-10-7　按揉四肢经穴 A~G

两轻一重的方式叩击，以穴位有酸胀感为度，重点是叩击风市、膝眼、血海、梁丘、阳陵泉至悬钟、足三里、解溪。可起到放松四肢筋骨、理气活血和疏通经络的作用。

11. 拍打十二经脉(图 5-10-8)

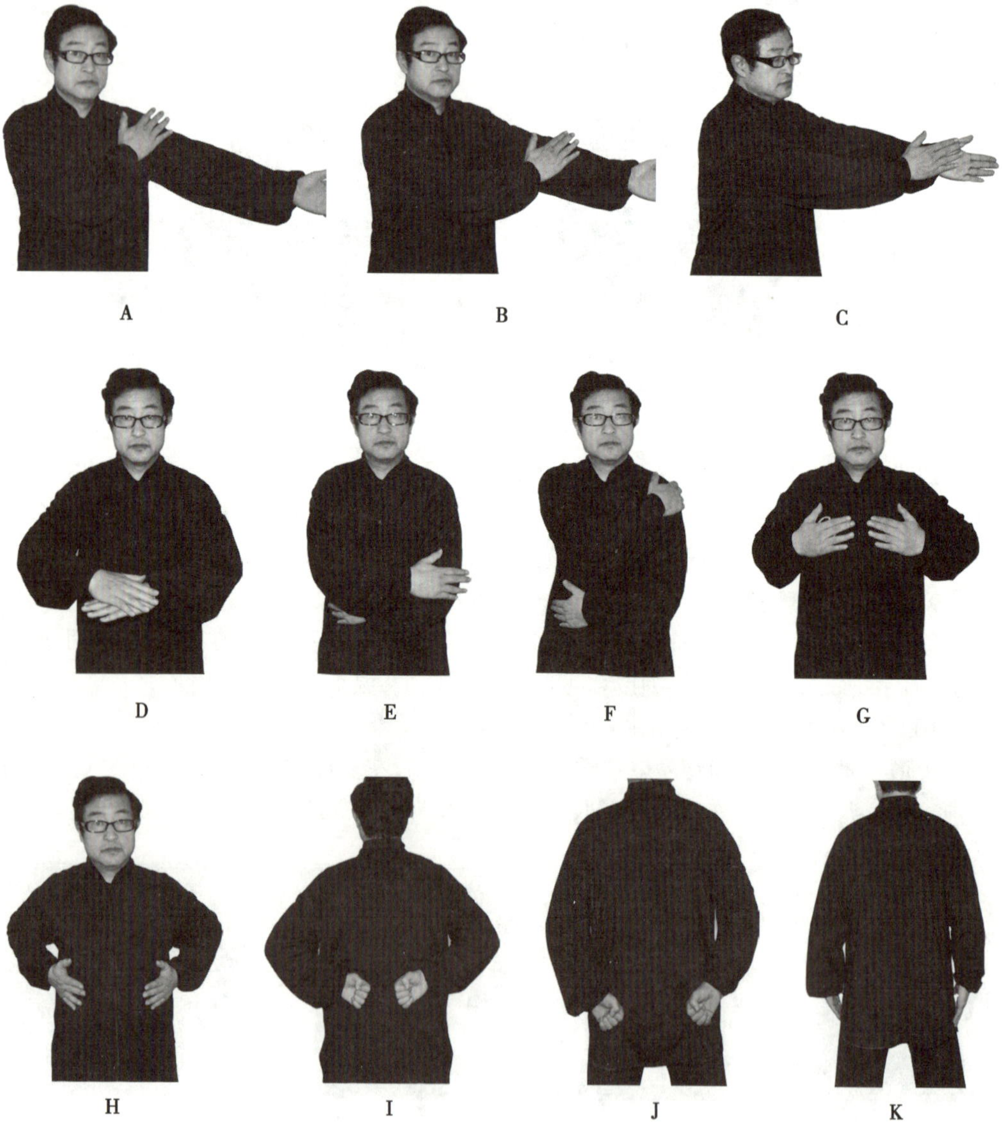

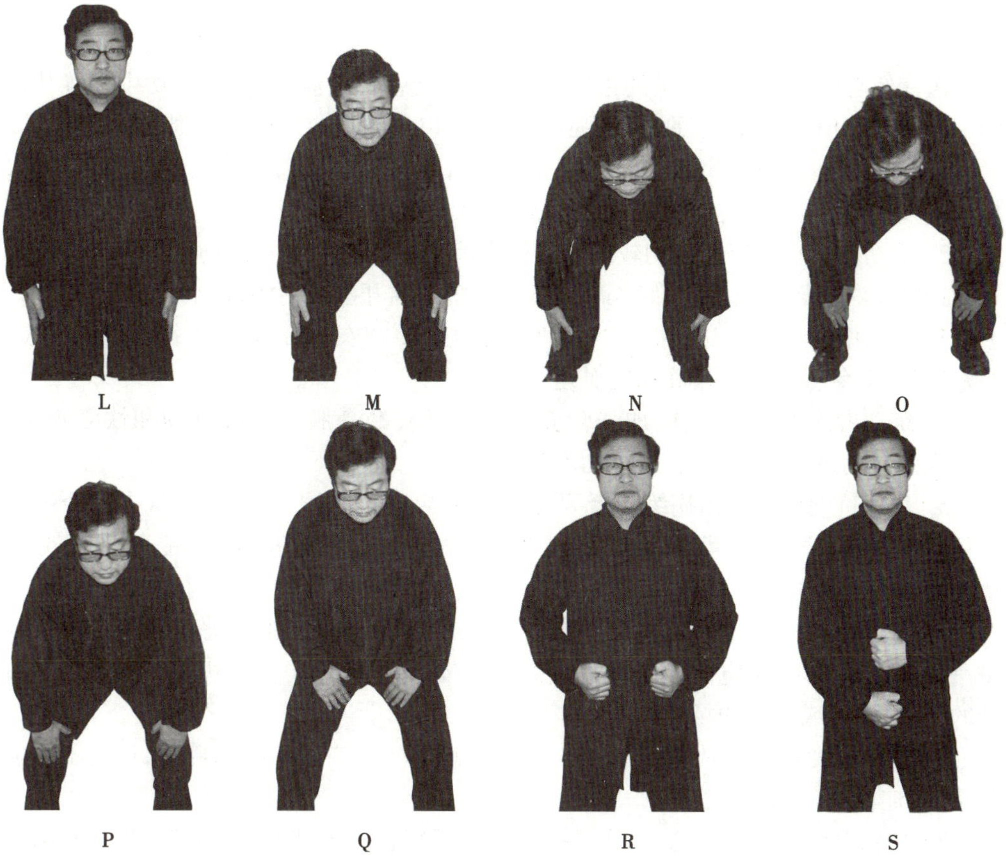

图 5-10-8　拍打十二经脉 A~S

沿着十二经脉循行方向，用手掌面拍打经络，采取两轻一重的方式，以皮肤有酸麻胀为度。用右手掌面拍打左侧手三阴经，从胸开始，沿上肢内侧拍打至手掌，再拍打手背，沿上肢外侧拍打到肩背手三阳经，然后交换用左手拍打右侧手三阴经和手三阳经；再双手掌同时拍打胸、胁至腰背，沿下肢外侧拍打至外踝足三阳经，再双手掌同时拍打沿下肢内踝，沿下肢内侧拍打至大腿内侧，然后用双手握空拳拍打腹部周围，可以疏通全身经络气血，促进气血的运行。

12. 活动关节

先双手交叉，进行腕关节的旋转环旋运动，再进行肘关节屈伸运动，然后双手分开进行肩关节的甩手、环旋、压肩运动，再双足与肩同宽平行站立，进行膝关节的环旋运动、下蹲运动，最后，双手叉腰进行髋关节的环旋运动和颈项部环旋运动，幅度由小到大，缓慢运动，尤其是颈项部运动，速度宜缓慢。

适量运动是改善调节脏腑功能的最有效途径之一，中老年人只要遵循持之以恒、动静结合、量力而行等原则，通过以上自我按摩，配合呼吸、活动肢体关节的医疗练功方法，能增强自身的免疫力和对疾病的抵抗力。对中老年人非常有益，具有非常重要的社会和现实意义。

三、注意事项

医疗练功应该在医务人员的指导下进行，要给患者讲清练功前、练功中和练功后的一些注意事项，功法动作的选择、强度的把握，以及练功应遵循的原则。

1. 练功要树立战胜疾病的信心，消除顾虑，不可三心二意。要去掉疑虑和杂念，尽快进入安静状态。医者同时要做好宣传解释工作，以有利于练功。

2. 练功前半小时停止一切较剧烈的体力劳动和复杂的脑力活动。了解自己病情和所选择功法的操作内容，做好入静准备，如：喝点温开水或牛奶，排空大小便等。

3. 练功中禁忌穿紧身衣裤和当风坐、卧、立。要宽衣解带，除去首饰、眼镜、手表、假发等物，以免影响练功入静和气血运行。

4. 练功者注意调理饮食、加强营养，但宜清淡，禁食肥甘辛辣食物和饮酒吸烟。大鱼大肉食用过多惹风生痰，对练功不利。

5. 禁忌过度房事。治病练功者要隔绝性生活，病愈后要有节制。从古至今练功者都重视此点。同时注意不可久卧、久坐、久站、久行，要动静结合，练养相兼，劳逸适度。

6. 室内练功，房内温度不宜过高或过低，保持空气流通。避开恶劣天气和嘈杂环境。如遇狂风大雨、雷电交加之时，无论室内室外都不宜练功。动功宜在清晨空气清新的公园、树林或避风的场地练功。

7. 禁忌饱食和饥饿时练功。功法不同各有禁忌，如空腹不练内养功，饱食不练强壮功，癔症、癫病不练自发功等。

8. 禁忌大喜、大怒、大悲、忧伤、惊恐、过虑等情志干扰时练功，精神不集中易引起偏差，待心情平静之后再练功。

9. 初练功者应在行家的指导下选择练习功法，不可乱用未经实验证明有效的功法。禁忌朝学夕改乱试功法。

10. 功中不可久忍二便。久忍二便可引起腹胀、肠鸣，影响入静。

11. 练功期间禁忌看惊险和有较强刺激的电影、电视、小说，以利于入静。

12. 练功时禁忌昏沉、入睡和贪恋功中景色。昏沉和入睡不能收到医疗效果，练功中出现欣悦、舒适之感，不可随意加长练功时间，一般最多不宜超过两个小时。已入静者，他人不可干扰，保持环境安宁。

13. 注意有病练功、无病保健的区别，两者练功要求不同，不能强求一致。

14. 病愈后仍要坚持练功，巩固疗效，避免病情复发。但可以适当减少练功时间，每日至少坚持1个小时的练功。

15. 在练功中或练功后病情突然变化，要及时查找原因，作出诊断，及时治疗。练功是身心锻炼，不同于药物。但在病情变化时不排斥药物及其他方法的综合治疗，以便提高疗效，缩短疗程。

16. 有条件的单位和家庭，在练功期间可以配合“药膳”或“食饵”疗法，把一些治病的药物做成“菜”，把一些食物作为“药”服食。但要少食多餐，用添加副食的方法，在每日上下午练功之间各加一次副餐，有利于练功和疾病早愈。无条件的可以简单食物代之，如每日上午10时、下午4时，加用1～2个鸡蛋或馒头片，少量白开水亦可。避免服食辛辣、甘甜、过酸及易生风的食物，以免影响练功。

17. 练功注意男女有别，如妇女在月经期间可以照常练功，不必间断，但要减少意念活动（意守下丹田时），以免引起经量过多，或经期延长。妇女怀孕期可以照常练功，有助于分娩和防止妊娠性高血压。

18. 注意用实事求是的科学态度去研究应用医疗练功方法，用历史唯物主义和辩证唯物主义的方法去继承、研究、实验和推广。不搞盲目“迷信”某派、某法、某人，关键看疗法的疗效，坚决清除江湖术和江湖气对医疗练功的影响。

知识链接

医疗练功应因人而异

在指导患者练习时，不但要根据患者病情、性别、年龄等情况有选择地进行医疗练功，还要根据患者性格、喜好来选择。动作也可根据病情选择一个或多个动作来练习，只要持之以恒，循序渐进，就能有所收获。

（王德瑜　雷龙鸣）

复习思考题

1. 中医传统功法养生康复的原则有哪些？
2. 放松功练功时要依次放松的三条线具体是哪三条线？
3. 内养功常用的意守法有哪些？
4. 易筋经的概念、作用、注意事项如何？
5. 十二势的动作名称如何？学习后有哪些收获？
6. 何谓八段锦？
7. 颈肩上肢痛可采用哪些练功方法？
8. 腰背下肢痛可采用哪些练功方法？
9. 退行性膝关节炎可采用哪些医疗练功方法？
10. 指导患者练功时要注意些什么？

扫一扫　测一测

PPT 课件

扫一扫 知重点

第六章

生活起居养生康复技术

学习要点

1. 生活起居养生康复技术的主要内容与方法。
2. 劳逸适度的保健作用及具体要求。
3. 着装保健的原则及增减宜忌。
4. 房事养生的原则及禁忌。

生活起居养生康复技术，主要指对日常生活进行科学、合理地安排，以达到强身健体、恢复功能、益寿延年目的的养生康复方法。生活起居养生康复，从广义来讲，包含的内容很多，衣食住行、站立坐卧、苦乐劳逸等措施，皆属其中，本章只介绍起居、劳逸、服饰、房事及排便等生活起居的基本方法。

第一节　起居养生康复技术

起居，包括日常生活中的各个方面，主要是指作息。古代养生家认为，人的身体状态的好坏和寿命的长短与能否合理安排起居作息有着密切的关系。《素问·上古天真论》曰："食饮有节，起居有常，不妄作劳，故能形与神俱，而尽终其天年，度百岁乃去。"

一、起居有常

起居有常主要是指起卧作息和日常生活的各个方面有一定的规律并合乎自然界和人体的生理常度。它要求人们起居作息、日常生活要有规律，这是强身健体、恢复功能、延年益寿的重要原则。

（一）起居有常的保健作用

人类生活在自然界中，与之息息相关，所以人们的生活起居、动静变化与四时之气相适应，才能有益于健康。人体阳气随昼夜晨昏的日节律而发生相应的变化，正如《素问·生气通天论》所说："故阳气者，一日而主外，平旦人气生，日中而阳气隆，日西而阳气已虚，气门乃闭。"是说人们应在白昼阳气旺盛之时从事工作和学习，而到夜晚阳气衰微的时候就应安卧休息，这就是古人所说的"日出而作，日入而息"。这样可以起到保持阴阳运动平衡协调的作用。

古代养生家认为，起居作息有规律以及保持良好的生活习惯，能提高人体对自然环境的适应能力，从而避免发生疾病，达到延缓衰老、健康长寿的目的。现代医学也已证实，人的生命活动遵循着一定周期或节律而展开。据调查，长寿老人大多是起居有时、生活规律。可见，养成良好的生活作息规律是提高人体适应力、保证健康长寿的要诀之一。

（二）建立科学的作息制度

人与自然息息相关，天人相应，人们的起卧作息只有与自然环境阴阳消长的变化规律相适应，才能有益于健康。例如，平旦之时阳气从阴始生，到日中之时，则阳气最盛，黄昏时分则阳气渐虚而阴气渐长，深夜之时则阴气最为隆盛，人们应在白昼阳气隆盛之时从事日常活动，而到夜晚阳气衰微的时候，就要安卧休息。又如，一年之中，四时的阴阳消长，对人体的影响尤为明显。即根据季节变化和个人的具体情况制定出符合生理需要的作息制度，并养成按时作息的习惯，使人体的生理功能保持在稳定平衡的良好状态中，这就是起居有常的真谛所在。现代医学已证实，人的生命活动遵循着一定周期或节律而展开。如人的情绪、体力、智力等都有节律周期，每个周期又分为旺盛和衰退两个阶段，在旺盛时工作，在衰退时休息，是比较合理的。

合理的生活作息规律，包括每日定时睡眠、定时起床以及定时用餐、定时工作学习、定时锻炼身体、定时排大小便、定期洗澡等。把生活安排得井井有条，使人们生机勃勃，精神饱满地工作学习，这样对人体健康长寿和疾病康复都大有裨益。

（三）养成良好的生活习惯

良好的生活习惯是养生康复和现代健康生活方式管理的核心，是决定人体健康最主要的因素。保持良好的个人卫生习惯，优化生活方式，远离黄赌毒，戒掉熬夜、长期吃夜宵、过度使用手机、吸烟、酗酒、吃零食等不良嗜好。

吸烟有害健康，烟草在燃烧过程中产生尼古丁、焦油等大量的有毒物质，吸烟是肺癌最重要的高危因素，研究表明全球80%~90%的肺癌死亡可归咎于吸烟。吸烟不仅直接影响本人的身体健康，还对周围人群的健康产生不良影响，导致被动吸烟者肺癌患病率明显增加。

戒烟是预防肺癌最有效的途径，戒烟越早，肺癌发病率降低越明显。

知识链接

吸烟指数

吸烟指数=吸烟支数×吸烟年数。

医学界把吸烟指数超过400的人列为肺癌的高危人群，50~59岁期间患肺癌的概率最高。

白酒的主要成分是酒精，即乙醇，其味甘辛，性质温燥，适度饮用有温阳通脉、行气活血、振奋精神、缓解疲劳、补益肠胃、增强勇气、增进食欲、抵御寒冷等功效作用。长期饮酒特别是长期饮用高度白酒，人的组织器官和各个系统都会受到侵害，如食管和胃黏膜损伤会引起黏膜充血、肿胀和糜烂，影响脂肪的代谢，使血胆固醇和甘油三酯升高，损伤神经系统，使行为举止失常。

适度饮酒，有饮酒禁忌状况者又须戒酒或禁酒，对维护健康和康复功能十分重要。

（四）培养高雅的养生情趣

人类在长期的生产和生活实践中，逐步产生或发展演变出多种多样的娱乐活动，有些娱乐形式经过人们的不断提炼和升华发展成为一种专门的艺术形式或竞技项目。当人们劳逸结合、心态平和地实践这些艺术时，就成为很好的雅趣养生。过度的娱乐，比如通宵达旦的上网，废寝忘食地玩牌，乐而忘返的夜生活等，娱乐没有节度，有害于健康。

高雅的情趣活动主要有音乐、舞蹈、弈棋、书画、品读、垂钓、花鸟、旅游、集藏、品茗等，皆是有品质、品味的养生情趣方法。

高雅的养生情趣活动可以放松精神，调节情绪，松弛身体，消除疲劳，恢复正气，提高抵抗能力。还可以从中增长知识，陶冶情操，有很好的保健养生作用。

二、安卧有方

安卧有方，指睡眠保健，就是根据自然界与人体阴阳变化的规律，采用合理的睡眠方法和措施，以保证睡眠质量，消除机体疲劳，养蓄精神，从而达到防病治病、强身益寿的目的，是起居养生康复的重要组成部分，对养生保健、病后康复均十分有益。

（一）合理睡眠的保健作用

在人的生命的过程中，约1/3的时间是在睡眠中度过的。清・袁开昌《养生三要》说："古人有言：'不觅仙方觅睡方……睡足而起，神清气爽，真不啻无际真人。'"可见，睡眠对于人类健康来说是非常重要的。

1. 消除疲劳，恢复体力　睡眠是消除身体疲劳、恢复精力体力的主要形式。睡眠时，人体精气神皆内守于五脏，五体安舒，气血和调，从而使疲劳得以消除、体力得以恢复。

2. 促进人体的生长发育　睡眠与儿童生长发育密切相关。婴幼儿在出生后相当长时期内，大脑继续发育，需要更多的睡眠。儿童生长速度在睡眠状态下增快，因为在慢波睡眠期血浆中生长激素可持续数小时维持在较高水平。所以说睡眠好的儿童，长大以后身体一般都比较健康。

3. 保护脑力，充沛精神　睡眠不足者，则容易出现烦躁、激动，或精神萎靡、注意力分散、记忆力减退等精神神经症状，长期缺乏睡眠甚至会导致幻觉。因此，睡眠有利于保护大脑。同时，大脑在睡眠状态中耗氧量大大减少，利于脑细胞能量贮存，可以恢复精力、提高大脑效率。

知识链接

睡眠质量

实际生活中可用以下标准检查是否是较高的睡眠质量：①入睡快：上床后5~15分钟进入睡眠状态。②睡眠深：睡中呼吸匀称，无鼾声，不易惊醒。③无起夜：睡中梦少，无梦惊现象，很少起夜。④起床快：早晨醒来身体轻盈，精神好。⑤白昼精：白天头脑清晰，工作效率高，不困倦。一般说来，睡眠质量好，则睡眠时间可相应有所减少。

4. 增强免疫，预防疾病　良好的睡眠能消除全身疲劳，使脑神经、内分泌、体内物质代谢、心血管活动、消化功能、呼吸功能等得到休整，促使身体各部组织生长发育和自我修复、增强免疫功能、提高对疾病的抵抗力。所以说睡眠不仅是智力和体力的再创造过程，而且是疾病康复的重要手段。现代医学常常把睡眠作为一种治疗手段，用来医治顽固性疼痛及精神疾病等。

5. 有利于美好肌肤面容　良好的睡眠对皮肤健康有很大影响。熟睡可使人肌肤光滑、润泽，面容姣好。疲劳过度、精神创伤及其他不良习惯造成的常年睡眠不足或失眠则会使颜面憔悴、皮肤出现细碎皱纹。所以说，睡眠是肌肤润泽、面容姣好即美容的基本保证。

（二）合理睡眠的保健方法

1. 睡眠的要求

（1）卧室环境：卧室保证良好的环境，有利于休息、睡眠和身心健康。良好的卧室环境要求具备以下条件：

知识链接

睡眠分期

现代研究按睡眠深度可分为四期：Ⅰ入睡期；Ⅱ浅睡期；Ⅲ中等深度睡眠期；Ⅳ深度睡眠期。Ⅰ、Ⅱ期易被唤醒，Ⅲ、Ⅳ期处于熟睡状态。

睡眠又可分为两种：即慢波睡眠和快波睡眠。开始入睡时慢波睡眠，大约持续90分钟左右，然后转入快波睡眠持续15~30分钟。睡眠过程往往是两种状态交替进行的，二者交替一次，即称为一个睡眠周期。一夜有四五个周期。慢、快波睡眠期的正常比例是保证睡眠顺利进行的条件。

1）空气新鲜，阳光充足：新鲜空气可提供充分的氧气，是自然的滋补剂。经常开窗，可以使室外的新鲜空气与室内的污浊空气进行充分的交换，以创造良好的空气环境。一般选择能照进阳光的房间，如窗户朝南或朝东的房间，阳光明媚、充足，温暖宜人，同时可以避免潮湿之气、秽浊之气滞留。

2）环境安静，避免嘈杂：安静的环境是帮助入睡的基本条件之一。嘈杂的环境使人心神烦躁，难于安眠。噪声不但可以引起睡眠障碍，还可导致心动过速、神经衰弱、高血压等许多病症。因而卧室选择重在避声，窗口要远离街道闹市，必要时应设置隔音玻璃，睡觉时掩上门窗。卧室内家具越少越好，一切设置应形成简朴典雅的气氛，利于恬惔宁静、神安入静。

3）清洁卫生，合理清理：卧室内要保持清洁卫生，最好不要使用有化学成分的喷雾剂、除菌剂之类的清洁剂清理卧室。床上用品也需要定期清洗，每1~2周至少在室外晾晒1次。卧室内可以摆放兰花、仙人掌、吊兰之类的植物，此类植物夜间排放的二氧化碳甚少，同时室内植物利于温湿度调节。应注意不在卧室内用餐，不用火炉或煤气炉烧饭、取暖，以防蚊蝇滋生和一氧化碳中毒的发生。

4）温度湿度适宜：卧室温度、湿度适宜是入睡的重要条件。过冷、过热或潮湿、干燥都会影响睡眠。一般认为卧室温度以保持18~20℃、湿度以40%左右为宜。摆设床铺时，不要把床紧靠暖气片，尤其是不要头朝向暖气装置。

5）入睡光线幽暗：光线太强，易使人兴奋，影响入睡，因此睡前必须关灯。住房面积有限，没有专用卧室者，应将床铺设在室中幽暗角落，并以屏风隔开。

(2)卧具选择：卧具适宜是创造良好睡眠环境的重要条件，不仅有利于休息、睡眠，而且还有防治疾病的作用。卧具选择有以下具体要求：

1)床铺：从养生保健角度要求，床铺应具备以下要素：①床宜高低适度。清·曹庭栋《老老恒言》说："床低则卧起俱便"，主张床的高度以略高于就寝者膝盖水平为好，40~50cm这样的高度便于上下床。若床铺过高，易使人产生紧张感影响睡眠。若床铺过低则易于受潮，使寒湿、湿热之气直中脏腑，或引起痹证。②床宜宽大。床铺面积较大，能使人心神安逸，便于睡眠中自由翻身，有利于气血流通、筋骨舒展。一般来说，床铺宜长于就寝者身高20~30cm，宽于就寝者身宽40~50cm。婴儿床除要求一定宽度和长度外，应在床周加栏杆，以防婴儿坠地。③床宜软硬适中。软硬适中的床可保证脊椎维持正常生理曲线，使肌肉放松，有利于消除疲劳。标准的软硬度以木板床上铺10cm厚的棉垫为宜。南方的竹榻、藤床、棕绷床也较符合养生要求。弹簧床或席梦思床垫过于柔软，睡眠时不能维持脊柱正常的生理弯曲而易导致脊柱病变，特别是对青少年会影响其脊柱和四肢骨骼的正常发育，并且身体下陷部分的肌肉持续紧张会造成肌肉劳损而发生疼痛，胸腹腔内的脏器也会受到挤压而有损健康。对此，可采用软床铺硬垫的方法纠正。过于坚硬的平板床，躺在床上的话，贴床的一侧会产生压痛不适感而使人睡不安稳。

2)枕头：枕头是睡眠不可缺少的用具，适宜的枕头有利于全身放松，可保护颈部和大脑，促进和改善睡眠，有防病治病之效果。枕头具体有以要求：①枕头高度与宽度。一般认为枕高以稍低于肩到同侧颈部距离为宜。枕头过高不便睡中翻身而影响睡眠。高血压、颈椎病及脊椎不正的患者不宜使用高枕；肺病、心脏病尤其是咳嗽、哮喘病患者不宜使用低枕。枕的长度应够睡眠翻一个身后的位置，一般要长于头横断位的周长。枕头不宜过宽，以15~20cm为好，过宽对头颈部关节肌肉造成被动紧张。②枕芯要求。枕芯应选质地松软之物，制成软硬适度、稍有弹性的枕头为好。枕头太硬使头颈与枕接触部位压力增加，造成头部不适；枕头太软，则难以维持正常高度，头颈项部得不到一定支持而易疲劳。同时，枕头的使用有一定要求，一般仰卧时，枕头应放在头肩之间的项部，使颈椎生理前凸得以维持；侧卧时，枕头应放置于头下，使颈椎与整个脊柱保持水平位置。③药枕选择。根据中医辨证原则，采用不同的药物加工制成枕芯做成的枕头称为药枕。枕头内容物多为碾碎的具有挥发性的中药，以花、叶、种子最常用。药枕对人体既有治疗作用，又有保健作用。清·吴尚先《理瀹骈文》说：药枕可"疗百病""益寿延年"。如小儿宜选不凉不燥的小米枕，以利头部发育；老人选用不寒不热的丁公枕、菊花枕。目黯目花患者可选菊花枕、茶叶枕和决明子枕等；神经衰弱、心脏病患者可选琥珀枕、柏子仁枕；耳鸣耳聋患者可选磁石枕等。

3)被褥：被褥具体有以下要求：①盖被软轻宽。被里宜柔软、贴身，可选细棉布、棉纱、细麻布等，不宜用腈纶、尼龙等易产生静电的化纤品。盖被目的在于御寒护阳、温煦内脏，故被内容物选择棉花、丝棉、羽绒为最好，腈纶棉次之。丝棉之物以新者为佳，陈旧棉絮既沉且冷，易积湿气而不利养生。盖被宜轻，盖被重则压迫胸腹四肢，使气血不畅，心中烦闷，易致梦惊。盖被宜宽，被子宽大利于翻身转侧，使用舒适。现代流行的睡袋上口束紧、三面封闭，影响了肢体活动和皮肤新陈代谢，故不如传统被子保健性好。②褥垫软且厚。《老老恒言》说："寝卧必得厚褥，老人骨瘦体弱，尤须厚褥，必须多备，渐冷渐加……。"厚褥利于维持人体生理曲线。一般以 10cm 厚为佳，随天气冷暖变化加减。

4）睡衣：睡衣宜宽大、无领无扣，不使颈、胸、腰受束。睡衣要有一定的长度，使睡眠时四肢得到覆盖，不冒风寒。睡衣选料以天然织品为好，秋冬宜选棉绒、毛巾布为料，春夏宜选丝绸、薄纱为料。睡衣总以宽长、舒适、吸汗、遮风为原则。

（3）睡眠时间：养成良好的睡眠习惯，符合睡眠时间节律，是提高睡眠质量的基本保障。具体有以下要求：

1）睡眠时间：每天最好保证 8 小时睡眠，夜间不宜睡得太晚，一般不超过 22 时，熬夜对身体健康极为不利。一天与四季起卧应有规律，应使睡眠模式符合一日昼夜晨昏和四季阴阳之气的变化。如明·胡文焕《类修要诀》说："春夏宜早起，秋冬任晏眠，晏忌日出后，早忌鸡鸣前。"

2）睡子午觉：子午觉是古人睡眠养生法之一，即是每天于子时、午时入睡，以达养生防病、颐养天年目的。子午之时，阴阳交接，极盛及衰，体内气血阴阳极不平衡，必欲静卧，以候气复。现代研究也发现，夜间 0 时至 4 时，机体各器官功能降至最低；中午 12 时至 13 时，是人体交感神经最疲劳的时间，因此保证子午睡眠的质量和效率，符合养生保健的基本规律。有统计表明，中老年人睡子午觉可降低心、脑血管病的发病率，有防病保健意义。

2. 睡眠的宜忌

（1）睡前宜忌：睡前不宜过饱，《素问·逆调论》曰："胃不和则卧不安。"说明饱食之后不可立即寝卧。其原因是睡眠时消化功能减弱，睡前饱食会加重消化系统负担，使睡眠不深。睡前也不要喝浓茶或咖啡，因为茶叶和咖啡中都含有具有兴奋中枢神经作用的咖啡因，它能增强大脑皮质的兴奋度，使人不易入睡。睡前宜散步，晚饭后至睡前出外散步，有利于食物消化，还可以使情绪安定下来，并呼吸新鲜空气，对身体十分有益。睡前情绪应平稳，睡眠之前应保持思想安静、情绪平和，切忌忧虑、恼怒。睡前要洗脚，上床前用温水洗脚，古称"浴足"，其不仅可去足垢，冬日尚使足部温暖，而且能引血气下行，使心宁神安而入睡。

（2）睡中宜忌：睡卧时忌当风。睡卧时头对门窗风口，易致风入脑户而引起面瘫、偏瘫。卧时头对炉火、暖气，易使火攻上焦，造成咽干、目赤、鼻衄，甚则头痛。睡卧时还忌蒙头，《备急千金要方·养性》说："冬夜勿覆其头，得长寿。"小儿尤应注意，以免窒息，发生意外。睡觉时常人宜右侧卧，古人云"卧为右侧"。孕妇则多宜左侧卧，尤其是进入中、晚期妊娠者，左侧卧最利于胎儿生长。对婴幼儿来说俯卧是最不卫生的卧姿，婴幼儿睡眠时，应在大人的帮助下经常地变换体位，每隔 1~2 小时翻一次身。对于老年人仰卧、俯卧、左侧卧均不适宜，以右侧卧最好。而对于心衰及咳喘发作患者宜取半侧位或半坐位，同时将枕与后背垫高；其他一些病症也应该选择一些适合病情的特殊睡姿。

（3）睡后宜忌：醒后忌恋床不起，睡懒觉不利于人体阳气宣发，使气机不畅，易生滞疾。同时，早上起来不宜大喜大怒，这不利于一日之内的气血阴阳变化，极有害于健康。

第二节 劳逸养生康复技术

劳即劳动，是人类赖以生存并改造自然的必要活动之一。逸即安逸，则是恢复或增强机体生理功能的休息过程。只有动静结合，劳逸适度，才能活动筋骨，通畅气血，强健体魄，增强毅力，保持生命活力的旺盛。如《备急千金要方·养性》说："养生之道，常欲小劳，但莫疲及强所不能堪耳。"即劳逸养生康复的标准是劳逸适度，有常有节，不偏不过。

一、劳逸适度的保健作用

劳和逸之间具有一种相互对立、相互协调的辩证统一关系，二者都是人体的生理需要。人们在生活中，必须有劳有逸，既不能过劳，也不能过逸。古人主张劳逸"中和"，即劳逸适度，有常有节。长期以来的实践证明，劳逸适度对人体养生保健起着重要作用。

（一）强身健体

人生过程中，绝对的"静"或绝对的"动"是不可能的，只有动静结合、劳逸适度，才能对人体保健起到真正作用。适度劳作，有益于人体健康。经常合理的从事一些体力劳动或者运动锻炼有利于活动筋骨、通畅气血、强健体魄、增强体质，能锻炼意志、增强毅力，从而保持生命活动的能力。

现代医学研究认为，合理的劳动对心血管、内分泌、神经、精神、运动等各个系统都有好处。如劳动能促进血液循环、改善呼吸和消化功能、提高基础代谢率，兴奋大脑皮质对机体各部的调节能力，调节精神情绪等。

适当休息也是生理的需要，它是消除疲劳、恢复体力和精力，调节身心必不可缺的方法。现代实验证明，疲劳能降低生物的抗病能力，易于受到病菌的侵袭。有人给疲劳和未疲劳的猴子同时注射等量病菌，结果发现疲劳的猴子被感染得病，另一方却安然无恙，这说明合理休息是增强机体免疫能力的重要手段。

劳逸养生康复的最终要求，是达到积精、养气、全神的目的。平时注意劳逸适度，可以促进精、气、神的相互资生，取得积精生气、养气化神、全神固精的效果，从而使精足、气盛、神旺，达到强身健体之目的。因此，劳逸适度不仅能增强人的体质，使精力充沛，而且能增强人的意志，使精神振奋，对养生康复有积极作用。

（二）益智防衰

所谓"劳"，不光指体力劳动，还包括脑力劳动，科学用脑也是养生保健的重要方面。科学用脑，就是用脑的劳逸适度问题。在实际生活中，许多人由于惰性的原因，往往容易犯"懒于动脑"的毛病。因此，应大力提倡善于用脑，劳而不倦，保持大脑常用不衰。

现代研究证明，一个人经常合理地用脑，不但不会加速衰老，反而有防止脑老化的功能。实验证明，在相同年龄组的人群中，经常用脑和不用脑的人相比，能够经常性合理用脑的人脑萎缩少，空洞体积小。因而得出结论，经常性合理用脑，可以预防衰老，增加智力，尤其是能够预防老年痴呆。

知识链接

脑力劳动者的寿命

据统计,我国长寿老人中90%是体力劳动者,故劳力与长寿的关系密切。就劳心而言,有人认为脑力劳动使人折寿,甚至有"才盛者寿夭""多用脑,易衰老"的误说。事实上,古今中外很多著名的脑力劳动者,得享长寿的并不少见。如哲学家、思想家多有长寿者,如庄子83岁、孔子72岁、孟子83岁等;而中医学家中长寿者更多,如葛洪80岁、孙思邈101岁(年龄有争议,暂从此说)、刘完素90岁、张景岳77岁、叶天士79岁等;现代如李四光82岁、竺可桢84岁、郭沫若86岁、齐白石93岁等。

二、劳逸失度的危害作用

人们的生活之中,必须要有劳有逸,不能过劳,也不能过逸。过劳可以损伤身体,过度安逸也可以致病。过劳,即过度劳累,包括劳力过度、劳神过度和房劳过度三个方面;过逸,即过度安逸,包括体力过逸和脑力过逸等。

劳动本来是人类的"第一需要",但劳伤过度则可内伤脏腑,成为致病原因。《庄子·刻意》说:"形劳而不休则弊,精用而不已则劳,劳则竭。"劳役过度,精竭形弊是导致内伤虚损的重要原因。尤其是从事脑力或体力劳动时,切勿过度疲倦。正如《素问·宣明五气》所言:"五劳所伤,久视伤血,久卧伤气,久坐伤肉,久立伤骨,久行伤筋。"人们日常生活中的视、卧、坐、立、行等姿势对于劳动和休息都有直接关系,切勿时间太长,时间一长会引起身体不适,甚至导致疾病。许多人英年早逝,与过劳不无关系。

过逸同样可以伤身。贪逸无度,气机郁滞,同样可以致病。《吕氏春秋》云:"出则以车,入则以辇,务以自佚,命曰招蹷之机……富贵之所以致也。"说明过于安逸是富贵人得病之由。《黄帝内经》上文所提到的"久卧伤气""久坐伤肉",即指过度安逸而言。明·张介宾《类经·疾病类》说:"久卧则阳气不伸,故伤气;久坐则血脉滞于四体,故伤肉。"缺乏劳动和体育锻炼的人,气机的升降出入就会呆滞不畅,使五脏六腑、表里内外、四肢九窍壅塞不通,继而产生种种病理变化。可见,贪逸不劳也会损害人体健康,甚至危及生命。

三、劳逸适度的具体要求

(一)劳逸适度

劳逸适度总的原则是需要把握一个"度"。这里所说的"度",主要是指劳动强度的强弱和劳动时间的长短。劳动强度过强、时间过长,"逸"就会不及。反之,劳动强度太弱、时间太短,"逸"就会太过。过与不及,都是不适度的表现。宋·蒲虔贯《保生要录·调肢体门》曰:"养生者,形要小劳,无至大疲。故水流则清,滞则浊。养生之人,欲血脉常行,如水之流。坐不欲至倦,行不欲至劳。顿行不已,然后稍缓,是小劳之术也。"明·龚廷贤《寿世保元·延年良箴》曰:"行住量力,勿为形劳,可以延年。"众医皆主张劳中有逸、逸中有劳的养生方法。

(二)用脑适度

劳和逸,不仅包括体力的消耗,还包括用脑适度。应提倡善于用脑,劳而不倦,保持大脑常用不衰。要求人们勤于用脑，注重训练脑力的功能和开发其潜能，又要注重对脑的保养，防止疲劳。经常性合理用脑，可以预防衰老，增加智力，尤其是能够预防老年痴呆。

（三）合理灵活

劳逸适度，应因人而异，量力而行，合理安排。一般可借鉴以下做法：体力劳动要轻重相宜；脑力劳动要与体力活动相结合；休息保养要多样化，不仅采用睡眠形式的休息，也可选用听音乐、聊天、下棋、散步、观景、钓鱼、赋诗作画、打拳等休息方式，动静结合，寓静于动，既休息娱乐，又陶冶情操，使生活充满情趣，生命充满活力。另外，还要根据年龄和体质的不同而灵活掌握。一般来说，青壮年气血旺盛，筋骨健壮，正是发育成长阶段，能耐受较强和较长时间的劳动和运动锻炼，休息后疲劳亦易消除；老年人气血渐衰，筋骨渐弱，过强和长时间的劳动和运动锻炼，便难以胜任，劳动或运动后也需要较长时间的休息才能恢复。

第三节　服饰养生康复技术

服装是人类生活最基本的要求之一，它不仅是御寒防暑、保护身体、防止外伤和疾病的物品，同时衣着的颜色、样式对人的精神情绪也有很大的影响。

一、着装保健的原则

（一）冷暖适宜

1. 适应四时　衣着厚薄要根据气候的变化不断调节，即所谓“衣服厚薄，欲得随时合度”。一般来说，夏季衣着宜少而薄，冬季宜多而厚，以应气候寒暑之变。此宜灵活掌握，如《保生要录·论衣服门》说：“暑月不可全薄，寒时不可极厚，盛热亦必著单卧服，或腹、胫以上覆被极宜。冬月棉衣莫令甚厚，寒则频添数层。如此，则不骤寒骤热也。”

养生保健有“春捂秋冻”之说，即春天应穿得暖些，而秋季稍有凉意为宜。如元·丘处机《摄生消息论》说：“春季天气寒暄不一”，故“不可顿去棉衣”，特别是老人，“气弱体怯，风冷易伤腠理，时备夹衣，遇暖易之，一重渐减一重，不可暴去”。秋季天气渐凉，应增强机体的耐寒能力。另外，青壮年衣着宜偏少，要“身带三分寒”。

一般来说，春季多风，秋季偏燥，制装时宜选择透气性和吸湿性适中的化学纤维纺织品。部分化纤品对人体有一定的保健作用，如用氯纶纤维为原料的衣服，由于导电性能差，穿在身上与皮肤摩擦，会产生并蓄积静电，此静电对关节可起到轻度的、类似电疗的作用。但有些化学纤维掺入了一些其他物质，会对皮肤产生不良刺激，若勤换衣服，可避免之。

夏季气候炎热，着装的基本原则是降温、通风透气，以利于体热和汗水的散发。《老老恒言·衣》说：“夏虽极热时，必着葛布短半臂，以护其胸背。”天气再热，也要穿着背心、短裤之类，体弱者和老年人更应如此。

冬季气候寒冷，着装要防寒保暖，宜选择厚重、透气性小和保温性良好的深色织品。现代人逐步用丝棉、驼毛、羽绒等来代替棉花，既松软轻便，保温效果也好。此外，帽子、鞋袜、围巾等，也要求根据四时特点合理选用。

2. 衣料选择 顺应四季变化，维护机体的冷暖，衣料是重要因素。选择合适的衣料，应依据以下原理：

(1)保暖性：纺织衣料的导热性越低，其绝缘性和保暖性越好。在15℃时，麻纱衣料散热量为60%，而毛织品不到20%，故麻纱类作为夏季衣料为宜，毛织品可制成冬装。蚕丝、氯纶、醋酯纤维和腈纶等导热性较低，也是保温性良好的纺织材料。此外，织物越厚，单位时间内散发的热量越少，保暖性能越好。

(2)透气性：冬季外衣织物的透气性应较小，以保证衣服具有良好的防风、保温性能。夏季衣料应具有较好的透气性，有利于体内散热，如真丝、麻纱织品。

(3)吸湿性和散湿性：夏天的衣服和冬天的内衣，除了透气外，还要注意选择吸湿、散湿性能良好的材料，这样才有利于吸收汗液和蒸发湿气。在众多衣料中，麻织品的吸湿性和散湿性均较好；丝绸和棉织品吸湿性也较好，但其散湿性不如麻织品。

(4)色泽：衣料颜色不同，对热的吸收和反射强度也不相同。一般来说，衣服颜色越深，吸热性越强，反射性越差。夏天宜穿浅色衣服，以反射辐射热；冬天宜穿深色衣服，以利吸收辐射热。另外，服装色泽对人的心理、情志和脏腑气机有着不同的影响，如红色服装给人以活跃、热情、勇敢的心理暗示，喜悦、高兴的情志，以及升阳温热、促进气机运行的作用。

(5)质地：内衣和夏装要选择质轻而柔软的衣料，穿在身上有清爽的感觉，若贴身穿粗糙硬挺的衣服，不但不舒服，而且皮肤易摩擦受伤。

（二）清洁适体

养生保健需重视衣着清洁卫生。因为衣着清洁能增进健康，防病延年。要求人们勤洗澡，勤换内衣。贴身衣物由于吸收了大量排泄物，其透气性、保温性、吸湿性都会下降，且排泄物堆积加上汗液浸渍后衣物潮湿，很容易滋生病菌。特别是汗出之后，要及时更换衣着。

养生保健，衣着还要以适体为宜，不应一味追求美观、新颖。《老老恒言》说："衣食二端，乃养生切要事，然必购珍异之物，方谓于体有益，岂非转多烦扰……衣但安其体所习，鲜衣华服与体不相习，举动便觉乖宜。所以，食取称意，衣取适体，即是养生之妙药。"

一般而言，衣服最好不要束身过紧。青少年时期，生长发育比较旺盛，不可片面追求线条美和造型，衣着和服饰不应过紧过瘦。年轻女性长期束胸以及乳罩过紧，则会影响胸廓发育，降低肺活量；束腰过紧，可致肋缘凹陷、胸廓变形、腹腔脏器移位，有损于健康。特别是老年人，衣服式样要宽大些，以便于气血流畅，即所谓"衣宜薄绵轻柔，不宜华丽粗重"。但是，衣着过于肥大，襟袖过长，则不利于保暖，也不便于活动；对于老人、小孩以及某些专业人员还是不安全因素，容易造成外伤和事故。

内衣的衣料以柔软、吸水性强者为佳，如棉织品之类。外衣的材料、颜色，要根据四季气候的变化进行选择。如夏季气候炎热，最好用麻纱织品、丝织品，颜色宜浅；冬季气候寒冷，最好用毛织品，颜色宜深等。睡衣更要柔软，切不可穿紧身衣裤入睡。

二、着装增减的宜忌

由于四季气候的变化各有一定的特点，所以脱着衣服时必须不失四时之节。如春季阴寒未尽，阳气渐生，早春宜减衣不减裤，以助阳气的升发。夏季尽管阳热炽盛，仍需适当穿着衣服，才能固护正气。秋季气候转凉，亦要注意加衣，但要避免一次加衣过多。俗话说“春捂秋冻”，即春季宁稍暖，秋季可稍凉。冬季衣物要随寒冷而渐增，不能“一步到位”，穿着过厚，即《摄生消息论》所说的“宜寒甚方加棉衣。以渐加厚，不得一顿便多，唯无寒而已”。

衣服的脱着应根据天气变化及时更换。穿衣不宜过暖过寒，否则机体缺乏耐受风寒的能力，而使抗邪防病之力减弱。至于老年人和身体虚弱的人对寒热的耐受性较差，应尽量慎于脱着，以免风寒暑湿入侵。

出汗之后，穿脱衣服尤宜注意。一者，大汗之时忌当风脱衣，如《备急千金要方·养性》说：“凡大汗勿偏脱衣，喜得偏风半身不遂。”这是因为大汗之时，人体腠理开泄，汗孔开张，骤然脱衣，易受风寒之邪侵袭而致病。二者，汗湿之衣勿得久穿，如《备急千金要方·养性》说：“湿衣与汗衣皆不可久着，令人发疮及风瘙。”《老老恒言·防疾》亦说：“汗止又须即易。”因为汗后湿衣不易干，伤害人体阳气。汗后腠理虚，汗湿滞留肌肤，易产生风寒湿之类的病变。

第四节　房事养生康复技术

中医学把男女两性生活称为房室生活，又叫房帏之事，简称房事、入房、行房。凡有关性医学、性保健的论述和内容，古代称之为房中术或房事养生，也叫房中医学。房事养生康复技术，又称性保健，是根据人类生命活动规律及生理心理特点，采取健康适度的性生活，或通过必要的保健方法，调节男女性事活动，和谐夫妻生活，以达到强身健体、提高生活质量，或促进康复、延年益寿目的的养生康复技术。

一、房事及其健康

性是人类的天性，其与饮食、睡眠、呼吸、排泄一样，是人的自然活动。正常的房事生活是人类天性和生理之需，但如果任凭性本能放任满足，既会影响健康、削减寿命，亦会引起人种退化，甚至导致社会解体。因此，作为有社会意识的人，为了使本能得以健康发展，又不至于使健康状况降低，以满足社会生产力的需要和保证后代的身体健康，就必须注重房事养生。

房事是人的正常生理需求，适度和谐的房事生活是健康心理、生理的重要保证。1987 年对广西巴马县长寿老人调查结果表明，长寿老人的和谐、稳定的夫妻生活都比较长。现代医学研究已证明婚姻有利于健康，终身未嫁及离婚、鳏寡者，男女乳腺癌的发病率比一般人高，患病率、死亡率也高，这些都说明适度、协调的性生活不仅促进健康，而且对疾病的预防也具有积极意义。

长期享受性生活乐趣而有所节制的人，是可以形神调和而健康长寿的。不知养生的人沉迷于淫乐而毫无节度，故常生病甚至危及生命。房事不节，首先是指房事不节制，纵欲无度，超过人体所能承受的范围。中医学历来认为房事不节、劳倦内伤是致病的重要原因。因为失精过度，必然耗伤精气，肾元亏虚，正气虚损，百病丛生。其次房事不节亦指不知房事宜忌。如在妇女经期行房，生病期间不节制房事，行房场所和天气选择不合适等，这些都会对人的健康造成不利影响。所以说，房事养生既不能放纵性欲而败坏节度，又必须颐养心性使其益寿延年。

二、房事养生康复原则

（一）反对纵欲

房事不节与禁欲对健康均有害，相比而言，纵欲无度的危害更大。明·万全在《养生四要》中论述了纵欲的危害："交接多，则伤筋；施泻多，则伤精。肝主筋，阴之阳也，筋伤则阳虚而易萎。肾主精，阴中之阴也，精伤则阴虚而易举。阴阳俱虚，则时举时萎，精液白出。"房事无度必将伤及精血，使肝肾受损，从而影响身体健康，同时患病及其康复期间亦不可行房或纵欲，否则可使病情加重或疾病难以康复。欲不可纵的另一含义是不可滥交。不正当、不健康的两性关系，不仅影响家庭和社会的稳定，也为性传播疾病提供了条件，给人类的健康带来了极大的威胁，如艾滋病、梅毒、淋病在全球的蔓延等即是。所以承担对社会、家庭的责任，自觉抵制不良的性生活方式和行为是保持正常心理、生理健康的重要内容。

（二）欲不勉强

欲不勉强，性生活应以彼此情投意合为基础，如果不考虑对方的体力和情感，勉强行房，只会给夫妻关系带来不良影响，给心理上带来障碍，身体上造成危害，甚至还会引起各种疾病。因此，男女双方彼此尊重，使性生活成为感情升华的催化剂，方可房事和谐，有益健康。另一方面，体虚者，或患病及其康复期间，勉强行房，有害无益。若体质本弱，阳事不兴，却强服温肾壮阳之品以求一时之快，对健康损害更大。

（三）惜精保肾

中医学认为精受之于先天，充养于后天，藏之于肾，关系到人的生长发育衰老过程及生殖能力，是维持生命活动的根本。精气的盛衰盈亏直接影响人的健康和寿夭，因此惜精、养精、固精成为养生防衰的关键。节欲保精，即是说房事应该适度，欲不可禁，亦不可纵，应有所节制，以使精气保持盈满，精足则神旺，神旺则生命富有活力，有利于抗衰防老，患者者则易于康复。房事不节，过度纵欲，必耗伤精气。故《素问·上古天真论》认为"以欲竭其精，以耗散其真，不知持满，不时御神"是导致"半百而衰"的重要原因。常言道："纵欲催人老，房事促短命。"临床上常见到由于不注意节欲保精，欲念太过，施泄无度，精气亏耗而引发早衰、牙落、发鬓稀疏早白、视力减退、耳鸣耳聋、小便失禁、腰膝酸软、健忘、男子阳痿早泄、女子月经不调、白带频多、性欲淡漠等肾精亏损的病证。

三、房事养生康复方法

（一）合房卫生

注意房事卫生是养生防病、康复功能的重要措施之一。男女外阴容易藏污纳垢，如细菌、真菌、病毒、衣原体等，许多泌尿生殖系统感染性疾病与不洁的性交直接相关。如妇女感染性阴道炎、尿路感染、慢性宫颈炎、月经不调等；男性的急慢性前列腺炎、滴虫病、阳痿等。所以，男女双方都要养成良好的卫生习惯，性生活前，夫妻双方都要用温水把外生殖器洗干净。

（二）节欲有度

有度，即适度，是指根据不同的年龄、体质、生活等具体情况，安排房事频度，既不强抑，也不过度。强抑则抑郁生疾，过度则伤精耗血，均于健康不利。至于频度、行房次数，没有统一的标准和规定。一般以房事后次日感到身心舒适、精力充沛、无疲劳感为原则。若感到腰酸背痛、疲乏无力，表明房事过度，应及时调整节制。

古人认为性生活频率应考虑季节因素，东晋·张湛《养生要集》云："春天三日一施精，夏及秋当一月再施精，冬当闭精勿施。夫冬藏其阳，人能法之，故得长生，冬一施当春百。"另外，《备急千金要方·房中补益》指出："人年四十以下，多有放恣"，若不加节制，"倍力行房，不过半年，精髓枯竭，唯向死近，少年极须慎之"。因此，中青年人就应该开始注意节欲，老年人更应该注意行房频率，量力而行，以少为宜。

（三）婚育适龄

古代养生家历来主张男女"欲不可早"，而应当根据男女生长发育的自然规律选择最佳婚育年龄，并以此作为房事保健及强壮后代的重要措施。据《素问·上古天真论》中关于男女生长发育生殖功能盛衰规律的论述并结合现代医学观点，女性婚育的最佳时期是21~28岁，男子则是24~32岁。此期男女生殖功能最为旺盛，精子和卵子质量最高，难产率最低，最有利于下一代的健康。

当然婚育年龄也不宜过晚。一般认为，女子年龄最好不超过30岁，尤其不要超过35岁。因为年龄过大则卵巢功能衰退，容易出现流产、死胎或畸胎。此外，高龄产妇分娩过程中易发生宫缩无力、产程长、大出血等现象，难产率也高。故提倡男女适龄婚育无论对优生优育，还是男女身心健康，都关系重大。

在晚育的基础上，还应提倡少育。多次胎孕生育对人体耗伤亦大，因此产妇产后正气未复，则不可再孕。否则会更加耗精伤肾，引起多种疾病，不仅影响母体健康，胎儿亦多先天不足。

（四）独宿颐养

独宿，又称独卧，是古人提倡节欲、蓄养精气的重要措施之一。孙思邈《千金翼方》引彭祖的话说："上士别床，中士易被，服药百裹，不如独卧。"明·杨慎《古今谚》中亦云："服药千裹，不如一宵独宿；服药千朝，不如独卧一宵。"强调了清心寡欲、养精保肾的重要性，远远胜于药物的补益、治疗作用。另外，也暗含了"防重于治"的预防纵欲伤身致病的积极思想。清·袁开昌《养身三要》也说："独宿之妙，不但老人，少壮亦当如此。"正常人不论老少都提倡适当地独宿，病中尤宜独宿。顾护精气，恢复元气，才能扶正祛邪，使人精力旺盛、疾病康复。其共同意义在于能使人神清气定，耳目不染，利于控制情欲而养生、康复。临床上经常见到房劳伤肾者，很多年轻人不懂房事保健之法，婚后纵欲，致使体弱肾亏，未老先衰。故青壮年情欲易动难制者，可采用此法。老年不知节制房事，多致病患缠身，难以长寿。有些慢性疾病康复期间也宜适当采用独卧养生之法，戒房劳，调养精血，以期早日康复。另外，在独卧之时，也应收敛心神，安神定志，不生淫邪之心，要做到"谨独"，不可误犯手淫。总之，独卧可作为一种辅助保健方法，针对不同年龄情况，分别对待。

（五）自重节操

性行为虽然是人类的一种本能，但必须受社会道德观念和法律规范的约束，也就是说，只有夫妻间的性行为才符合法律及伦理道德规范。恋爱中的青年男女应理性地把握感情的闸门，避免婚前性行为的发生。否则不仅给纯洁的爱情蒙上阴影，而且易给双方带来沉重的心理负担，尤其会给女方造成生理、心理上的极大伤害，对青年一代身心健康非常不利。近年来受"性解放""性自由"等腐朽思想的影响，社会上出现了一些不正当的两性关系，为性病传播提供了滋生的温床。特别是艾滋病已蔓延全球，给人类健康带来极大威胁。因此，每个成年人都应当恪守对社会、家庭的义务和责任，自尊自重，洁身自爱，自觉抵制各种诱惑。

四、房事禁忌

（一）环境不当禁房事

人与自然相和谐，气候合适，环境良好，人的心情舒畅，气血调和，有利于房事的和谐。如果气候异常，地域环境恶劣，必然影响人的情绪，破坏机体调节能力，使气血逆乱，阴阳失调。由于违反天时、地利等环境而行房事，一旦受孕，不利于胎儿的孕育。故凡遇日食月食、雷电暴击、狂风大雨、山崩地裂、奇寒异热等自然灾变和不恰当的地域环境均应禁绝房事。

（二）酒后酒醉禁房事

酒味辛甘、性大热而善走窜。适量少饮，通行经脉，和畅气血。若饮酒过量，则灼伤胃肠，耗伤肾精。同时，酒醉后往往行为失控，言语动作粗鲁，房事无法和谐，更有害于双方的身心健康。故《素问·上古天真论》认为“以酒为浆，以妄为常，醉以入房，以欲竭其精，以耗散其真”是导致早衰的重要原因。由于酒中乙醇能损害精细胞和卵细胞，酒后、酒醉入房，对胎儿的影响更大，如妇女酒后受孕或妊娠期饮酒，可使胎儿发育不良，发生畸变、智力低下等严重后果。故酒后应当避免房事。

（三）七情过激禁房事

房事活动必须在双方精神愉悦、情投意合的状态下才能和谐美满，于健康有益。而大喜、大悲、惊恐、暴怒等偏激情志，导致气机逆乱，阴阳失调，此时勉强行房，不仅有碍自身健康，如果受孕必然影响胎儿的生长发育。名医陶弘景、孙思邈等都曾反复强调“大喜怒，皆不可行房室”。胎孕期见七情过激有可能祸及胎儿的正常发育，或直接导致先天性疾病。

（四）病期劳伤禁房事

房事是夫妻双方全身心投入的活动，必然要消耗一定的精力。若劳倦过度，或患病期间，或病后康复阶段，精气虚弱，则需要静心休养，避免行房耗精。劳伤行房，体力不支，则犯虚虚之戒，于健康不利。若病期或康复期行房，必然损伤正气，加重病情，或导致旧疾复发，如结核病、肝脏病、肾病等。一定要视病之轻重，正确把握。凡病情较重，体质又弱者，应严格禁欲。

（五）妇女三期禁房事

女性经期、孕期、产褥期生理特殊，要特别注意房事禁忌。经期同房，自古以来为房中大禁。因其损伤冲任，易引起月经不调、痛经、闭经、崩漏及不孕等多种妇科疾病，故此期应绝对禁忌房事。孕期早晚，尤其是妊娠前 3 个月和后 3 个月内，保胎为要，房事必须谨慎从事，不可冒犯。因为妊娠早期房事极易引起流产，妊娠晚期房事又易引起早产和感染，影响母子健康。即便妊娠中期，亦须清心寡欲，集中精血孕养胎儿。明代医家万全指出：“孕而多堕者，男子贪淫纵情，女子好欲性偏。”故怀孕期间，应善自尊重，节制房事。产后百日内禁房事。产后百脉空虚，体质极弱，抗病力差，加之宫腔因胎盘剥离留下创伤，易被感染，此时尤须长时间调养，元气才能恢复，故产后百日内应禁绝房事。此外，还应外避风寒，内调情志，注重饮食调养，使身体尽快恢复。哺乳期也应节制房事，使母亲气血充足，母乳质、量俱佳，才能照料好小儿，保证婴幼儿健康成长。

知识链接

择时同房和优生

中医主张受孕时间在夜半以后的2、3点钟为佳。现代时间医学和时间生物学的研究成果也证实了生殖生理与自然规律有着相互呼应的关系，也证明受孕时辰与后代的智力、体力有关。

受孕的季节对后代的素质也有着较大影响。天人相应理论认为，人体生长发育的规律应该与大自然的气候节律同步，即符合“春生、夏长、秋收、冬藏”的规律。因此，同房受孕的时间最好安排在深秋或初冬，即公历12月份和次年的1、2月，此时人的肾气闭藏，肾精充足，为胚胎提供了极好的生长发育场所；到了春季，自然界生机蓬勃，人体气血运行旺盛，胎儿的大脑受自然界生机的促进，接受向上升腾的气血津液以润养，人体精血充聚大脑，有利于大脑的发育；夏日里万物茂盛，有利于胎儿身体其他部位的发育；到了秋天，自然界硕果满枝，进入收获季节，胎儿也已发育成熟，“瓜熟蒂落”，自然分娩。因此，金秋或初冬季节出生的后代，正好处于自然规律的作用之下，“得四时天地之正气”，所以会聪明、健康，易于适应天地的变化。

房事保健不仅关系到夫妻双方的健康快乐，而且直接关系到下一代是否能优孕优生，古人称为种胎、养胎及护胎。由于形质未成，人神未定，故胎儿的养生是被动的，依靠父母的主动来完成。受孕的好坏关系重大，必须在父母最佳身心状态下选择最佳时间受孕。为此，必须做好孕前生理心理方面的准备工作；择时受孕，不宜盲目增加性生活次数来增加受孕机会，而应掌握自身规律，选择恰当时机，使最鲜活的卵子与充满活力的精子结合、受孕，只有这样，才能为优孕优生奠定一个良好的基础。

第五节　排便养生康复技术

大小便是人体新陈代谢、排出代谢废物的主要方式。二便正常与否，直接影响到人体的健康。养成良好的二便卫生习惯，对健康长寿、疾病康复均具有重要意义。

一、大便须通畅

古代养生家对保持大便通畅极为重视。汉·王充在《论衡》中指出：“欲得长生，肠中常清，欲得不死，肠中无滓。”肠中的残渣、浊物（废物）要及时地排出体外，才能保证机体的生理功能正常运转。如果大便经常秘结不畅，可导致浊气上扰，气血逆乱，脏腑功能失调，因此而产生或诱发多种疾病，如头痛、牙痛、痔疮、肛裂、冠心病、高血压、脑血管意外、肠癌等。现代衰老理论的自身中毒学说认为，由于生物体在自身代谢过程中，不断产生毒素，逐渐使机体发生慢性中毒，进而导致衰老。大便中包含着大量毒素，久积体内，最易使机体产生慢性自身中毒。这与中医保持大便通畅可以延年益寿的观点是一致的。

保持大便通畅的方法具体如下：

（一）定时排便

在晚上睡觉之前或早晨起床之后，可按时上厕所，久而久之，则可养成按时大便的习惯。

（二）顺其自然

《老老恒言》在论述排便时说："养生之过，惟贵自然。"要做到有便不强忍，大便不强挣。"强忍"和"强挣"都易损伤人体正气。从现代医学观点看，忍便不解，会使粪便中的毒素被肠组织黏膜吸收，危害机体。强挣努责，会过度增高腹内压，导致血压上升，对高血压、动脉硬化者不利，容易诱发中风。另外，由于腹内压增高，痔静脉充血，还容易引起痔疮、肛瘘等疾病。

（三）肛门卫生

大便之后所用手纸应以薄而柔软、褶小而均匀为宜，不可用含油墨的旧报纸、废书纸、圆珠笔写过的纸，更不可用石块、木块等代替手纸，以免污染肛门或损伤肛门，引起感染。每天晚上睡觉前，最好用温水清洗一下肛门，或经常热水坐浴，保持肛门清洁和良好的血液循环。内裤宜用薄而柔软的棉布制品制作，不宜用粗糙或化学纤维制品。如果肛门已有炎症，最好用水冲洗，不要用纸擦拭，并要积极治疗，防止再引起其他疾病。对于老年人，更应注意肛门卫生。

（四）便后调理

每次排便后，稍加调理，对身体会有很多益处。若在饱食后大便，便后宜少喝一些汤或饮料，以助胃气利消化。若在饥饿时大便，为了防止便后气泄，排便时宜取坐位，便后稍进食物，还可做提肛动作 3~5 次，以补固正气。

（五）运动按摩

运动及按摩可以起到疏畅气血，增强肠胃功能和消化排泄功能，加强大小肠蠕动，促进新陈代谢，通畅大便的作用。平常可选用一些传统功法锻炼，如太极拳、气功导引、养生功、腹部按摩保健法等。

另外，提肛运动是一种积极有效、简便易行的方法，不仅能促进排便，维护和加强肛门的功能，而且是中医养生重要的方法之一。如马王堆医书中，就有提肛运动的记载，现代西方国家还将其作为治疗阴道肛门括约肌群松弛的重要疗法。

（六）综合养护

为保证大便通畅，还应配合其他方面的综合保健。如调摄精神，保持情绪安定；饮食多样化，荤素搭配，粗细结合。在食物中，燕麦粥通大便功效较好，尤其适宜老年人。因为燕麦不仅有通便作用，还能降低胆固醇、甘油三酯，同时有减肥效果。对于便秘者，还应当辅以药膳或药剂对症治疗。如果能做到上述各项，就能有效地保持大便通畅。

二、小便宜清利

小便虽是水液代谢后排出的糟粕，却与肺、脾、肾、膀胱等脏腑的关系极为密切，尤其与肾的关系最密切。而肾是人体生命的根基，所以小便的状况也就是生命力是否旺盛的一个重要指标。小便通利，则肾气健旺，人体健康；反之，则说明人有疾患。所以古代养生家十分重视小便卫生，苏东坡在《养生杂记》中说："要长生，小便清；要长活，小便洁。"可见，保持小便清洁、通利，是保证身体健康和疾病康复的重要内容。

小便宜清利的具体方法如下：

（一）合理饮食

少食、素食，食后不要立即饮水，感到口渴才饮水等，是古人从实践中得出的保证小便清利的经验。如《老老恒言》中提出的四个要点："食少化速，则清浊易分，一也；薄滋味，无黏腻，则渗泄不滞，二也；食久然后饮，胃空虚则水不归脾，气达膀胱，三也；且饮必待渴，乘微燥以清化源，则水以济火，下输倍捷，四也。所谓通调水道，如是而已。如但犹不通调，则为病。然病能如是通调，亦以渐而愈。"

（二）导引按摩

经常进行导引和按摩保健，对于小便通利很有好处，其主要方法有三：

1. 补肾缩尿　晚上临睡时，或早晨起床后，调匀呼吸，舌抵上腭，眼睛视头上方，随呼吸缓慢做收缩肛门动作，呼气时放松，连续做 8～24 次，待口中津液较多时，可漱津咽下。这种方法可护养肾气、增强膀胱制约能力，可以防治尿频、尿失禁等。

2. 端坐摩腰　取端坐位，两手置于背后，上下推搓 30～50 次，上至背部，下至骶尾，以腰背部发热为佳，可在晚上就寝时和早晨起床时进行练习。此法有强腰健肾之功，有助于通调水道。

3. 仰卧摩腹　取仰卧位，调匀呼吸，将掌搓热，置于下腹部，先推摩下腹部两侧，再推下腹部中央，各做 30 次。动作要由轻渐重，力量要和缓均匀。练功可在早晚进行。此法有益气、增强膀胱功能的作用。对尿闭、排尿困难有一定防治作用。

（三）排尿宜忌

排尿是肾与膀胱气化功能的表现，是一种生理反应，因此有尿时要及时排出，不要用意志控制不解，否则会损伤肾与膀胱之气，引起病变。《备急千金要方・养性》说："忍尿不便，膝冷成痹。"《老老恒言・便器》指出："欲溺便溺，不可忍，亦不可努力，愈努力则愈数而少，肾气窒塞，或致癃闭。"排尿要顺其自然，强忍不尿，努力强排，都会对身体健康造成损害。

男子排尿时的姿势也有宜忌。《备急千金要方・养性》说："凡人饥欲坐小便，若饱则立小便，慎之无病。"《老老恒言》解释其道理说："饱欲其通利，饥欲其收摄也。"排尿性晕厥症，即是在排尿时由于腹压突然降低，血管急速舒张，大脑一时供血不足而致的突然晕倒。此外，情绪、房事、运动对小便的清利也有一定的影响，因此还要保持情绪乐观，节制房事，坚持锻炼。

（陈书敏）

扫一扫
测一测

复习思考题

1. 起居调理应着重注意哪些方面？
2. 正确的睡眠应该注意哪些问题？
3. 良好的卧室环境要求应具备哪些条件？
4. 着装养生的内容主要有哪几方面？
5. 房事养生的主要措施有哪些？

第七章

中医审因养生康复技术

PPT 课件

扫一扫
知重点

学习要点

1. 地域环境、居住环境、居室设置与养生康复的关系。
2. 春夏秋冬四季养生康复技术。
3. 平和质、气虚质、阳虚质、阴虚质、痰湿质、湿热质、气郁质、血瘀质和特禀质的养生康复方法。
4. 头颈、胸背、腰腹、四肢等不同身体部位的养生康复方法。

人是自然界的产物，自然界天地阴阳之气的运动变化与人息息相通，人的生理活动、病理变化必然受着诸如地域环境、时间季节等因素的影响；同时，人是一个有机整体，人体不同部位的养生保健，对整体生理功能都有直接影响；人的体质等个体差异也与疾病的发生、发展和转归密切相关。因此，必须根据这些具体因素作出分析，因地、因时、因人制宜，以采取适宜的养生康复方法。

第一节　地域环境养生康复技术

我国幅员辽阔，各地之间地理环境有较大差别，而人与天地相应，地理环境、居住条件都直接影响着人的身心健康。因此，养生康复需要因地制宜，利用地域环境的有利因素，改变其不利因素，合理选择住宅、建造房屋、营造室内环境，构建天人合一、利于人类健康长寿的自然环境。

一、地域环境与养生康复

地域环境是自然环境的重要构成部分，地形、土壤、水源、阳光、温度、植被和各种化学元素的分布和变化，直接或间接地影响着人体的健康。养生康复应该遵循天人相应、人与自然和谐的原则，才能取得最佳效果。以下介绍山地高原、平原盆地与海滨海岛等主要地域环境及其养生康复。

（一）山地高原

地表形态在海拔 500m 以上、相对落差 200m 以上者称为山地，我国的山地大多分布在西部地区。海拔在 1 000m 以上、面积广大、地形开阔、周边以明显的陡坡为界、比较完整的大面积隆起地区称为高原。我国山地约占全国面积的33%、高原约占全国面积的26%,习惯所说的山区包括山地、丘陵和比较崎岖的高原,约占全国面积的2/3。随着海拔高度的增加,山地高原形成了一些不同于平原的地理环境特点,如低压缺氧、寒冷干燥、太阳辐射强烈、化学元素缺乏等。

1. 利用有利因素养生康复 山地高原地域环境中,对人体健康较为有利的是海拔高度在2 000m以下的中低山区高原。其对人体健康的促进作用,主要表现在中低山区高原的疗养效应和山地高原的某些长寿因素两方面。人们可以充分利用山地高原的自然环境条件度假、疗养,通过散步、爬山、赏景等活动,使心血管、呼吸系统功能得到锻炼,使神经、精神系统功能得到调节。所以在山区疗养地居住,对慢性心血管、呼吸系统与神经精神系统疾病等患者有良好的保健作用和康复价值。世代居住在中低山区高原的居民,除接受上述山地高原气候的有益作用外,大致还有以下一些因素与长寿有关:首先是传染疾病较少。山地高原气温较低而空气干燥,蚊虫、病原微生物的繁殖受到抑制,不利于以蚊虫为媒介的传染病如疟疾、流行性乙型脑炎的发生,加之人口密度低、居住分散,也不利于传染病的流行,因此传染病较少。其次是心境较为平和。山区高原居民与外界交流较少,长期过着自给自足的田园生活,也无复杂人际关系的干扰,所以心境平和、情绪稳定,心身疾病较少。再次是生活方式健康。山区高原居民以自然食物为主,摄入的维生素和纤维素较多而脂肪较少,加之经常爬山、辛勤劳作使消耗较大,因此心脑血管疾病的发病率较低。最后是环境污染较少。山地高原受现代环境污染较少,空气清新、水源清洁、少有噪声。以上这些因素都有利于健康长寿。

2. 针对不利因素养生康复 山区环境中除存在一些对人体健康有利的自然条件外,也包含部分危害健康的不利因素,主要表现为高山反应和某些地方病,如克山病、地方性甲状腺肿等。此外,还有如强烈的紫外线长期照射易引起急性角膜炎、白内障、日光性皮炎、皮肤癌,高寒地区易引起冻伤、生长发育缓慢、幼儿死亡率高等。对此,需采取相应的措施预防和调治。

(二) 平原盆地

陆地上海拔在200m以下、相对高度差在50m以内、地势低平、起伏和缓的地区称为平原,其以较低的高度区别于高原,又以较小的起伏有别于丘陵,我国的著名平原有东北、华北和长江中下游三大平原。四周高(山地或高原)、中部低(平原或丘陵)的盆状地形称为盆地。我国平原约占全国面积的12%、盆地约占全国面积的19%。平原盆地的环境特点,如地势低平、雨水较多、温暖潮湿、化学元素富集等。

1. 利用有利因素养生康复 平原和盆地环境对人体健康的促进作用,主要表现在湖滨风景气候的疗养效应和丰富矿泉资源的合理利用两方面。在湖滨和江滨疗养区休养生息,对神经、心血管、呼吸、消化系统有良好的保健作用。当然在湖滨和江滨疗养区居住,对心血管、消化、呼吸、血液、神经等系统疾病也有良好的防治作用。适度饮用含不同矿物盐、微量元素的矿泉水可增强机体免疫力,预防动脉硬化、冠心病和高血压等。浴用温泉一般对运动系统疾病、皮肤病、外伤后遗症等均有良好的治疗康复效果。

2. 针对不利因素养生康复 平原和盆地地域环境中除存在诸多对人体健康有利的自然条件外,也包含部分危害健康的不利因素,主要表现为地方性氟病、原发性肝癌及血吸虫病等，应注意针对这些不良因素进行预防保健。

（三）海滨海岛

海滨即位于陆地与大海之间的前沿线，是潮汐中间的地带。海岛则指海洋中四面环水的陆地。我国有辽阔的海疆，拥有渤海、黄海、东海和南海四大海域，有漫长的海岸线，大陆海岸线长达 1.84 万 km，加上岛屿共 3.2 万 km；有众多的港湾和星罗棋布的岛屿，海区内有 $500m^2$ 以上的岛屿 6 536 个，形成蔚为壮观的自然景象，为人们提供了一个不同于内陆高山和平原地区的生活环境。海滨海岛的环境特点，如气候温和，气温平稳，空气清新，雨量丰富，日照充足，海滩松软等。

1. 利用有利因素养生康复　海滨海岛地域环境对人体健康的促进作用，主要表现在气候宜人、利于疗养，物产丰富、利于养生。由于海滨海岛气候温润、冬暖夏凉、空气清新、凉风习习、日照充足，加上广阔的地平线、湛蓝的天空、翱翔的海鸟、此起彼伏的波涛声……构成的壮美景色，令人心旷神怡。宽广松软的沙滩，又为人们进行日光浴和海水浴提供了天然场所和适宜的气候条件。海滨疗养地对缺铁性贫血、咽喉炎、鼻炎、哮喘、慢性胃肠病、佝偻病、偏头痛、精神抑郁等病症有良好的防治作用。海水浴，以海水对机体产生的物理作用和海水所含成分对人体产生的化学作用，对创伤性疾病和皮肤病如湿疹、疖疮以及神经性、过敏性皮肤病等有良好的疗效。沿海区域与海岛既是海产品生产的主要基地，也是粮食、经济作物的主产地，物产非常丰富。海洋性食物富含蛋白质、脂肪、矿物质，有利于满足人体对各种营养物质的需要。沿海地区气候温暖湿润，盛产各种蔬菜、水果，沿海与海岛居民，既食丰富的海产品，又食蔬菜、水果等陆产品，营养全面均衡，十分有利于养生保健。

2. 针对不利因素养生康复　海滨海岛地域环境中除存在诸多对人体健康有利的自然条件外，也包含部分危害健康的不利因素，主要表现为近海海洋污染和地方性高碘甲状腺肿。此外对风湿病、结核病和慢性支气管炎患者，海滨气候往往会使病情加重。对此，需采取相应的措施预防和调治。

知识链接

地域环境与疾病防治

《素问·异法方宜论》指出，东方气温，民病痈疡，砭石刺治；西方气凉，病发于内，药物内治；北方气寒，易发满病，治宜灸焫；南方气热，民病挛痹，治宜针刺；中央温和，病多痿厥寒热，治宜导引按跷。由于地理气候不同，人们生活习惯、体质也有差别，养生防病、疾病治疗、病后康复也应采取相应的不同方法。

二、居住环境与养生康复

人的一生约有一半以上时间是在住宅里度过的，居住环境的适宜与否直接影响着人们的身心健康、疾病康复和寿命长短。因此，如何从实际出发，因地制宜地选择住宅和创造一个适宜的居住环境，对养生保健与疾病康复都十分重要。以下从住宅选址、住宅朝向和房屋结构介绍居住环境的营造。

（一）住宅选址

居住地的环境对人体的身体健康有很大的影响，为了养生保健、疾病康复，进而健康长寿，必须合理选择适宜的居住地。古人主张最好选择深山老林，或者依山傍水、气候宜人、土地肥沃、物产丰富、空气清新、水质洁净之处。

高原山区、海滨森林，由于空旷、开阔，故一般都通风采光良好，而且空气清新、环境污染最少，是非常理想的居住地，有条件者应尽量选址于此。依山建房，冬季山上的林木可减低风速，阻挡风沙，避寒冷；夏天茂密的树林又可减少阳光的辐射，降低过高的气温，保持一定的空气湿度，吸附空气中的尘埃和噪声。如果傍水建屋，取水非常方便，特别是清澈甘洌的泉水终年不断，流水的蒸发作用可调节空气，清除污染物；同时，一个地方有水则灵，有水则一切都充满勃勃生机，可愉悦心志，于养生康复也有帮助。

现代居住在城市的人们，要尽可能地选择空气清新、环境安宁的地方，避免空气污染、噪声污染、环境污染，避开有高电压、高电磁、高辐射的地方。郊区农村环境，与周边自然环境融为一体，更能体现“天人合一”的思想。依山傍水、竹林深处、湖畔河边、海滨草原，都是不错的选择。

住宅周围以及高层居民楼的阳台、窗台和外墙面等空间适当种植花草树木，可以很好地降噪治污，营造一个安静、舒适、优美、洁净的环境，保障人们健康愉悦地生活。

总之，无论选择什么样的住宅，理想的环境应该是阳光充足，空气流通洁净，避免潮湿，远离污染，周边安宁，四周有大片的绿化、美化空间。

（二）住宅朝向

我国自古以来对住宅的朝向十分讲究。传统的“风水”学说除去一些迷信的观点外，实际上也包括了采光、日照、通风、避免视线干扰和朝向景观等选址、建宅原则。

建房朝向的选择是根据房屋所处位置所确定的，如山、水、道路、周围的楼房等，这些因素都要考虑进去，其最基本的原则是：冬季能有适量的阳光照射室内；夏季尽量避免阳光直射室内、居室外墙面和顶棚。就我国大部分地区而言，建房的最佳朝向是坐北朝南。住宅方位坐北朝南有两个益处：

首先有利于室温调节。我国地处低纬度，位于亚洲大陆东部，濒临太平洋，为大陆性季风气候。冬寒夏热，雨热同季。冬季尤其在北方，经常西北风劲吹，寒流袭人，若房门朝北，冷风直入室内，室温降低，使人格外不适，易感冒患病。夏季东南风微拂，如房门朝北，凉风只好绕墙而过，不能直接进入室内，使得室内空气不流通，闷热憋气，同样有害于人体健康。

其次有利于室内采光。我国地处北半球，太阳位置多半偏南。夏天温度偏高，太阳光线与南墙的夹角小，墙面和窗户接受太阳的辐射热量反而减少，尤其中午前后，太阳的位置最高，阳光几乎直射地面，强烈的阳光照不到室内，避免了室温过高。反之，冬季太阳位置偏低，阳光从外面斜射进来，若房门、窗户朝南，阳光直按照入室内，且光照时间较长。从养生保健和疾病康复角度来讲，室内每天应保证 2~4 小时的光照为好，且自然采光优于人工采光，因此，条件允许时，最好选择南向建房。

（三）房屋结构

我国地域广阔，在居室建筑上，除选择良好的宅址和理想的朝向外，还要考虑到各地区的地理气候、生活习惯和物质条件，因地制宜设计出不同风格的房屋结构。千百年来，勤劳智慧的中华民族创造出种类繁多的建筑，从帝王权贵的宫廷楼台，到僧侣平民的庙宇民宅，不仅各具特色，且大多符合养生保健、疾病康复的要求。如我国北方雨水较少，故屋顶设计坡度小，而南方雨水多，屋顶设计坡度就较大；再如墙壁厚度，东北一带流行夹层暖墙，建筑用砖也比普通规格厚，这就是为了适应当地漫长的冬季取暖需要。还有陕北的窑洞，草原上的毡房，西南边陲的竹楼，这些传统建筑无不闪烁着科学与智慧的光辉，需要我们去探索其中的精蕴。

三、居室设置与养生康复

居室环境作用于人体，虽然强度不大，但时间相当长，其影响也不容忽视。良好的室内环境可提高机体各系统的生理功能，增强抵抗力，降低患病率和死亡率；反之，低劣的室内环境对人形成一种恶性刺激，使居民健康水平下降。所以，住宅室内设置应当合理、科学。下面从居室结构、微小气候、室内色彩、室内植物、居家设备、装修材料等方面介绍怎样合理、科学地安排居室设置。

（一）居室结构

从面积空间上来说，最好是宽敞适中，一般房间以 $15m^2$ 左右为宜，层高不应小于 2.8m。房间面积空间过大，不容易发挥房间调节温度、湿度等功能；过小又会给人以精神压抑的感觉。

从平面配置来说，首先要考虑方便自己的起居、适合自己的生活习惯。一般把住宅房间分为主室和辅室。主室包括客厅、书房、卧室等，辅室包括厨房、厕所、浴室、贮藏室等。主室应位置、大小合理，并与其他房间充分隔开，以免受其不良影响，而且还要有良好的采光。辅室应以整洁、干净、方便为标准。

采光是居室结构安排中很重要的一个因素，室内每天应当保证有 2~4 小时日照为好。阳光不但给房间带来光亮，而且阳光中的紫外线有抗佝偻病、提高免疫力、杀菌消炎等作用，同时室内的植物也需要阳光来维持其光合作用。

（二）微小气候

室内微小气候是指室内由于房屋结构（墙、屋顶、地板、门窗等）的作用，形成与室外不同的室内气候。主要包括空气温度、湿度、流速和新风量四大指标。根据不同季节的特点，对室内微小气候的几项内容进行调节，不仅能保持人体正常的热平衡和主观的舒适感，而且还能有益于养生保健和疾病康复。

1. 空气温度　微小气候中最重要的因素是空气温度。人体在代谢和生活过程中，要不断与室内外环境进行热交换。由于人体对温度较为敏感，而生理调节极为有限，如果体温调节系统长期处于紧张工作状态，会影响人的神经、消化、呼吸和循环等多系统的稳定，降低抵抗力，增高患病率。

舒适的室内温度因季节不同而异，一般来说，夏季有空调的场所 22~28℃为宜，冬季有采暖的场所 16~24℃为宜。如果条件不允许，冬季也应该尽量保证居室温度在 12℃以上，夏季在 30℃以下。

2. 空气湿度　室内湿度过高，不仅影响人的舒适感，还有利于室内环境中细菌和其他微生物的生长繁殖，加剧室内微生物的污染，这些微生物常通过呼吸进入人体，导致呼吸系统或消化系统等多种疾病的发生。

最宜人的室内湿度与温度相关联，冬季湿度为 30%~80%，夏季湿度为 30%~60%。在装有空调的室内，以室温为 19~24℃、湿度为 40%~50%时最感舒适。

3. 空气流速　室内空气的流动对人体有着直接的影响。如夏季空气流动可以促进人体散热，冬季空气流动会使人体感到寒冷。另外，当室内空气流动性较低时，室内环境中的空气得不到有效的通风换气，各种有害化学物质不能及时排到室外，造成室内空气质量恶化。而且，由于室内气流小，人们在室内生活中所排出的各种微生物相对聚集于空气中或在某些角落大量增生，致使室内空气质量进一步恶化。化学性污染物和有害微生物共同作用，将损害人体健康。同时，因为室内环境得不到有效通风，还可使在室内生活的婴幼儿和老年人等高危人群各种疾病的发病率升高。

风速大有利于人体散热、散湿，提高热舒适度。但风速过大，也会有害健康，特别是在睡眠时，容易导致着凉。夏季室内风速以 0.3m/s 左右为宜，冬季风速应稍小些。

4. 新风量　一般而言，新风量越多，对健康越有利。新风虽然不存在过量问题，但超过一定限度，必然会引起室内气温的改变，需加以注意。室内新风量一般都是根据二氧化碳的浓度来确定，《中华人民共和国国家标准室内空气质量标准》规定，一间房子要使二氧化碳的浓度限制在 0.1%，必须保证每人每小时有 $30m^3$ 的新鲜空气。

增加新风是改善室内空气品质的必要措施，但不能只满足新风的量，却忽略了它的质和人们实际所获得的新风量。在房屋设计时，应确定恰当的送风量，选用性能好的送风口，设计理想的送排风布局。另外，采用局部或个体送风方法，也可保持一定空间的良好空气品质。在室外污染比较严重的地方，还应对入室的新风进行净化。室内也可以使用空气净化器对空气进行处理。

一般家庭条件下，主要采用开窗通风的方法。一日之内开窗的时间和次数，可根据住房大小、人口多少、起居习惯、室内污染程度以及天气情况进行安排。一次性通风时间一般不应少于 30 分钟。在厨房做饭时，一定要使用抽油烟机和开窗，以减少厨房油烟对人体健康的危害。

（三）室内色彩

适宜的室内色彩会成为一种有益健康的“营养素”，反之则对健康不利。

1. 红色　刺激和兴奋神经系统，增加肾上腺素分泌和增强血液循环。但接触红色过多时，会产生焦虑和身心受压抑的情绪，使易于疲劳者感到筋疲力尽。所以，在寝室或书房应避免使用过多的红色。

2. 橙色　产生活力，诱发食欲，有助于钙的吸收，利于恢复和保持健康。此色适用于娱乐室、厨房等处，对寝室、书房则不宜。

3. 黄色　可刺激神经和消化系统，加强逻辑思维，但金黄色的装饰却易造成不稳定和任意行为。所以在寝室与活动场所，最好避免使用金黄色的家具摆设。

4. 绿色　有益消化，促进身体平衡，并能起到镇静作用，对好动或身心受压抑者有益。自然的绿色对晕厥、疲劳与消极情绪均有一定的调治作用。

5. 蓝色　能降低脉搏，调整体内平衡，在寝室使用蓝色，可消除紧张情绪，有助于减轻头痛、发热、晕厥、失眠。蓝色的环境，使人感到幽雅宁静。

6. 紫色　对运动神经、淋巴系统和心脏系统有压抑作用，有促进安静的感觉。

7. 靛蓝色　能影响视觉、听觉和嗅觉，可减轻身体对疼痛的敏感性。该色不适于装饰，但若用于布料，可使人产生安全感。

一般来说，客厅、餐厅采用粉红色或浅黄色，可增添柔和、欢乐的气氛；卧室应选择安静色调，以利于休息和睡眠，但不适用鲜艳、刺激性强的大红、艳紫等色调；书房宜采用浅绿色，给人以宁静舒适的感觉；厨房、卫生间可用灰色，使环境的光线更加调和。室内色彩，既要使不同房间根据其功能各具特色，又要合理进行色彩搭配，力求和谐统一。

（四）室内植物

在室内、阳台上多栽培些芳香浓郁的香花对人的身心健康大有好处。如多闻玫瑰花、茉莉花、栀子花等香气浓郁的花香，可疏肝解郁，改善咽喉阻塞、胸胁胀痛、精神抑郁等不适。盆景是我国古老的园林艺术珍品，被人们誉为无声的诗、立体的画、有生命的雕塑。盆景可以美化生活，陶冶情操。养花制景可使大脑和身体得到适当锻炼，有利于身体健康。

（五）居家设备

随着人们物质生活水平的提高，一些现代化设备进入了家庭，它改善了人们的居住品质，也给人们带来了欢乐和幸福，但同时也给人们的健康产生了一些不利的影响。如何有效地利用这些现代化设备，又避免它们对健康的不利影响，对养生保健和疾病康复也十分重要。

1. 空调与健康　装有空调设备的房间，由于空气调节装置使室内空气调换过频，超过正常需要的两倍到五倍，因此出现了“穿堂风”一样的气流，人体常感到空气振荡太强烈。夏天长期待在凉爽的空调房里，很少出汗，体内阳气郁积不能发散，不能正常发挥温煦、保护机体的作用，就会有疲惫、畏寒等不适表现，同时易于感冒。在炎热的夏天，由于室内外温差过大，人们从装有空调的房间出来，身体不能马上适应外界的环境，也有害于健康。

长期使用空调并不好，一般在气温不是太高的时候，不要轻易使用空调，即使使用，也不能贪图凉爽而把温度设置得太低。

2. 电视（电脑）与健康　随着电视节目的不断丰富，人们越来越离不开电视（电脑）了，有的人甚至长时间和电视机（电脑）一起生活，这对健康有很大的影响。首先对视力的影响：长时间收看电视，特别是坐得太近或在侧面观看电视时，眼睛的晶状体和肌肉就需要用力调节，这会导致视力疲劳并损伤视力。其次对体形的影响：若看电视时总是一种姿势，或是仰着看，或是躺着看，时间长了可造成体形变化，如驼背、畸形等。尤其是儿童，甚至会影响其骨骼的正常发育。

看电视（电脑）的保健问题，一般需要做到以下几点：一是时间不宜过长，连续看电视最好不要超过 1 小时。二是注意光线、距离和位置，看电视时房间里最好开一盏小瓦数的灯，电视屏幕的亮度要适中，对比度要适当；电视机的位置应略低于视平线，人与电视机的距离，要大于屏幕对角线 5 倍以上，但也不宜距离太远。三是不要久坐不动，看电视时要经常站起来活动一下肢体，这既可松弛精神、减轻疲劳，又可预防因下肢血液流动不畅而导致下肢静脉血栓形成。四是不宜看刺激性太强的节目，要以平和的心态对待节目内容。五是不宜边看电视边吃饭，看电视最好在吃完饭半小时以后，以免影响消化功能或引起慢性胃炎。

3. 冰箱与健康　电冰箱保鲜、贮存食物，为人们紧张而忙碌的生活带来了许多的便利，但是，不正确的冷冻冷藏食物方式，也会在一定程度上影响健康。

家庭中使用的冰箱，冷冻室的温度一般都在零下 18℃ 左右，而这个温度只能在一定的时间内保存食物的风味、营养成分以及它的新鲜度，却阻止不了食物营养成分逐渐的损失和品质缓慢的恶化。所以，在冰箱当中冷冻的鱼、肉，最好不要超过两个月。

营养比较丰富的绿色叶菜，一般来讲，在冰箱里储存的时间最好不要超过 3 天。

如果储存时间过长，常会发生维生素的降解。同时，其中有害的亚硝酸盐的浓度也会从非常低的水平上升到一个很高的水平。冷藏蔬菜，特别像番茄、黄瓜、水萝卜生吃的蔬菜，最好用保鲜袋装起来再冷藏。因为冰箱毕竟不是消毒柜，而且各种微生物都有可能在湿润的空间里生长繁殖。

除上述室内几种现代化设备若使用不当，可影响人体健康以外，还有电风扇、电热毯等，也有利有弊，关键是使用得当。

（六）装修材料

房屋装修不能只图表面豪华，要选择无毒无害的优质建筑装修材料，杜绝其对人体的危害。目前所使用的装修材料，如地板、瓷片、花岗岩等，有些含有一定含量的放射性物质，对人体存在危害。许多装修材料含有甲醛等有害物质，装修后很长一段时间这些对人体有害的物质不断地挥发出来，使人易于过敏。所以，新装修的房屋要多开窗通风，一般宜半年以后才能入住。

第二节　时间季节养生康复技术

天地阴阳的规律变化，使自然界中一切事物的运动变化都有一定的节律性，如四季变换的年节律、月亮盈亏的月节律、昼夜晨昏的日节律等时间节律，人与之相应，脏腑气血、精神情志等也有着周期性变化。养生康复要根据自然界及人体的变化规律，因时制宜，才能更好地达到却病延年的目的。以下重点介绍四季养生与康复技术。

一、春季养生康复技术

春季三月，从立春到立夏前，包括立春、雨水、惊蛰、春分、清明、谷雨六个节气。春为一年四季之首，乃万象更新之始，是生发的季节。春回大地，阳气升发，天气由寒转暖，自然界各种生物萌发生育，一派欣欣向荣的景象。如《素问·四气调神大论》云："春三月，此谓发陈。天地俱生，万物以荣。"因此，春季养生康复在起居、情志、饮食、运动锻炼诸方面，都必须顺应春天阳气升发、万物萌发向上即"生"的特点，以保持内环境的相对平衡。

（一）起居调养

《素问·四气调神大论》曰："春三月……夜卧早起，广步于庭，被发缓形，以使志生……此春气之应，养生之道也。"指出人们春季起居养生，应该晚睡早起。早晨起床，披散长发，舒缓形体，在庭院中信步慢行；晚睡，多沐浴春日暖暖的阳光，使身心感到舒畅，以顺应春季生发之气。

春季阳气始生，气候变化较大，乍暖还寒，加之人体肌表腠理开始变得疏松，对于外邪的抵抗能力有所减弱。所以此时不宜过早脱去棉衣，特别是年老体弱者，减脱冬装尤应审慎，不可骤减。"春捂"得宜，阳气旺即所以正气盛，"虚邪贼风"便无缘侵袭人体。但这种"捂"，是捂着机体，不是封闭居室。我国民间历来有"春捂秋冻"之说，确为春季养生保健经验之谈。否则，过早脱去棉衣极易受寒，易患上呼吸道感染、气管炎、肺炎以及流行性感冒、流行性脑脊髓膜炎等呼吸系统疾患或传染病。因此春季必须注意保暖御寒，做到随气温变化而增减衣服，使身体适应春天气候变化的规律。

（二）情志调节

春属木，与肝相应。肝主疏泄，在志为怒，恶抑郁而喜条达。故春季养生保健，应养肝气以调畅情志，使志意生发。在情志方面，切勿暴怒，更忌精神忧郁，要加强精神修养，用积极向上的态度对待任何事情，做到心胸开阔，乐观豁达，精神愉快。培养热爱大自然的良好情怀和高尚品德，对自然万物多加关爱，注意保护。春天，踏青郊游，寄情山水，使自己的精神情志与春季的大自然相适应，充满勃勃生气，以利春阳之生发。

（三）饮食调养

肝旺于春，与春阳生发之气相应，喜条达疏泄，肝木太过则易乘伐脾土，影响脾胃的消化功能。酸味入肝，具收敛之性，不利于阳气的生发和肝气的疏泄；而甘味可补脾培中、辛味可疏肝升阳，故春季宜食辛甘发散之品，而不宜食酸收之味。如小麦、谷米、土豆、山药、鸡蛋、鸭蛋、鹌鹑蛋、鸡肉、鸭肉、鹌鹑肉、牛肉、瘦猪肉、鲜鱼、花生、芝麻、大枣、莲子、蜂蜜、胡萝卜、豆芽、莲藕、荸荠、梨子、蘑菇等。

春天气候开始由寒转暖，雨水增多，适宜万物生长，同时也适合微生物滋生，而这时人们经过一冬的蛰居室内，体内多有积热，人体抵抗力减弱，各种旧疾易于再次发作，邪气也易乘虚而入，所以春天是多发病的季节，在饮食上忌发物，少食过于辛辣温燥的食物。

（四）运动锻炼

为了适应春天阳气升发的需要，可结合自己的身体条件，选择合适的运动方式，如跑步、登山、太极拳、健身操、球类运动等，形式不拘，灵活掌握。运动锻炼最好到空气清新的地方，如在公园、广场、田野、草地、河边、山坡等处进行。放风筝是春日里一种非常有益和有趣的娱乐体育运动，有起步、小跑、带线等动作，急缓相间，对身体极为有益，其乐无穷。

二、夏季养生康复技术

夏季三月，从立夏到立秋前，包括立夏、小满、芒种、夏至、小暑、大暑六个节气。夏季暑热蒸腾，烈日炎炎，雨水充足，万物茂盛，阳极阴生，万物华实。正如《素问·四气调神大论》所说："夏三月，此谓蕃秀。天地气交，万物华实。"人在气交之中，故亦应天地阴阳之变化，以阳气旺盛为主要生机特点。所以，夏季养生康复要顺应夏季阳盛于外的特点，注意养护阳气，着眼于一个"长"字。

（一）起居调养

《素问·四气调神大论》说："夏三月，夜卧早起，无厌于日。"指出夏季作息，应晚些入睡，早些起床，以适应日出早而日落晚的规律；尽可能进行户外活动，进行"日光浴"，使汗液排泄，调节机体体液，排出体内毒素。

夏季气候的特点是气温高、湿度大。高温会影响中枢神经系统的稳定，使人的神经反射变得迟钝、胃纳不佳、精神萎靡不振，严重者可出现中暑昏迷。高温也可增加人的兴奋性，使人烦躁不安、头痛、头昏和失眠。温度高，湿度大，气压低，使汗液不易排出和散发，也会让人感到烦躁和疲倦。加上夏天昼长夜短，晚上闷热，睡不好觉，常会影响人们的健康。因此，夏季起居要注意防暑降温。我国古代创造了许多简便、有效的居室降温方法。如执扇摇风、冬冰降温和洒水降温等，以及树下、河边、村口纳凉与水洗冲凉等，以减轻闷热多汗给人造成的不适。现在，人们的防暑降温条件明显改善，有风扇、空调之类。但夏日高温汗出较多、腠理开泄，易致风寒湿邪侵袭。如若过分贪凉，也会给人带来危害。故睡眠时不宜长时间电扇送风，更不宜夜晚露宿。有空调的房间，也不宜室内外温差过大。纳凉时不要在房檐下、过道里，应远离门窗。可在树荫下、水亭中、凉台上纳凉，但不要时间过长，以防贼风入中患阴暑症，或患“风痹不仁，手足不遂，言语謇涩”等疾。夏季睡觉有五忌：一忌室外露宿；二忌袒胸露腹；三忌睡在地上；四忌穿堂风；五忌通夜不停扇。午饭后，适当安排午睡，对身体健康极为有益。一则可避暑热炎炎之势，二则可弥补夜间睡眠之不足以消除疲劳。

酷暑盛夏，每天洗一次温水澡，是一项值得提倡的防暑降温的健身措施。不仅能洗掉汗水、污垢，使皮肤清爽，消暑防病，而且能够锻炼身体。没有条件洗温水澡时，可用温水擦身。在衣着方面，由于夏日天热多汗，衣衫要薄一些，要勤洗勤换，久穿湿衣或穿刚晒过的衣服都易使人生病。

（二）情志调节

夏季切忌急躁发怒，要保持神清气和，快乐欢畅，胸怀宽阔，精力充沛，情绪饱满，如同盛开的花朵那样自然舒展，对外界事物要有浓厚的兴趣，培养乐观外向的性格，以利于气机的宣畅，适应夏季的养“长”之道。

夏属火，内应于心。夏季暑气当令，火热蒸迫汗液外泄，汗为心之液，心气最易耗伤。而心藏神，为君主之官。心神充沛则人体功能旺盛而协调，神气涣散则脏腑功能失调而易于患病。故当炎热之夏日，尤其要重视心神的保养、精神的调摄，以保证人体全身功能的协调旺盛、脏腑功能的正常运行。北魏·嵇康《养生论》指出，炎热夏季“更宜调息静心，常如冰雪在心”。强调夏季保养心神的重要性，“心静自然凉”是炎暑季节调养心神的重要法则。

（三）饮食调养

夏季气候炎热，暑热当令，心火易于亢盛，一般情况下，饮食上宜用清心泻火、清暑之物，如西瓜、香瓜、黄瓜、西红柿、绿豆、赤豆、苦瓜之类。暑热季节出汗较多，可适当食用冷饮，补充水分，帮助体内散发热量，清热解暑。但切忌贪凉而暴食冷饮、冰水、凉菜、生冷瓜果等，否则会使脾胃功能受到影响，甚至酿生疾病。老年人、小儿体质较弱，更不可过贪冷饮之类。

夏季人体气血运行趋向体表，相对而言，消化道的气血供应减少，使脾胃的消化功能减弱，若暑热夹湿则更易伤及脾胃，致脾胃运化失司，升降失常，会出现胸闷、纳呆、肢体困倦乏力、精神萎靡、大便稀薄等不适或病证。因此夏季饮食又以清淡、少油腻、易消化为原则，也可适当食用酸味、辛辣香气的食物，以开胃助消化，增强脾胃的纳运功能。

夏季微生物极易繁殖，食物极易被污染而腐败、变质。这个季节是肠道疾病的多发高发季节，因此要讲究饮食卫生，谨防“病从口入”。尽量不吃剩饭剩菜，使用的炊具、食具、茶具等要经常消毒，妥善保管。

（四）运动锻炼

暑热使人体汗出较多，易伤阴耗气，若长时间在日光下活动可能引起中暑。所以夏季运动要避开炽热烈日之时，并注意加强防护。最好在清晨或傍晚天气较凉爽时进行室外运动锻炼。宜选择运动量较小或适中的运动方式，如散步、慢跑、太极拳、健身操、健身气功等。运动时所穿衣服宜松软、宽大、浅淡、穿脱方便。运动后出汗较多时，可适当饮些凉开水，切勿用冷水冲头洗澡，以免招致感冒，或引发风湿痹痛。

三、秋季养生康复技术

秋季三月，从立秋到立冬前，包括立秋、处暑、白露、秋分、寒露、霜降六个节气。《素问·四气调神大论》说："秋三月，此为容平。天气以急，地气以明。"秋令时分，自然界的阳气渐渐收敛，阴气逐渐增长，气候由热转凉，"燥"成为秋令主气，是由阳盛向阴盛转变的关键时期。秋季正是收获的季节，人体的生理活动也要适应自然环境的变化，与"夏长"到"秋收"自然阴阳的变化相应，体内阴阳双方也随之由"长"到"收"发生变化，开始向阳消阴长过渡。因此，秋季养生，以养收、养肺、防秋燥为原则。

（一）起居调养

秋季，自然界的阳气由疏泄趋向收敛，起居作息要相应调整。《素问·四气调神大论》说："秋三月，早卧早起，与鸡俱兴。"早卧以顺应阴精之收藏，早起以顺应阳气的舒展，使肺气得以宣肃，避免秋季肃杀之气对人体产生的不良影响。同时，为了保养肺的秋收之气，在秋季要适当延长睡眠时间，与鸡俱兴，和春夏季节之早起相比较，宜稍稍迟点起床。

"秋冻"是秋季一种有益的养生保健方法。是指秋风时至，虽然天气逐渐转凉，但衣被要逐渐添加，不可一下加得过多、捂得太严；即便是晚秋，穿衣也要有所控制，有意识地让机体"冻一冻"。这样，避免了多穿衣服产生的身热汗出，阴津耗伤，阳气外泄，顺应了秋天阴精内蓄、阳气内守的养生需要，也为冬季藏精做好准备。对于"秋冻"的理解，不应局限于未寒不忙添衣，应从广义上把它引申为秋季的一个养生保健法则。如睡觉不要盖得太多，尤其是儿童，多盖极易导致出汗伤阴耗津。各种运动锻炼如打球、爬山、冷水浴、散步等，任何活动都应注意一个"冻"字。尤其是冷水浴，是符合"秋冻"的有效方法，应整个秋天坚持，不要间断。当然"秋冻"还要因人、因天气变化而异，如老人、儿童，由于抵抗力弱，在进入深秋时就要注意保暖，适时添加衣服。

秋季气候干燥，要注意皮肤的护理，适当使用一些护肤品，保护皮肤的湿度和柔润；外出时做好防护，避免风沙对肌肤的损害。秋季气候变化较大，热、燥、寒气皆有，要注意支气管哮喘、秋季腹泻、疟疾等疾病的预防。

（二）情志调节

秋天是宜人的季节，但气候渐转干燥，日照减少，气温渐降；草枯叶落，花木凋零，往往使人触景生情，在一些人心中会引起凄凉、垂暮之感，产生忧郁、烦躁等情绪变化。特别是退休、离休在家的老年人，一生颇多坎坷，身心屡遭戕伐，对不良刺激的耐受性下降，面对此情此景，常常频忆旧事，更易生垂暮、忧愁之感，甚至引起忧郁症的发生或使原有病症加重。养生康复的主要方法，一是要享受充足的阳光，工作场所要充分照明；二是在情绪不好时，转移一下注意力，去打太极拳、散步或参加适当的体力劳动，用形体的紧张去消除精神的紧张。有条件的最好去游山玩水，或以琴棋书画移情。秋季调节情志的方法还有很多，如养花、垂钓，选择性地听一些娱乐解郁的乐曲等。我国古代民间有重阳节即阴历九月九日登高赏景的习俗，也是养收之法。此时登高远眺，可使人心旷神怡，一切忧郁、惆怅等不良情绪顿然消散，是调解精神的良剂。

（三）饮食调养

酸味收敛补肺，辛味发散泻肺，秋天宜收不宜散。所以，饮食上尽可能少食葱、姜等辛味之品，适当多吃一些酸味果蔬。

"润其燥"是秋季饮食养生之大法。具体来说，首先要多喝开水、淡茶、果汁饮料、豆浆、牛奶等流质，以养阴润燥，弥补损失的阴津；其次多吃新鲜蔬菜和水果。秋燥最易伤人的津液，多数蔬菜、水果性质寒凉，有生津润燥、清热通便之功；蔬菜、水果含有大量的水分，能补充人体的津液。果蔬富含维生素 C、维生素 B 及无机盐、纤维素，可以改善燥气对人造成的不良影响。另外，还可多食些蜂蜜、百合、莲子、芝麻、木耳、银耳、冰糖等清补润燥之品，以顺应肺脏的清肃之性。少吃辛辣煎炸热性食物。韭菜、大蒜、葱、姜、八角、茴香等辛辣的食物和调味品，煎炸的食物如炸鸡腿、炸里脊、炸鹌鹑等，多食皆会助燥伤阴，加重秋燥。

秋季是大量瓜果上市的季节，但除龙眼、荔枝、桃子外，大部分水果性偏寒凉，因此在食用时应有所节制，特别是老年人脾胃功能薄弱，多食会损害阳气，降低消化功能，引起腹泻、呕吐等病证，所以更应引起足够的重视。谚语说："天时虽热，不可贪凉；瓜果虽美，不可多食。"确实是经验之谈。而且每一种水果都有其自身的特性，在选用时不要盲目。如平素内火较重而口舌易于生疮、大便秘结者宜多食梨、香蕉、柿子、猕猴桃等寒凉类水果，而素体阳虚，动辄腹泻者则宜食桃子、荔枝、龙眼等偏温性的水果。

（四）运动锻炼

秋天，天高气爽，是开展各种运动锻炼的好时期，可根据个人具体情况选择不同的锻炼项目。此时还应尽早地进行耐寒锻炼，其方式很多，如早操、晨跑、太极拳、散步、爬山、游泳、冷水浴等，可因人而异。其中登山活动在我国十分盛行，每年农历九月九日，组织老年人进行登山活动，已成为群众性的风俗和健身活动。

四、冬季养生康复技术

冬季从立冬到立春前，包括立冬、小雪、大雪、冬至、小寒、大寒六个节气，是一年中气候最寒冷的季节。自然界天寒地冻，阴气盛极，阳气潜伏，草木凋零，蛰虫伏藏，用冬眠状态养精蓄锐，为来春生机勃勃做好准备。人体的阴阳消长代谢相对缓慢，故冬季养生，应避寒就暖，保养阳气，顾护肾气，以闭藏为本。

（一）起居调养

《素问·四气调神大论》云："冬三月，此为闭藏。水冰地坼，无扰乎阳；早卧晚起，必待日光……去寒就温，无泄皮肤，使气亟夺，此冬气之应，养藏之道也。"指出冬季的起居养生，宜早睡晚起，最好等待日出以后活动，以免扰动阳气。

冬令养生保健，除了要适应自然界阴阳、气候变化外，还要节制房事，去寒就温，进食温肾助阳之品以顾护肾阳，起居注重闭藏顾护肾阴、蓄养阴精，注意保精护肾，这些对预防春季温病具有重要意义。正如《素问·金匮真言论》云："夫精者身之本也，故藏于精者，春不病温。"

严寒季节，由于气温下降，冷空气刺激，使呼吸道抵抗力下降，易致慢性气管炎等呼吸系统疾病急性发作；若气温骤降或寒潮来临，还会使心血管病患者感到胸闷、气短、头晕、恶心和全身不适，可能会诱发心肌梗死和脑卒中；流行性感冒的发生和流行与冷空气也有密切关系。所以在冬季，一定要适时增减衣物，注意防寒保温，防止各种疾病的发生。

古有“富人吃补药，穷人泡泡脚”之说。冬天泡脚，丹田温灼。脚是人的第二心脏，坚持在睡前用热水适当泡洗，长期刺激脚部的经络穴位，促进气血通畅，可间接起到调整脏腑功能、增强体质的作用。特别是睡眠不好、易于手脚冰凉的人，这种保健方法更简便有效。当然，并不是只有冬季才要泡脚，一年四季泡脚都有好处。

（二）情志调节

为了适应冬季阴精固藏、阳气内敛的生理变化，必须合理调节情志活动，做到如同对待隐私那样秘而不宣，如同获得珍宝那样感到满足。如是，则“无扰乎阳”，使神气内收、养精蓄锐，有利于来春阳气萌生。如果违逆了这一规律，就会损伤肾气，到了来年春季，就会使人体适应春天升发之气的能力降低，发生痿厥一类的疾病。

有些人在冬季易发生情绪抑郁、头脑昏沉、懒散嗜睡的现象或病症，即所谓季节性情感失调症。对此可通过多晒太阳，加强体育锻炼，多吃新鲜蔬菜、水果、豆类、乳类、花生、动物内脏等方法进行调理。

（三）饮食调养

冬季饮食调养，应当遵循“秋冬养阴”“无扰乎阳”的原则，既不宜生冷，也不宜燥热，适宜滋阴潜阳、热量较高的膳食。

冬令是进补强身的最佳时机，有“冬季进补，来年打虎”之说。冬月天寒地冻，人体的阴精秘藏，阳气固秘，脾胃功能每多健旺，是营养物质易于蓄积的大好时机。一般而言，在秋冬季节，尤其是寒冬，应防寒保暖，多吃温热之物及血肉有情之品，如羊肉、鸡肉、狗肉、鹿肉等，以达温阳益阴的作用。而素体阴亏者，宜进食养阴滋液之品，如阿胶、龟肉、兔肉、鳖肉、鸭肉、猪肉、鳗鱼、木耳、银耳等，使阴阳协调，生化无穷。另外，膏方具有滋补强身、抗衰延年、治病纠偏等多种作用，冬季辨证服用膏方，在疾病防治与病后康复中能够起到重要的作用。

某些慢性病患者，如虚劳等，可根据节令进行调理。对阳虚者，在“冬至一阳生”之时，乘势给予养阳之药、食，养阳以配阴，可收事半功倍之效。

因冬季是肾主令之时，肾主咸味，心主苦味，咸能胜苦。所以饮食之味宜减咸增苦以养心气，使肾气坚固。

（四）运动锻炼

“冬季动一动，少闹一场病；冬天懒一懒，多喝药一碗。”这句民谚，足以说明冬季锻炼的重要性。实践证明，长期坚持冬季锻炼的人，很少患支气管炎、肺炎、扁桃体炎、冻疮、感冒等疾病。我国自古也有“冬练三九”之说。因此，冬季天气虽寒，但也要根据自身的情况，持之以恒地进行运动锻炼。

在冬天早晨，由于冷高压的影响，往往会发生逆温现象，即上层气温高，而地表气温低，大气停止上下对流活动，工厂、家庭炉灶等排出的废气，不能向大气层扩散，使得户外空气相当污浊，能见度大大降低。这时，最好不到室外锻炼，可在室内进行。在太阳未出来前，地面空气氧含量很低，待日出半小时，绿色植物进行光合作用，地面空气中氧气才逐渐增加，因此冬季晨炼不宜过早。

此外冬季还要避免在大风、大寒、大雪、雾霾中锻炼，还要注意预防感冒和冻伤。锻炼前应做好准备活动，开始锻炼时衣服要多穿些，待身体暖和时再脱去厚衣服，运动后要及时更换衣服，不要穿湿衣。外出活动最好戴帽子和手套，以免发生冻疮。

知识链接

春夏养阳，秋冬养阴

“春夏养阳，秋冬养阴”是《素问·四气调神大论》提出的四时养生的重要原则，是在论述春养生气、夏养长气、秋养收气、冬养藏气的基础上提出来的。生长属阳，收藏属阴，春夏养阳即养生养长，秋冬养阴即养收养藏。要求人们凡精神活动、起居作息、饮食五味等，都要顺应自然界的变化，进行适当的调节。

对此尚有从不同角度阐发其精神者，从而扩大了这一养生原则的应用范围。如后世对脾肾阳虚、夏缓冬剧的慢性咳喘、慢性泄泻等病证，于春夏之时，适当采用温补脾肾之法治疗，往往收效更佳，这种冬病夏治（养）的方法，便是对“春夏养阳，秋冬养阴”原则的发展。

第三节　各种体质养生康复技术

体质，是指人体禀赋于先天，受后天多种因素影响，在其生长、发育和衰老过程中所形成的形态及心理、生理功能上相对稳定的固有特性。体质往往决定着机体对某种致病因子的易感性及其所产生病变类型的倾向性。不同体质的养生康复，就是针对不同体质，采用个体化的养生保健和康复疾病的方法和措施，以调整体质偏颇、增强体质，因人制宜，达到养生康复、益寿延年的目的。

一、体质差异形成的常见原因

体质形成的机制是极其复杂的，它是先天因素、后天因素以及环境因素等综合作用的结果。

（一）先天因素

先天因素，即禀赋，是指子代出生以前在母体内所禀受的一切，包括父母生殖之精的质量，父母血缘关系所赋予的遗传性，父母生育的年龄、身体状态以及养胎、护胎、胎教和妊娠期疾病所造成的一切影响。先天禀赋是体质形成的基础，是体质强弱的前提条件。决定体质形成的先天因素主要有以下方面：

1. 种族繁衍　种族对体质的作用即是遗传性因素对体质形成的决定性作用，它决定了种族及个体来自遗传的体质差异。不同种族，由于地理区域不同，受水土性质、气候类型、生活习惯、饮食结构、社会民俗等因素的长期影响，可形成不同的体质，并形成该种族群体较为鲜明的体质特征。

2. 家族遗传　人体的形体结构是体质的形态学基础。父母体质特征和生殖之精的盈亏盛衰决定着子女禀赋的厚薄强弱，父母体内阴阳的偏颇和功能活动的差异，可使子女也有同样的倾向性，人体的形态、相貌、肤色等很大程度上受着亲代的遗传信息影响。如父母双亲身材瘦小的，其子女矮小的概率则偏大。至于先天性、遗传性原因所致的畸形，则更是与先天遗传有直接的关系。

3. 性别因素　人类由于先天遗传的作用，男女性别不仅形成各自不同的解剖结构和体质类型，而且在生理特征方面，也显示出各自不同的特点。一般来说，体型上，男子的肩部宽而臀部窄，而女子则是臀部宽而肩部窄；男子性多刚悍，女子性多柔弱；

男子以气为重，女子以血为先。

知识链接

性别与养生康复

男女性别不同，在生理、心理上有着很大区别，其养生康复也应分别采取不同的方法和措施。“男子以精为本”，以肾为先天，养生保健、疾病康复重在顾护阴精；女子以肝为先天，情感丰富，阴柔之体，以血为用，其养生、康复应特别注意青春期、月经期、孕期、产褥期、哺乳期及更年期的不同特点。

（二）后天因素

后天因素，主要包括年龄阶段、膳食营养、生活起居、精神状态等方面。这些因素既可影响体质强弱变化，也可改变人的体质类型。

1. 年龄阶段　生、长、壮、老是生命运动的正常过程，不同的年龄阶段具有不同的体质特点，随着年龄增长，平和体质逐渐减少。体质的特点不同程度地表现于形态结构上，正如《灵枢·天年》所说：“人生十岁，五脏始定，血气已通，其气在下，故好走；二十岁，血气始盛，肌肉方长，故好趋；三十岁，五脏大定，肌肉坚固，血脉盛满，故好步；四十岁，五脏六腑十二经脉，皆大盛以平定，腠理始疏，荣华颓落，发颇斑白，平盛不摇，故好坐；五十岁，肝气始衰，肝叶始薄，胆汁始灭，目始不明；六十岁，心气始衰，苦忧悲，血气懈惰，故好卧；七十岁，脾气虚，皮肤枯；八十岁，肺气衰，魄离，故言善误；九十岁，肾气焦，四脏经脉空虚；百岁，五脏皆虚，神气皆去，形骸独居而终矣。”

知识链接

体质的形成与演变

随着年龄的变化，男女体质的形成和演变，大致可划分为5个阶段：①从出生到青春期，是体质渐趋成熟、定型的阶段。②青春期到35岁左右，女性的体质常会发生较明显的变化，而男性这一时期的变化不很显著。③35岁至更年期的男女，均处于壮年阶段，体质变化较为平缓。④50岁左右的女性和55~60岁左右的男子进入更年期，体质发生显著变化。⑤更年期以后的老年阶段，常以虚为主，兼夹痰瘀。不同年龄阶段的人群，有不同的心理、生理特点，养生康复的措施也有较大差别。

2. 膳食营养　膳食营养是体质形成中重要的影响因素之一。人们长期的饮食习惯和相对固定的膳食结构均可形成稳定的功能趋向和体质特征。科学的饮食习惯、合理的膳食结构、全面充足的营养，可增强人的体质，甚至可使某些偏颇体质转变为平和体质。如果饮食失当，则影响脾胃功能，造成阴阳气血失调，体质发生不良改变。如长期饮食摄入不足，影响气血的生化，易使体质虚弱。饱食无度，久之则损伤脾胃，可形成形盛气虚的体质。饮食偏嗜，可造成人体内营养成分的不均衡，出现一部分营养成分过剩，另一部分营养成分缺乏，引起脏腑气血阴阳的偏盛偏衰，而形成偏颇体质，如长期偏嗜寒凉之品，易致阳虚体质；长期偏嗜温热的食物，易致阴虚体质；长期偏嗜辛辣则易化火伤津，形成阴虚火旺体质；长期偏嗜甘甜可助湿生痰，形成痰湿体质；长期嗜食肥腻，易致痰湿内盛，或化热生火，多形成痰湿或湿热体质；长期酗酒，易内生湿热，形成湿热体质。总之，饮食营养因素对体质的形成有重要影响。

3. 生活起居　生活起居主要包括劳逸、起居等日常生活和工作情况，是人类生存和保持健康的必要条件。起居无常，生活不规律会直接影响人体的生理功能，其中，房劳也是影响体质的一个重要因素。一般情况下，房事是人的正常生理活动，但由于房事主要依赖于肾的功能活动，并要消耗一定量的肾中精气，故当有所节制，才能强肾保精，保持体质强健。若性生活不节，房事过度，则精气阴阳大伤，肾脏受损，势必影响其他脏腑的生理活动和整个生命活动，从而导致体质虚弱。

4. 精神状态　人的精神状态多受到情志因素直接影响，情志包括喜、怒、忧、思、悲、恐、惊等活动，它是人体对外界客观事物刺激的不同反应，属正常的精神活动范围。精神情志活动与脏腑气血阴阳有着密切的关系，脏腑所化生和储藏的气血阴阳是精神情志活动产生的物质基础，同时人的精神状态和七情的变化，也时刻影响着脏腑气血的功能活动，从而影响人的体质。经常保持良好的精神状态对体质的形成有重要影响，对健康十分有益。

5. 疾病与药物因素　疾病对于个体体质改变有着重要的影响，尤其是一些重病、慢性消耗性疾病，不仅可以损害人体各个部位，还可以使脏腑失和，气血阴阳失调，从而影响体质状态。如艾滋病患者，发病前可能是体格健壮、身体状况良好，但由于感染了艾滋病病毒，从而导致体质状态的急剧变化，这种病毒破坏了人体的免疫功能，使得患者全身状况极差，免疫功能低下，体重急剧减轻，疲倦无力、低热、气短等。药物因素可以影响胚胎的发育，从而导致胎儿体质特征发生改变，如先天畸形、胎儿先天性耳聋。药物使用不当或药物的副作用，可以导致个体体质的损害，如过服寒凉药物，可导致阳虚湿盛体质出现；过服辛燥温热药物，会导致阴虚体质出现。

（三）环境因素

环境是人类赖以生存和发展的社会和物质条件的综合体，可分为自然环境和社会环境。体质的形成和变化与自然环境和社会环境都有密切关系。

1. 自然环境　人的体质与人所处地域的气候条件、气象因素密切相关。南方多湿热，北方多寒燥，东方沿海为海洋性气候，西部内地为大陆性气候。因此，中国西北方的人，形体多壮实，腠理偏致密；东南方的人，体质多瘦弱，腠理偏疏松。

地区方域不同，地势高下有异，气候有寒热燥湿的不同变化，再加上饮食习惯的差异，可形成不同的体质状态。如南方之人易感受风、热、暑、湿之邪，湿热体质较为多见；北方之人易感受风、寒、燥邪，阳虚内寒体质较多见。不同地理环境的居民，亦有不同的体质状态，所谓“一方水土养一方人”“因地异质”等即是。

另外，环境污染所产生的有毒物质，如化学及放射性物质、病原微生物、噪声、废气、废水、废渣等环境污染物，对体质的形成也有影响。环境污染对体质的危害可以通过影响禀赋，也可以通过疾病的发生而起作用。一般可有三种情况：一是由于环境污染而形成地方性疾病，如地方性甲状腺肿、克山病、大骨节病等；二是致敏作用，形成过敏体质；三是使体质类型的相对稳定性发生变化，如致畸、致癌等。

2. 社会环境　社会环境一方面是人类精神文明和物质文明发展的标志，另一方面又随着人类文明的演进而不断丰富和发展。在现代社会中，由于生活条件的改善，生活方式的不合理，高蛋白、高脂肪与高热量“三高”食品的过量摄入，体育锻炼的缺乏等因素，导致湿热内蕴体质类型的人群增多。现代社会发展迅速，竞争激烈，心理压力增加，精神紧张，情绪躁动等，亦可对体质的改变产生影响。另外，社会习俗对体质的形成和变化也有着重要影响，如盲目进补，抗生素、减肥药滥用，酗酒、吸烟等不良习惯也可对体质产生影响。

二、常见体质与养生康复要点

中医学对体质进行分类的方法很多，早在《黄帝内经》中，就运用阴阳五行学说，结合人的肤色、体形、禀性、态度以及对自然界变化的适应能力等方面的特征，归纳出木、火、土、金、水五种不同的体质类型；又根据人体体质的阴阳盛衰，把人分为太阴之人、少阴之人、太阳之人、少阳之人、阴阳和平之人五种类型。目前一般分为平和质、气虚质、阳虚质、阴虚质、痰湿质、湿热质、气郁质、血瘀质、特禀质九种，即所谓“体质九分法”。当然这只是对人体体质的大致分类，实际的情况远较此复杂，常以两种或两种以上体质特征相兼出现。

由于人的体质有强有弱，有阴阳、气血、寒热的不同偏颇，养生康复也应充分根据体质特点，采用因人而异的养生、康复方法，才能收获良效。体质的形成有个过程，其改善也不能急于求成，要从整体入手，优化饮食结构，改变不良生活习惯，建立科学的生活方式，辅以合理的药物调养，逐步达到改善体质的目的。

（一）平和质

1. 体质特点　体形匀称健壮，精力充沛，面色、肤色润泽，头发稠密，睡眠安和，胃纳良好，二便正常，舌色淡红、苔薄白，脉和有神。

2. 养生康复方法

（1）精神调摄：其精神愉悦、乐观开朗。平素应及时调摄不良情绪，在不同年龄阶段，对情志的调摄应采取相应的方法和手段。

（2）体育锻炼：根据年龄、性别、个人兴趣爱好的不同，自行选择不同的锻炼方法。男性可以选择增强力量和耐力素质的项目为主，如器械训练、跑步、球类等。女性可以选择加强柔韧素质的练习方法，如健美操等。身体锻炼要全面、多样，均衡发展各项身体素质。一般遵循的基本原则是：积极主动，兴趣广泛；运动适度，不宜过量；循序渐进，适可而止；经常锻炼，持之以恒；全面锻炼，因时制宜。

（3）饮食调养：要求膳食平衡，食物多样化，并根据不同季节选择适宜的饮食。春季应摄入升而不散、温而不热之品，宜多食蔬菜，如菠菜、韭菜、芹菜、春笋、荠菜等；夏季应选用清热解暑、清淡芳香之品，不可过度寒凉；长夏宜用淡补，即用淡渗利湿之品，如冬瓜、丝瓜、茯苓、薏米、扁豆等；秋季宜食用濡润滋阴类食物，如芝麻、甘蔗、梨、葡萄等；冬季宜食养阴壮阳之品，如鳝鱼、龟、鳖、核桃、海参、羊肉、鸡肉等。

（4）起居调摄：要做到起居有常，不妄作劳，顺从人体生物钟调理起居，有规律地生活，保养神气；顺应四时，调摄起居，根据季节变化养成良好的作息习惯，使身体的生理功能保持稳定平衡的状态。

（5）药物养生：重在协调阴阳，畅通气血，促进代谢。根据具体情况，可适当选用阿胶、龙眼肉、蜂蜜、茯苓、山药、莲子、薏苡仁、何首乌、北沙参、枸杞子、山楂等药食两用物品调理。一般情况下无需药物调理。

（二）气虚质

1. 体质特点　肌肉松软不实，喜静懒动，语声低怯，气短懒言，容易疲乏，精神不振，常自汗出，动则尤甚，易患感冒，体倦健忘，舌淡苔白，脉弱。

2. 养生康复方法

（1）精神调摄：思虑过度则耗气伤神，气虚之人大多精神萎靡不振，因此要省思少虑，以免耗伤元气，加重病情。

（2）体育锻炼：气虚者身体较为虚弱，一般不宜做大运动量活动，宜选择活动量小的运动方式，如散步、慢跑等，或练坐式的传统功法，以强壮身体，补充元气。

（3）饮食调养：宜选食具有补气健脾和胃作用的食物，如粳米、糯米、小米、白扁豆、马铃薯、大枣、胡萝卜、香菇、鸡肉、鹅肉、兔肉、鹌鹑、牛肉、鲫鱼、鲢鱼等。气虚明显者，可与补气药食两用物品或药物配伍使用，以增强益气之功，如人参莲肉汤、黄芪鸡、人参鸡、山药粥等。

（4）起居调摄：要做到四季起居有常，做好预防保健，免受外界风寒雾露等邪气侵袭。气虚体质者卫外不足，易于感受外邪，应注意保暖，避免汗出当风。可微动四肢，以流通气血，促进脾胃运化，改善气虚体质。过劳则气耗，在日常生活中注意避免过度劳力耗伤脾气和过度房劳伤肾气。

（5）药物养生：气虚甚者，可用补气的复方进行滋补，如脾气虚，宜选四君子汤；脾虚大便不实者，用参苓白术丸；肺气虚，宜选补肺汤；肾气虚，宜选肾气丸。

（三）阳虚质

1. 体质特点　肌肉松软不实，畏寒喜暖，耐夏不耐冬，手足欠温，喜热饮食，精神不振，小便清长，大便时稀，常自汗出，舌淡胖，脉沉无力。

2. 养生康复方法

（1）精神调养：阳气不足者常表现情绪不佳、精神萎靡，要善于调节自己的感情，消除或减少不良情绪的影响。要经常自我排遣或与人倾诉，宽宏大量，以愉悦改变心境，提高心理素质。

（2）体育锻炼：要选择暖和天气做一些舒缓柔和的运动，春夏秋冬坚持不懈，每天进行1~2次。具体项目，因体力强弱而定，如散步、慢跑、太极拳、五禽戏、八段锦、球类活动和各种健身操等，亦可常做日光浴、空气浴以强壮卫阳。气功方面，坚持练强壮功、站桩功、保健功、长寿功。自行按摩气海、足三里、涌泉等穴位可以补肾助阳。

（3）饮食调养：应多食有壮阳作用的食品，如羊肉、狗肉、鹿肉、鸡肉、韭菜等。根据“春夏养阳”的原则，夏日三伏，每伏可食附子粥或羊肉附子汤一次，配合天地阳旺之时，以壮人体之阳，极为有效。平时不宜多食生冷、苦寒、黏腻之品，如西瓜、梨、荸荠、黄瓜、冬瓜、苦瓜、芹菜、绿豆、冷冻饮料等。

（4）起居调摄：阳虚之人适应寒暑变化的能力较差，天气稍微转凉，即觉冷不可耐。因此，在严寒的冬季，要避寒就温，注意保暖，宜住坐北朝南房子。在春夏之季，要注意培补阳气，可在夏季进行20~30次日光浴，每次15~20分钟，提高适应冬季严寒气候的能力。

因为夏季人体阳气趋向体表，毛孔、腠理疏松，阳虚体质之人切不可在室外露宿，睡眠时不要让电扇直吹，有空调设备的房间，要注意室内外的温差不宜过大，同时避免在树荫下、水亭中及过堂风很大的过道久停。如果不注意夏季防寒，只图一时之快，更易造成阴暑，手足麻木不遂，或面瘫等疾病发生。

（5）药物养生：可选用温阳祛寒之品，常用药物有鹿茸、海狗肾、蛤蚧、冬虫夏草、巴戟天、淫羊藿、仙茅、肉苁蓉、补骨脂、胡桃、杜仲、续断、菟丝子等，中成药可选用金匮肾气丸、右归丸、全鹿丸。

（四）阴虚质

1. 体质特点　性情急躁，形体消瘦，耐冬不耐夏，多喜冷饮，常午后面色潮红，口咽少津，心中时烦，手足心热，少眠，便干，尿黄，舌红少苔，脉细数。

2. 养生康复方法

（1）精神调摄：阴虚体质之人性情急躁，常常心烦易怒，这是阴虚火旺、火扰神明之故，故应遵循《黄帝内经》“恬惔虚无”“精神内守”之养神大法。平素加强自我涵养，自觉养成冷静、沉着的习惯。在生活和工作中，对非原则性问题，少与人争，以减少激怒，要少参加决胜负的文娱活动。此外，阴虚之人阴精不足，应节制房事以积精全神。

（2）体育锻炼：运动锻炼以调养肝肾功能为主，运动项目不宜过激，运动量不宜过大，适合做有氧运动，可选太极拳、八段锦、内养操等。锻炼时要控制出汗量，及时补充水分。

（3）饮食调养：饮食调理的原则是保阴潜阳，宜食芝麻、糯米、蜂蜜、乳品、甘蔗、蔬菜、豆腐、鱼类等清淡食物，亦可用燕窝、银耳、海参、龟肉、蟹肉、老雄鸭等滋补阴津的食物；并可选食沙参粥、百合粥、枸杞粥、桑椹粥、山药粥等药粥以增强效果。对于葱、姜、蒜、韭、椒等辛辣燥烈伤阴之品则应少食。

（4）起居调摄：阴虚者，常手足心热，口咽干燥，畏热喜凉，冬寒易过，夏热难耐。因此，每逢炎热的夏季，应注意避暑，有条件的应到海边、高山之地旅游。起居忌熬夜，居室环境应安静。

（5）药物养生：可选用滋阴清热、滋养肝肾之品，如女贞子、山茱萸、五味子、旱莲草、麦冬、天冬、黄精、玉竹、沙参、枸杞子、桑椹、龟甲等，均有滋阴清热之作用，可依证选用。常用中成药有六味地黄丸、大补阴丸等。由于阴虚体质又有肾阴虚、肝阴虚、肺阴虚、心阴虚等不同，可酌情分别选用滋阴、补肝、益肺、养心之品。

（五）痰湿质

1. 体质特点　形体肥胖，腹部肥满松软，嗜食肥甘，神倦，嗜睡，身重懒动，口中黏腻，或便溏，舌体胖、苔滑腻，脉濡而滑。

2. 养生康复方法

（1）精神调摄：适当增加社会交往活动，多参加集体公益活动，培养广泛的兴趣爱好，合理安排休闲、度假活动，以舒畅情志。

（2）体育锻炼：痰湿体质，多形体肥胖，身重困倦，故应长期坚持体育锻炼，散步、慢跑、球类、武术、八段锦、五禽戏，以及各种健身操，均可选择。活动量应逐渐加大，循序渐进，让皮肉由疏松逐渐转变为结实致密。气功方面，以站桩功、保健功、长寿功为宜。

（3）饮食调理：食宜清淡，少食肥甘厚味，如油炸食品、肥肉等，不宜多饮酒及饮料，切勿过饱，避免更伤脾气，湿邪内生。多食具有健脾利湿、化痰祛湿的食物，如白萝卜、荸荠、紫菜、海蜇、海带、冬瓜、枇杷、山药、扁豆、薏苡仁、赤小豆、蚕豆等。

(4)起居调摄:不宜居住在潮湿的环境里,居室应该朝阳,平时应多户外活动,在阴雨季节,更要注意避免湿邪的侵袭。

(5)药物养生:痰湿的形成与肺脾肾三脏关系最为密切,故痰湿体质者的保健重点在于调补肺脾肾。若因肺失宣降、津失输布、液聚生痰者,当宣肺化痰,方选二陈汤;若因脾不健运、湿聚成痰者,当健脾化痰,方选六君子汤,或香砂六君子汤;若肾虚不能制水、水泛为痰者,当温阳化痰,方选金匮肾气丸。

(六) 湿热质

1. 体质特点　急躁易怒,平素面垢油光,易生痤疮粉刺,口苦,身重困倦,或见心烦懈怠,目赤,大便燥结或黏滞,小便短赤,男性易阴囊潮湿,女性易带下增多,舌红苔黄腻,脉滑数。

2. 养生康复方法

(1)精神调摄:湿热体质者性情较急躁,外向好动,活泼,常常心烦易怒。五志过极,易于化火,情志过极,或暗耗阴血,或助火生热,易于加重阴虚体质和湿热体质的偏颇,故日常尤应保持良好心态。应学习和掌握一些释放不良情绪的科学方法。当出现不良情绪时,可根据具体情况分别采用节制法、疏泄法、转移法等不同方法,化解或释放不良情绪,达到心理平衡,提升心理素质。

(2)体育锻炼:湿热体质是以湿浊内蕴、阳气偏盛为主要特征的体质状态,适合大强度、大运动量的锻炼,如中长跑、游泳、登山、球类运动、武术等。可以消耗体内多余的热量,排泄多余的水分,达到清热除湿的目的。可以将健身力量练习和中长跑结合进行锻炼,健身力量练习可在健身房教练指导下进行。在导引功法中,可练六字诀中“呼”“嘻”字诀,也有健脾清热利湿的功效。春秋季节的野外锻炼效果更好,如踏青、放风筝等,可使人体气机调畅,水湿运化;秋高气爽,登高而呼,有助于调理脾胃,清热化湿。湿热体质的人在运动时应当避开暑热环境,以免内伤脾胃,外助阳热之气。

(3)饮食调养:宜食用清利化湿的药食两用物品或食品,如薏苡仁、莲子、茯苓、赤小豆、蚕豆、绿豆、鸭肉、鲫鱼、鲤鱼、海带、冬瓜、丝瓜、葫芦、苦瓜、黄瓜、西瓜、白菜、芹菜、荠菜、卷心菜、莴笋、莲藕、空心菜、萝卜、豆角、绿豆芽等。

体质内热较盛者,禁忌辛辣燥烈、大热大补,少吃肥甘厚腻的食物。如辣椒、生姜、大葱、大蒜、菠萝、荔枝、芒果等温热果蔬不可过食,再如酒、奶油、动物内脏、猪肉、狗肉、鹿肉、牛肉、羊肉等更要少吃。

(4)起居调护:勿长期熬夜,或过度疲劳。要保持二便通畅,防止湿热蕴聚。注意个人卫生,预防皮肤病变。居室环境宜清洁通风,清爽舒服。同时,要改正不良嗜好,如戒烟限酒,因其可以积热生湿,是导致湿热质的重要成因,必须力戒。

(5)药物养生:湿热内蕴常见脾胃湿热、胃肠湿热、肝胆湿热,其保健重在健脾祛湿,疏利肝胆,通腑泄热,常选用薏苡仁、山药、茯苓、赤小豆、陈皮、茵陈、车前草、冬瓜皮、淡竹叶等药食两用物品或药材。

(七) 气郁质

1. 体质特点　形体偏瘦者为多,神情抑郁,情感脆弱,忧郁寡欢,郁闷不舒,时欲太息,舌淡红、苔白,脉弦。

2. 养生康复方法

(1)精神调摄：其性格内向不稳定、忧郁脆弱、敏感多疑，严重者不能参与正常的人际交往，常与血瘀状态同时出现。长期郁闷寡欢得不到合理的调摄，可导致孤独的不良心态。在情志调摄上，应培养乐观、快乐的情绪，精神愉快则气血和畅、营卫流通，有益于气郁体质的改善。

针对性格比较内向、精神常处于抑郁状态，可采取以下调摄方法，培养积极进取的竞争意识和拼搏精神，胸襟开阔、开朗、豁达，树立正确的名利观，知足常乐；热爱生活、积极向上，提高学习和工作热情；主动寻求生活的乐趣，多参加有益的社会活动，广泛结交朋友，热爱生活，丰富和培养生活情趣；多参加集体文娱活动，看喜剧、听相声，以及富有鼓励、激励性的电视、电影等，听一听轻松、活泼、激动的音乐，怡情养性，塑造开朗乐观的性格；处世随和，克服偏执，不苛求他人，以赢得外界的认同和真挚的友情；还可适当安排外出旅游、访亲寻友等活动，以增加学识，这样可以开阔胸怀，使自己生活在愉快的环境中，创造生活，享受生活。

(2)体育锻炼：运动锻炼可调理气机、舒畅情志。应尽量增加户外活动，坚持较大量的运动锻炼，如大强度、大负荷练习法，专项兴趣爱好锻炼法和体娱游戏法等。大强度、大负荷的练习是一种很好的发泄式锻炼，如跑步、登山、游泳、打球、武术等，有鼓动气血、舒畅肝气、促进食欲、改善睡眠的作用。有意识地学习某一项技术性体育项目，定时进行练习，从提高技术水平上体会体育锻炼的乐趣，是最好的方法。体娱游戏则有使人产生闲情逸致、促进人际交流、分散注意、理顺气机的作用，如下棋、打牌、气功、打坐放松训练等。抑郁的人还常伴有焦虑状态，一方面要兴奋，同时要入静，宜进行太极拳、武术、五禽戏、叩齿、甩手等活动，以调息养神，还可习练"六字诀"中的"嘘"字功，以舒畅肝气。

(3)饮食调养：气郁体质者具有气机郁结而不舒畅的潜在倾向，甚者可影响肝、心、肺、脾等脏的生理功能。肝主疏泄，调畅气机，并能促进脾胃运化。应选用具有理气解郁、调理脾胃功能的食物或药食两用物品，如大麦、荞麦、高粱、海带、蘑菇、豆豉、柑橘、萝卜、洋葱、苦瓜、丝瓜、黄花菜、刀豆、山楂、菊花、玫瑰等。

气郁体质者应少食收敛酸涩之物，如南瓜、泡菜、石榴、青梅、杨梅、草莓、杨桃、酸枣、李子、柠檬等，以免阻滞气机、凝结血脉。亦不可多食冰冷食品，如雪糕、冰淇淋、冰冻饮料等。

(4)起居调护：居室环境宜宽敞明亮，温度、湿度适宜，衣着宽松，舒适大方。

(5)药物养生：常用香附、乌药、川楝子、小茴香、青皮、郁金等疏肝理气解郁的药物组成的方剂，如越鞠丸等。若气郁引起血瘀，当配伍活血化瘀药。

(八)血瘀质

1. 体质特点　肤色晦黯，口唇黯淡，眼眶黯黑，肌肤干燥，容易出现瘀斑，易患疼痛，易烦，健忘，舌紫黯或有瘀点、舌下静脉瘀紫，脉细涩。

2. 养生康复方法

(1)精神调摄：应培养乐观、快乐的情绪，精神愉快则气血和畅、营卫流通，有益于血瘀质的改善。在日常生活中可采取适合自己的调理方法，如正确对待现实生活，正确对待自己和周围的人，建立良好的人际氛围；多一份关怀和爱心，互相理解，互相支持；养成高尚的人生志趣，有困难主动寻求他人和社会的帮助；把精力用在事业上，乐善好施，不计较个人恩怨；经常参加集体公益活动，培养广泛的兴趣爱好；在非原则问题上，也要得理让人，使自己恬惔超然。

（2）体育锻炼：血气贵在流通，血瘀质的经络气血运行不畅，通过运动使全身经络、气血通畅，五脏六腑调和。应多采用一些有益于促进气血运行的运动项目，坚持经常性锻炼。一般而言，年轻人运动量可适当加大，如跑步、登山、游泳、打球等。中老年人心血管功能较弱，不宜进行大强度、大负荷的体育锻炼，而应该采用中小负荷、多次数健身锻炼，以促进全身气血运行，如易筋经、保健功、导引、按摩、太极拳、太极剑、五禽戏及各种舞蹈、步行健身法、徒手健身操等，以达到改善体质的目的。

血瘀体质的人在运动时要特别注意自己的反应，如胸闷或绞痛，呼吸困难，特别疲劳，恶心，眩晕，头痛，四肢剧痛，足关节、膝关节、髋关节等疼痛，两腿无力，行走困难，脉搏显著加快等。若有上述情况之一，应当停止运动，到医院进一步检查。

（3）饮食调养：应选用具有行气、活血化瘀功效的食物，如陈皮、山楂、黑豆、黄豆、黑木耳、平菇、洋葱、韭菜、茴香、香菇、茄子、油菜、芒果、海参、红糖、黄酒、葡萄酒等。对无饮酒禁忌者，适量饮用葡萄酒，对促进血液循环有益。

凡具有寒凉、温燥、油腻、涩滞的食物都应忌食，如苦瓜、柿子、李子、石榴、花生米等。高脂肪、高胆固醇的食物也不可多食，如蛋黄、虾、猪头肉、奶酪等。

（4）起居调护：血得温则行，遇寒则凝。瘀血体质者起居作息应有规律，不要熬夜，保证良好睡眠。要避免寒冷刺激，居室环境要温暖舒适。生活习惯良好，看电视时间不要太久，注意动静结合，不可贪图安逸，以免加重气血郁滞。春秋季加强室外活动，夏季不可贪凉饮冷，冬季谨避寒邪，注意保暖。

（5）药物养生：可选用活血养血的药材或药食两用物品，如山楂、当归、三七、丹参、地黄、川芎、茺蔚子等。

（九）特禀质

1. 体质特点　遗传性特禀体质常有先天性、家庭性特征；胎传性者为母体影响胎儿个体生长发育及相关疾病特征；过敏体质者可表现为多种过敏反应，如药物性过敏、食物性过敏、气候过敏等。

2. 养生康复方法

（1）精神调摄：多数特禀体质者因对外界环境适应能力差，会表现出不同程度的内向、敏感、多疑、焦虑、抑郁等心理反应，应针对不同情况采取相应的精神调摄方法。

（2）体育锻炼：特禀体质的形成与先天禀赋有关，可练“六字诀”中的“吹”字功，以调养先天、培补肾精肾气。同时，可根据各种特禀体质的宜忌选择有针对性的运动项目，逐渐改善体质。如对于环境因素花粉过敏者，尤其要注意在春秋季节，避免长时间在野外锻炼，防止过敏性疾病的发作；对冷空气过敏者，不宜在寒冷的环境中锻炼；对紫外线敏感者，做好防护，不宜在强光下暴晒等。

（3）饮食调养：特禀体质者应根据个体的实际情况制定不同的保健食谱。如过敏体质者要做好日常预防和保养工作，避免食用各种致敏食物，减少发作机会。饮食宜清淡，忌生冷、辛辣、肥甘油腻及各种“发物”，如酒、鱼、虾、蟹、辣椒、肥肉、浓茶、咖啡等，以免引动伏痰宿疾。还可配合食疗、药膳进行综合调治。调养的原则要体现在“因时施膳”“因地施膳”“因人施膳”和“因病施膳”的具体过程中，以求达到人体自身的阴阳平衡和机体与生活环境的动态平衡。

(4)起居调护:特禀体质者应根据个体情况进行起居调护。像过敏体质者由于容易出现“水土不服”,在新的环境中要格外注意日常起居、饮食等各种保健,减少户外活动,避免接触各种致敏源,适当服用预防性药物,减少发病机会。在季节更替之时,要及时增减衣被,增强机体对环境的适应能力。

(5)药物养生:对于一些先天性特禀体质,可选用补益脾肾药物或药食两用物品,如紫河车、冬虫夏草、人参、党参、黄芪等;对于过敏体质特别是药物过敏者,应禁用致敏药物,减少发作机会。

第四节　不同部位养生康复技术

人体是一个有机的整体。在组织结构上,人体以五脏为中心,配合六腑,联系五体、五官九窍等形成五大功能系统;在生理状态下,五大系统分工合作,共同完成人体的生理活动;病理状态时,内在脏腑的病变可以相互传变。所以局部和整体是密不可分的,任何局部功能障碍也必然会影响到整体功能。每个人根据自身的实际情况,有针对性地对某个特定部位防护保健,对人体整体生理功能都有直接的影响。其基本特点是,从整体观念出发,从局部保健入手。

一、头颈部位保健

头颈部位的保健,包括头发保健、颜面保健、口腔保健、眼睛保健、耳部保健、鼻部保健和颈椎保健七方面。

(一)头发保健

头发生长与营养状况是健康与衰老的重要标志之一,它反映的是“肾气”的盛衰状况,以及衰老的程度。

一般来说,从童年开始,头发越长越黑。50 岁左右,头发开始变白。头发变白常常先从颞部开始,逐渐扩展到其他部位。头发的保养,重要的是对脏腑气血的调理与全身疾病的防治,具体可以采取下列措施:

1. 节制房劳　房劳过度会耗伤肾精,进而导致肾气的损伤。因此节制房劳,可以保肾气而使头发生长良好。

2. 发宜常梳　发为血之余,常梳头能使气血流通,有利于白发返黑,推迟衰老,此外还有助于降低血压、预防脑出血。具体做法,以指代梳由前到后,再由后到前,由左向右,再由右向左,如此循环往复,梳头数十次至百余次,但动作宜轻柔。每日在清晨、午休、晚睡前梳头即可。梳头时还可结合手指按摩,即双手十指自然分开,用指腹或指端从额前发际向后发际,做环状揉动,然后再由两侧向头顶揉动按摩,用力均匀一致,如此反复,至头皮微热为度。

3. 调摄七情　不良情志的刺激,会影响脏腑气血与毛发的荣枯。故须调摄七情,避免不良情绪刺激,特别是七情中的惊恐可伤肾,尤应注意。

4. 食养用药　可常食核桃、黑芝麻等,但应渐渐食用,可使精血充沛、血脉通调,而须发黑泽、皮肤细腻光润。七宝美髯丹、六味地黄丸等,具有防治发白发脱的良好效果。如头发花白、脱发、头发焦枯者,可服延寿丹。

知识链接

烫发、染发的副作用

烫发过程中，药水中的碱性成分和氧化作用，会使头发表层的鳞片遭到破坏，内部的水分和营养成分流失，角质蛋白发生变性，使头发容易发黄、发脆，缺乏光泽、弹性。因此，烫发不要太频，头皮干燥者更不应常烫发。

染发剂大多含有毒的芳香化学物质，常可引起皮炎、皮肤红肿等；长期使用会对造血系统有一定影响。另外，对于皮肤过敏、皮肤特别是头部皮肤有破溃者不宜染发、烫发。

（二）颜面保健

颜面保健，又称美容保健。颜面是反映人体健康状况的窗口。面部与脏腑经络的关系密切，尤与心最为攸关。心主血脉，其华在面。面部是脏腑气血上注之处，血液循环比较丰富。面部不同部位分属五脏，即左颊属肝，右颊属肺，头额属心，下颏属肾，鼻属脾。颜面暴露在人体上部，易受六淫之邪侵犯，防护不周，尤其是阳光曝晒，皮肤易变得粗硬老化。另外，不良习惯和动作也是促使颜面皮肤早衰常见原因，如经常蹙眉、托腮、眯眼睛、吹口哨、脸贴枕头睡觉等，可加深面部皱纹线条，加速老化。具体可以采取下列措施：

1. 按摩面部　可使颜面气血流通，面有光泽，还可预防头痛、头晕等病证。按摩美容可分两类，一类是直接在面部按摩美容，另一类是通过远离面部经络的按摩美容。具体方法很多，如彭祖浴面法，是清晨起床用左右手摩擦耳朵，然后轻轻牵拉耳朵，再用手指摩擦头皮、梳理头发，最后把双手摩热，以热手擦面，从上向下 14 次。

2. 针灸美容　通过针灸刺激穴位，调整各脏腑组织功能，促进气血运行，抵御外邪入侵而延缓皮肤衰老。一般认为，对美容有良效的经络有足太阳膀胱经、足少阴肾经、足厥阴肝经、足阳明胃经、手少阳三焦经、手太阳小肠经、手阳明大肠经等。可根据具体情况，辨证取穴组方进行调理，介绍其中的灸法美容保健有培补元气、健脾补肾的作用，可使皮肤润泽、面容姣好。常用穴位主要有神阙、涌泉、足三里、关元、气海、中脘、肾俞、脾俞、胃俞。

3. 饮食美容　中医古籍中记载很多食品有美容作用，如芝麻、蜂蜜、香菇、人乳、牛乳、羊乳、海参、南瓜子、莲子、冬瓜、樱桃、猪蹄等，但需在因人施膳的原则下进行。介绍药膳美容养颜粥、阿胶美容羹：

（1）美容养颜粥：糯米、燕窝（干品）适量煮粥，有润肺补脾、益颜美容之效。胡萝卜、粳米适量煮粥，有健胃补脾、润肤美容作用。薏苡仁、百合适量煮粥，可清热润燥之效，可用于面部扁平疣、痤疮、雀斑等。

（2）阿胶美容羹：阿胶、核桃仁、黑芝麻、黄酒、冰糖制成羹，早晚食用，具有滋阴养血、美容驻颜之效。

4. 药物美容　药物美容，就是运用美容中药滋养肌肤、去皱防皱，使皮肤细腻洁白，并祛除面部的皮肤疾患。介绍内服美容方药和外用美容品：

（1）内服美容方药：可分为两类，一类是调整脏腑、气血、经络，达到润肤增白、除皱减皱、驻颜美容的目的；另一类活血祛瘀、祛风散寒、清热解毒、消肿散结，治疗各种颜面损容性疾病。如隋炀帝后宫面白散，取橘皮 30g、冬瓜仁 50g、桃花 40g，捣细为末，每次服用2g，每日3次，有燥湿化痰、活血益颜的功效。又如枸杞子酒可补益肝肾、驻颜美容，桃花美容酒可润泽颜面、使人面如桃花。

(2)外用美容品：外用美容品涂敷于面部或洗面，通过皮肤局部吸收，达到疏通经络、滋润皮肤、除去污秽、增白除皱、防御外邪侵袭的目的。如玉容西施散，取绿豆粉60g，白芷、白及、白蔹、白僵蚕、白附子、天花粉各30g，甘松、山柰、茅香各15g，零陵香、防风、藁本各6g，皂荚2锭，研为细末，每次洗面用之，有祛风润肤、通络香肌、令面色如玉的功效。

5. 心理美容　情绪的好坏不仅会影响人体的生理功能，而且还会直接影响到人的肤色。现代社会竞争激烈，工作和生活节奏都很紧张，要想“冰肤玉肌”“面若桃花”，除了具备一定的物质生活条件和必要的美容措施之外，更重要的是具备调理情绪和心态的“内功”。坦然从容地面对喧嚣外界的各种诱惑，要善于释放心理压力，在日常生活中要保持乐观的情绪、豁达的胸怀，避免情志过极，消除不良情绪，保持平和的心态，所有这些都对预防面部早衰有重要作用。

（三）口腔保健

做好口腔卫生保健，不仅可以预防口腔和牙齿的疾病，而且可以有效地防治多种全身性疾病。口腔保健，具体可以采取下列措施：

1. 固齿保健法

(1)口宜勤漱：进食之后皆需漱口，漱口能除去口中的浊气和食物残渣，清洁口齿。漱口用水种类很多，如水漱、茶漱、津漱、盐水漱、食醋漱、中药泡水漱等，可根据自己的情况，选择使用。如茶水漱口，苦涩的茶水中含有分解某些有害物质的成分，还有少量的氟，可以起到促进牙体健康的作用，同时又有清热、解毒、化腐的功效。选用清热解毒、芳香化湿类中药，如金银花、野菊花、藿香、佩兰、香薷、薄荷等煎水漱口，不仅能保持口腔清洁，还有香口去秽作用。

(2)齿宜常叩：叩齿是健康长寿的重要方法，尤其清晨叩齿意义更大。经常叩齿可增强牙齿的坚固性，使牙齿不易松动和脱落，加强咀嚼力，促进消化功能。方法是，排除杂念，思想放松，口唇轻闭，然后上下牙齿相互轻轻叩击，先叩臼齿50下，次叩门牙50下，再错牙叩犬齿部位50下，所有的牙都要接触，用力不可过大，防止咬舌，每日早晚各1次，亦可增加叩齿次数。

(3)牙龈按摩：按摩牙龈，可增强牙龈组织血液循环，提高牙周组织对外界损伤的抵抗力，减少牙周疾病的发生。在刷牙时，将刷毛压于牙龈上，牙龈受压暂时缺血，当刷毛放松时局部血管扩张充血，反复数次。也可用食指作牙龈按摩，漱口后将干净的右手食指置于牙龈黏膜上，由牙根向牙冠作上下和沿牙龈水平作前后方向的揉按，依次按摩上下、左右的内外侧牙龈约数分钟。

(4)正确咀嚼：使用单侧牙齿的弊端有三，一是使用的一侧因负担过重而易造成牙本质过敏或牙髓炎，二是不使用的一侧易发生牙龈失用性萎缩而致牙病，三是往往引起面容不端正。因此，咀嚼食物应双侧，或两侧交替使用牙齿，不宜只习惯于单侧牙齿咀嚼。

(5)饮食保健：口腔、牙齿患病与营养不平衡有一定关系。因此营养要合理，应适当多吃些维生素C、维生素A、维生素D含量较丰富的食物，如新鲜蔬菜、水果、动物肝肾、蛋黄及牛奶等，以及牙齿发育所需营养素的食物，像桃、梨、芹菜、乳酪、绿茶、洋葱、香菇、薄荷、枸杞子、大枣、蜂蜜等,以保护牙齿、保证牙釉质发育、防治牙周病。妊娠期、哺乳期的妇女,及婴幼儿童尤应注意适当补充这类食品。

(6)药物保健:古代健齿术中有固齿秘方,如将生大黄、熟大黄、生石膏、熟石膏、骨碎补、杜仲、青盐、食盐各30g,明矾、枯矾、当归各15g,研成细末,作为牙粉使用,有健齿、固齿的作用,对胃热牙痛尤为适用。

2. 咽津保健法　唾液,为津液所化,有帮助消化、保护消化道、解毒杀菌、延缓衰老等功效,是一种与生命密切相关的天然补品,所以古人给予其"金津玉液"等美称。漱津咽唾,古称"胎食",是古代传统的一种养生强身方法。

(1)漱津咽唾的方法:每日清晨睡醒时,坐、卧姿均可,平心静气,以舌舔上腭,或将舌伸到上颌牙齿外侧,上下搅动,然后伸向里侧,再上下左右搅动,古人称其为"赤龙搅天池",待到唾液满口时,再分3次把津液咽下;或者与叩齿配合进行,先叩齿36次,后漱津咽下。每次三度九咽,时间以早晚为好。若有时间,亦可多做几次。初时可能津液不多,久则自然增加。此法可使口腔内多生津液,帮助消化并可清洁口腔,且能防止口苦口臭。

(2)配合气功服食法:以传统功法静功为宜,具体功法可根据自己的爱好选择。具体做法,排除杂念,意守丹田,舌抵上腭,双目微闭,松静自然,调息入静,吸气时,舌抵上齿外缘,不断舔动以促进唾液分泌;呼气时,舌尖放下,气从丹田上引,口微开,徐徐吐气,待到唾液满口时,分3次缓缓咽下,每日早晚可各练半小时。

(四) 眼睛保健

《灵枢·大惑论》指出:"五脏六腑之精气皆上注于目。"视力是人体精气神的综合反映。若脏腑功能失调,精气不足,就会引起视功能障碍。因此,眼睛保健既要重视局部,又须重视整体与局部的关系。

眼睛保健首先要养成良好的生活习惯,如起居有常、劳逸结合、积极锻炼、惜精固肾等。其次平时特别要注意用眼卫生,像目不久视,目勿妄视,不长时间看电视、用电脑;不在光线暗弱或动荡的车厢里看书;不用脏手揉眼;及时清洁眼部分泌物等。另外,历代养生家都把眼睛的护养作为一项重要的养生内容,并积累了不少行之有效的方法和措施,常用的有以下几种:

1. 运目保健

(1)运目:指眼珠运转,以锻炼其功能。具体做法是,早晨醒后,先闭目,眼球从右向左,从左向右,各旋转10次,然后睁目坐定,用眼睛依次看左右、左上角、右上角、左下角、右下角,反复4~5次,晚上睡觉前,先睁目运睛,后闭目运睛各10次左右。此法有增强眼珠光泽和灵敏性的作用,能祛除内障外翳、纠正近视和远视。

(2)远眺:用眼睛眺望远处景物,以调节眼球功能,避免眼球变形而导致视力减退。可在清晨,或夜间,有选择地望远山、树木、草原、蓝天、白云、明月、星空等。但又不宜长时间专注一处,否则反而有害。

2. 按摩健目

(1)熨目:双手掌面互相摩擦至热,在睁目时两手掌分别按在两目上,使其热气煦熨两目珠,稍冷再摩再熨,如此反复3~5遍,每天可做数次。此法有温通阳气、明目提神作用。

(2)捏眦:闭目屏息用手捏按两目之四角,直至微感闷气时即可换气结束,连续做

3~5 遍，每日可做多次。只要坚持练习，就可提高视力。

（3）按眉：用双手拇指关节背侧按摩双眉，自眉头至眉廓，经攒竹、鱼腰、鱼尾、丝竹空等穴，做时可稍稍用力，自己感觉略有酸痛为度，可连续按摩 5~10 次。本法有明目、醒神之功效，对于假性近视或预防近视眼发展亦有益处。

3. 闭目养神　历代养生家都主张“目不久视”“久视伤血”，说明养目和养神是密切相关的。闭目养神是简单有效的预防和缓解视疲劳的方法。具体方法，当视力出现疲劳时，可排除杂念，全身自然放松，闭目静坐 5~10 分钟，每日早、午、晚各 1 次。此法有清除视觉疲劳、调节情志的作用，特别对有屈光不正、长时间近距离使用眼睛者，更应持之以恒，效果颇佳。

4. 饮食养目　一般可选猪、羊、兔、鱼等动物肉食及猪肝、羊肝类，牛奶、海参、黄鳝、青豆、黄豆、黑豆、菠菜、大白菜、芹菜、韭菜、胡萝卜、葡萄籽、红枣、苹果、核桃、莲子等，对视力有一定的保养作用，切忌贪食膏粱厚味及辛辣大热之品。同时，还可配合药膳食疗方法，以养肝明目。

5. 药物养目　具体有药物外用和药物内服两类：

（1）药物外用：如明目枕，以荞麦皮、绿豆皮、黑豆皮、决明子、菊花等，制成枕芯，有疏风散热、清肝明目的作用。

（2）药物内服：根据需要选服中成药，如视物易疲劳、双目干涩，属于肝肾阴亏，可选用补益肝肾的六味地黄丸、杞菊地黄丸、石斛夜光丸等；视物易疲劳、平素体弱无力，属于气血不足，可选用气血两补的八珍丸；视物易疲劳、素体虚弱、纳食不香，属于脾气虚弱，可选用补中益气丸。

（五）耳部保健

耳为肾之窍，通于脑，是人的听觉器官。耳的功能与五脏皆有关系，与肾的关系尤为密切。耳的听觉能力能够反映出肾、心、脑等脏腑的功能。人的衰老往往从听力下降开始，因此人们常把耳聪作为长寿的标志。随着现代科学技术和现代文明的高度发展，导致听力下降和耳聋的原因越来越多，噪声污染、环境污染和药物的副作用等都不同程度地损害听力。先天性耳聋、噪声性耳聋、中毒性耳聋、外伤性耳聋、感染性耳聋、老年性耳聋等都较常见，而且治疗起来也很棘手。因此，耳功能保健应以预防为主。耳部保健，具体可以采取下列措施：

1. 耳勿极听　所谓极听，有主动和被动之分。前者是指长时间专心致志运用听力去分辨那些微弱、断续不清的音响；后者为震耳欲聋的声响超过了耳膜的负荷能力。极听耗伤精气，损害听力。特别是长期在噪声环境中，对听力会产生缓慢性、进行性损伤，久而久之，可发生听力下降或耳聋。因此，在有噪声环境中工作和学习应采取必要的保护性措施，如控制噪声源；在噪声大的环境有意识地张开些口，以利进入耳道的声波能较快扩散开来，减轻对耳膜、内耳鼓膜的过大压力，做好个人防护等。孕妇和婴幼儿尤应注意避免噪声的影响。

2. 按摩健耳　按摩保健是健耳的一个重要方法。具体做法可分如下几步：按摩耳根，用两手食指按摩两耳根前后各 15 次；按抑耳郭，以两手按抑耳轮，一上一下按摩 15 次；摇拉两耳，以两手拇食二指摇拉两耳郭各 15 次，但拉时不要太用力；弹击两耳，以两手中指弹击两耳 15 次；鸣天鼓，以两手掌捂住两耳孔，五指置于脑后，用两手中间的三指轻轻叩击后脑部 24 次，然后两手掌连续开合 10 次，此可使耳道鼓气、耳膜震动，故称之为“鸣天鼓”。耳部按摩可增强耳部气血流通，调动体内正气，以增强机体对疾病的抵抗力，保持生理相对平衡；能润泽外耳肤色，抗耳膜老化，预防冻耳，防治耳病；能活跃肾脏元气，强壮身体，抗衰老，利健康。

3. 防病护耳　很多疾病的发生，都能导致耳部炎症出现。患感冒、鼻炎时，应当采用正确的揩鼻涕方法排出鼻涕等分泌物，即交替将左右鼻翼压向鼻中隔，不要用手捏紧双侧鼻孔擤鼻涕，以免增加鼻、咽部压力，使鼻涕倒流入耳内。预防感冒是预防耳部炎症的积极措施。发生麻疹、腮腺炎、风疹中任何一种急性传染病，机体的抵抗力都会明显下降，如果病菌的毒力较强，就很容易诱发中耳炎。因此，预防这些传染病，是防止耳部炎症的有效措施。

使用药物不当而引起耳聋占有相当的比例，特别是耳毒性抗生素，如链霉素、庆大霉素，以及治疗肿瘤的化疗药物，如氮芥、长春碱类等，都能使听觉传导系统受到严重损害。因此，临床使用应严格控制，避免药物毒副作用引起听觉损伤而造成耳聋。

4. 切忌掏耳　俗云：“耳不掏不聋”，挖耳是不良习惯，容易伤及鼓膜，引起耳膜穿孔，还会将脏东西带进耳内，引起化脓性感染，轻者出现耳道疖肿，重者引起化脓性中耳炎等。

（六）鼻部保健

鼻是呼吸道的门户。《灵枢·脉度》指出：“肺气通于鼻。”从鼻的作用来看，鼻是呼吸道的出入口，又是防止致病微生物、灰尘、污垢等侵入的第一道防线。鼻腔内有鼻毛，又有黏液，故鼻内常有很多细菌、污垢，有时会成为播散细菌的源头。因此，应做好鼻部的防护。具体可以采取下列措施：

1. 浴鼻锻炼　可改善鼻黏膜的血液循环，增强鼻对天气变化的适应能力，可预防感冒及呼吸道其他疾患。可采用冷空气浴鼻和冷水浴鼻，如坚持体育锻炼，尤其是室外锻炼，多呼吸新鲜空气；一年四季提倡冷水洗鼻，尤其是早晨洗脸时，用冷水清洗几次鼻腔。浴鼻与按摩结合，效果更好。

2. 按摩健鼻　可增强鼻部的血液流通，使鼻的外部皮肤润泽、光亮，还能润肺，防治感冒、鼻炎。方法是，拉鼻，用拇指和食指夹住鼻根两侧，用力向下拉，连拉16次；擦鼻，用两手鱼际相互摩擦至热后，按鼻两侧，顺鼻根至迎香穴，上下往返摩擦24次；刮鼻，用手指刮鼻梁，从上向下36次；摩鼻尖，分别用两手手指摩擦鼻尖各36次；“印堂”按摩，即用中指和食指、无名指的指腹点按“印堂”穴（在两眉中间）16次，也可用两手中指，一左一右交替按摩“印堂”穴。

3. 药物健鼻　平常鼻腔内要尽量保持适当湿度，若过于干燥，易使鼻黏膜破裂而出血。为防治鼻腔过于干燥，可选用以下方剂：

（1）润鼻汤：天冬9g，黑芝麻15g，沙参9g，麦冬9g，黄精9g，玉竹9g，生地9g，川贝母9g。本方有润肺养脾之效，加减服用，可收滋润护鼻之功。

（2）健鼻汤：苍耳子27g，蝉蜕6g，防风9g，白蒺藜9g，玉竹9g，炙甘草4.5g，苡仁12g，百合9g。本方以御风健鼻为主，可使肺气和、脾气充，对易伤风流涕之人有保健预防作用。

（七）颈椎保健

人的颈椎上连头颅，下接躯体，支配着颈部、躯干及四肢的诸多活动，在人体生命活动中起着非常重要的作用。如果对颈部保养方法不当，使颈部长期处于不良姿势，极易导致颈椎周围组织形成慢性劳损而发生纤维组织炎或逐步退变。颈椎保健，具体可以采取下列措施：

1. 端正坐姿　经常伏案工作者颈椎病发病率较高，这提示姿势不良是颈椎病的重要诱因之一，因此端正坐姿是非常重要的预防措施。正确的坐姿为，保持自然舒服的端坐位，上身挺直，收腹，下颌微收，两下肢并拢，头部略微前倾，头、颈、肩、胸保持正常生理曲线为准。同时，还要注意桌与椅的距离适中。另外，还需纠正一些生活中的不良习惯，如看电视时最好不要倚着沙发，或半躺半卧靠在床头；打麻将时间不可过长，还要经常变换身体姿势等。

2. 功能锻炼　对长时间伏案工作者，每工作 1 小时左右，就要进行适当活动，可根据颈椎运动功能特点进行颈部锻炼，也可进行耸肩、双臂划圈等局部运动。在此过程中，还要注意轻柔、缓慢及重复的连贯性，以达到最大运动范围为佳。随着对运动的适应可逐渐增加运动幅度和次数，这样既有利于消除疲劳感，又能起到预防颈椎疾病的作用。

颈部锻炼准备姿势为，双脚分开与肩同宽，两手臂放在身体两侧，指尖垂直向下（坐时两手掌放在两大腿上，掌心向下），眼平视前方，全身放松。具体可进行以下运动：

（1）伸颈训练：缓慢向上抬头，要尽可能把头颈伸长到最大限度，并将胸腹一起向上伸（不能单纯做抬头运动）。将伸长的颈慢慢向前向下进行运动，再缓慢向后向上缩颈，恢复到准备姿势。

（2）屈颈训练：取坐位，双手置于头后部。双手向前用力，缓慢、持续并尽力地牵拉颈后部肌肉，使项部肌肉有紧绷感。取坐位，左手越过头顶，抓住右侧耳上方，向左用力，头部用力向右侧偏，这样相向用力，使右侧项部肌肉有紧绷感。反之亦然。取坐位，双肘支撑桌面，合掌置于前额部，用力屈颈，保持躯干不动，使颈前部肌肉有紧绷感。

（3）旋颈训练：取坐位，左手绕过头后，放于头右侧耳部，用力向左拉，头用力向左旋，眼看左侧大腿部，使右侧项部肌肉有紧绷感。反之亦然。

（4）悬颈训练：取坐位或站位均可，双手伸直用力做类似于撑地动作（立地），颈项向上方伸展（顶天），相当于一个“顶天立地”的姿势，使项肩部肌肉有拉伸的感觉。

（5）缩颈训练：取坐位或站位均可，双手自然下垂，双侧同时用力耸肩，颈项用力向下，似有头向胸腔内缩入的感觉，使两侧项肩交界处肌肉有牵拉感。平常也可多练习“凤凰”颈部保健操，具体做法，闭上眼睛，以自己的下巴为笔，身体不动，在空中写出繁体字“鳳凰”两个字，连续写 10 遍，每天练 3 次。这个练习可带动颈部各个环节的活动，但动作幅度不宜过大，动作柔和有序，有预防和辅助治疗颈椎病之效。

3. 合理用枕　颈椎病的早期表现为颈部脊柱生理弯曲的异常改变，如变小、变直或后凸。因此，预防颈部脊柱生理弯曲的异常改变是预防该病的关键。对此，可以用枕头来进行预防，枕头以选择符合颈椎生理曲度要求的，质地柔软，透气性好者为佳。形状最好为圆柱形，直径大约 20cm。卧床休息时，枕头应放在头颈下，这样可使颈后部的肌肉松弛，颈椎保持正常生理曲度。枕头形成中间低两端高的形状，还可以对头部起到相对固定作用，可减少在睡眠中头颈部的异常活动，还可以对颈部起到保暖作用。

另外，药枕保健，对于颈椎病，以及顽固性失眠、高血压、神经性头痛、紧张性头痛、偏头痛、头晕、焦虑症、抑郁症等，均有一定的防治效果。具体方法，川芎、吴茱萸、川乌、草乌、当归、没药、细辛、威灵仙、甘草、冰片、樟脑、薄荷，前9味共研细末，用醋在微火上炒至有焦味时加入冰片、樟脑及薄荷粉拌匀，然后用晾干的绸布包药末制成枕芯，夜间枕，白天用塑料袋封装。

4. 推拿按摩　如穴位按摩，选腕骨、外关、肩中俞、风池、后溪等穴位进行按摩，同时缓缓转动颈部，每次10~15分钟，每日2次。拿颈项，将手掌握在后项部以四指和掌根用力捏起后项6~9次，每日3次。

二、胸背部位保健

胸背部位的保健，包括胸部保健和背部保健两方面。

（一）胸部保健

1. 衣服护胸　“胸宜常护”，胸部的保护以保暖避寒为主，目的在于保护胸阳，年老体弱者更应注意。日常生活中，人们穿的背心、上衣，均是以保护胸背的阳气为主。

2. 胸部按摩　有振奋阳气、促进气血运行、增强心肺功能的保健价值。取坐位或仰卧位，用左手掌在胸部从左上向右下推摩，右手从右上向左下推摩，双手交叉进行，推摩30次。然后，两只手同时揉乳房，正反方向各30圈，再左右与上下各揉按30次。女性还可做抓拿乳房保健，两小臂交叉，右手扶左侧乳房，左手扶右侧乳房，然后用手指抓拿乳房，1抓1放为1次，可连续做30次。胸部按摩可以振奋阳气，促进气血运行，增强心肺功能。

此外，女性应每月月经后5~7天进行乳房自我检查1次，此时雌激素对乳腺的影响最小，乳腺处于相对静止状态，乳腺的病变或异常容易被发现。如视诊，站在镜子前，两手放松下垂，仔细观察两侧乳房的大小，有无湿疹、凹陷，是否对称等。触诊，如平卧或侧卧，一侧手臂枕于头后，另一手四指合并，从乳房外周开始，以圆圈状触诊方式，向内移动，直至触到乳头处，以确定是否有肿块。用同样的方法检查另一侧。

（二）背部保健

1. 背部保暖　背部是人体五脏六腑俞穴之所在，受寒会直接侵犯脏腑，故应时刻注意保暖。方法有三，衣服护背，平时穿衣注意背部保暖，随时加减衣服，以护养其背；晒背取暖，避风晒背，能暖背通阳、增进健康；慎避风寒。

2. 背部按摩　可用以下三种方法：

(1)捶背：有舒筋通络、振奋阳气、强心益肾、增强人体生命活力的保健价值。具体有两法：

自己捶打：两腿开立，全身放松，双手半握拳，自然下垂，捶打时，先转腰，两拳随腰部的转动，前后交替叩击腰背及小腹。左右转腰为1次，可连续做30~50次。叩击部位，先下后上，再自上而下。

他人捶打：坐、卧位均可。坐位时，身体稍前倾；卧位时，取俯卧位，两臂相抱，枕于头下。捶打者用双拳沿脊背上下轻轻捶打，用力大小以捶击身体震而不痛为度。从上而下为1次，可连续打5~10次。

(2)搓背：有防治感冒、腰背酸痛、胸闷腹胀等病症的保健价值。具体有两法：

自搓法：可在洗浴时进行。以湿毛巾搭于背后，双手拉紧毛巾两端，用力搓背，直至背部发热为止。

他人搓法：取俯卧位，裸背，他人以手掌沿脊柱上下按搓，至发热为止。注意用力不宜过猛，以免搓伤皮肤。

(3)捏脊：成人、小儿皆宜，有调和脏腑、疏通气血、健脾和胃的功效，对调整血压也有一定作用。取俯卧位，裸背，他人用双手(拇指与食指合作)将脊柱中间的皮肤捏拿起来，自大椎开始，自上而下，连续捻动，直至骶部，可连续捏拿3次。注意用力不宜过大、过猛，速度不宜太快，动作要协调。

三、腰腹部位保健

腰腹部位的保健，包括腰部保健和腹部保健两方面。

(一) 腰部保健

1. 正确用腰　在搬、抬重物时，应将两足分开与肩等宽，屈膝，腹肌用力，分散了腰部的力量，再搬抬物体。若在膝关节伸直状态下，从地上搬取重物，腰部承受的压力可增加40%，极易损伤腰部的韧带、肌肉和椎间盘。搬物时尽量不要弯腰，而应屈膝，保持腰部正常直立位置时的曲度，避免力量集中在腰部。如物体太重，不可强行用力。

直立挺直的姿势对腰椎关节是最好的，弯腰对腰部组织的负担均有不同程度的加重，长时间弯腰可致腰肌劳损，继而发展为脊柱的劳损退变。因此在日常生活中尽量保持背部挺直，避免长时间弯腰工作，以减轻腰部的负担。

2. 运动健腰　主要有以下四法：

(1)转胯运腰法：取站立姿势，双手叉腰，拇指在前，其余四指在后，中指按在肾俞穴上，吸气时，将胯由左向右摇动，呼气时，由右向左摆动，一呼一吸为1次，可连续做8~32次。

(2)俯仰健腰法：取站立姿势，吸气时，两手从体前上举，手心向下，一直举到头上方，手指尖朝上；呼气时，弯腰两手触地或脚。如此连续做8~32次。

(3)旋腰转脊法：取站立姿势，两手上举至头两侧与肩同宽，拇指尖与眉同高，手心相对，吸气时，上体由左向右扭转，头也随着向右后方扭动；呼气时，由右向左扭动，一呼一吸为1次，可连续做8~32次。

(4)仰卧、俯卧训练：取仰卧位，双脚、双肘和头部五点支撑于床上，将腰、背、臀和下肢用力挺起稍离开床面，坚持到疲劳时，再恢复平静的仰卧休息。然后取俯卧位，将双上肢伸直平放于身体两侧，用力将头、胸部和双腿(伸直不能屈曲)挺起离开床面，使身体呈反弓形，坚持至稍感疲劳为止。如此两法反复进行10分钟，每天早晚各锻炼1次。

3. 腰部按摩　具有行气活血、温经散寒、壮腰益肾等作用。方法是，两手搓热，以两手掌面紧贴腰部脊柱两旁，直线往返摩擦腰部两侧，一上一下为一遍，连做10遍，使腰部有热感。

(二) 腹部保健

1. 腹部保暖　除日常注意腹部的保暖外，年老和体弱者可用“兜肚”或“肚束”保健。另外，兜肚和肚束均可配以有温暖作用的药末装入其中，以加强温暖腹部的作用。

(1)兜肚：将艾叶捶软铺匀，盖上丝棉(或棉花)，装入双层肚兜内。将肚兜系于腹部即可。

(2)肚束:又称为“腰彩”,可前护腹、旁护腰、后护命门,有很好的保健价值。即将宽约七八寸(约20cm)的布系于腰腹部即可。

2. 腹部按摩 可健脾胃、助消化,并有安眠和防治胃肠疾病的作用。方法是,先搓热双手,然后双手相重叠,置于腹部,用掌心绕脐沿顺时针方向由小到大转摩36周,再逆时钟方向由大到小绕脐摩36周,立、卧位均可。饭后、临睡前均可进行。

3. 腹部减肥 具体方法如下:

(1)躺卧屈膝:平躺,屈膝至胸前,两膝与水平面垂直,双手放两侧;吐气并将膝盖拉往右肩,两臂水平放置,再将膝拉往左肩,如此重复10次,以锻炼后腰肌肉。

(2)仰卧支腰:仰卧,双手托盆骨,支起下身及腰部,足尖挺直,背、头、两臂着地;左右下肢交替向头部靠拢,膝关节不弯曲,重复进行,以锻炼腰、腹部。

(3)直立弯腰:站立位,两下肢分开等肩宽,双手叉腰,使腰部向前、后、左、右侧弯约45°,四个方向轮流弯腰5次。

(4)直立扭腰:站立位,两下肢分开等肩宽,两手叉腰,上身正直,向左右两侧纵轴向扭转,尽量转至不能转动为度,双侧轮流进行5次。

(5)弯腰触足:站立位,两下肢分开等肩宽,腰部向前弯,先用右手摸左脚,再用左手摸右脚,各摸10次。

四、四肢部位保健

四肢部位的保健,包括手的保健和足的保健两方面。

(一)手的保健

1. 洗手保健 在日常生活中,手被污染的机会最多,因此应勤洗双手,保持清洁卫生。洗手时应使用肥皂或香皂,不但去油腻污垢,还可杀菌。但切忌用汽油清洗手上的油垢,因汽油对皮肤有侵蚀作用,使手变得粗糙,易引起一些皮肤病。

洗手后可擦些甘油、护手霜之类的润肤化妆品,这样能及时补充洗手时所失去的皮肤油脂。若洗手后发现皮肤较黑,可用醋搓洗双手,使双手白皙、红嫩;若洗手后发现皮肤粗糙,可用黄瓜、西红柿等水果蔬菜敷手,改善皮肤粗糙现象。

2. 方药润手 采用药物方法,保护手部皮肤,使其滋润滑嫩、洁白红润。兹列举两方:

(1)《千金》手膏方:有光润皮肤、护手防皱之效。取桃仁、杏仁各20枚(去皮尖),橘核20g,赤芍20g,辛夷、川芎、当归各30g,大枣60g,牛脑、羊脑、狗脑各60g。诸药加工制成膏,洗手后,涂在手上擦匀,忌用火烘烤。

(2)《太平》手膏方:有防止手部皲裂,使皮肤白净柔嫩、富有弹性之效。取瓜蒌瓤60g,杏仁30g,蜂蜜适量,制作成膏,每夜睡前涂手。

3. 按摩护手 可促进手部肌肤血液循环,增进新陈代谢及营养的吸收,强健肌肉,有柔润健手、防治冻疮的功效。方法是,双手合掌互相摩擦至热,一手五指掌面放在另一手五指背面,从指端至手腕来往摩擦,以局部有热感为度,双手交替。按摩时间可在晚上睡前和早晨起床后。

(二)足的保健

1. 洗足保健 既可清除附在足部皮肤上的微生物和细菌、减少足病发生,又可促进血液循环、疏通经络、调整脏腑、安神定志,非常有利于健康长寿。

洗足除温水洗脚外，还可以用药浴的方法防治疾病，介绍如下：

（1）高血压浴足方：取夏枯草 30g，桑叶 30g，钩藤、菊花各 20g，煎水浴足，每日 1~2 次，每次 15~20 分钟。

（2）下肢关节炎浴足方：取透骨草、寻骨风、老鹳草各 30g，黄蒿 20g，乳香、没药、桃仁、独活各 10g，水煎趁热洗足，每日 2 次。

（3）足部跌打伤浴足方：取苏木 30g，桃仁、红花、乳香、血竭、土鳖虫各 10g，自然铜 20g，水煎，趁热浸浴患足。

（4）脚癣浴足方：取苦参、明矾、大黄、地肤子各 30g，丁香 15g，黄柏、地榆各 20g，水煎取汁，待药温后洗足，每次 10~15 分钟，每日 5~6 次，每日 1 剂。

2. 足部保暖　足部保暖对于预防感冒、鼻炎、哮喘、心绞痛等有一定的益处，保持双足的适当温度是预防疾病的一种重要的养生保健方法。

人的双脚温度为 28~33℃时，感觉最舒服。若降至 22℃以下时，则易患感冒等疾病。诸病从寒起，寒从足下生。所以，在寒冷的天气要保持足部适当的温度，鞋袜宜保暖、宽大柔软舒服，鞋子透气性能好，并要及时更换。

3. 足部按摩　足部按摩主要是通过按摩穴位和刺激脚部反射区，起到舒筋活络、改善气血运行、协调脏腑功能、平衡阴阳的作用，具有固真保元、温暖肾气、安神定志、强身健体等保健价值。如可用手指头、指关节，也可使用按摩棒、按摩球等按摩工具，根据身体情况用揉搓或按压等方法按摩，可在相关穴位或反射区按摩 2~3 分钟，先左脚后右脚，每次按摩半小时左右，按摩力度顺序为轻—重—轻，以能忍受为度。此外，也可经常于每晚洗脚后临睡前，一手握脚趾，另一手摩擦足底涌泉穴，以热为度，两脚轮换摩擦。

（郭延东）

复习思考题

1. 如何根据不同地域环境进行养生康复？
2. 如何根据四季特点进行养生康复？
3. 举出三种常见体质类型养生康复的主要内容。
4. 颜面保健的主要方法和措施有哪些？
5. 眼睛保健的主要方法有哪些？

扫一扫
测一测

PPT 课件

08章PPT

第八章

中医特色养生康复技术

扫一扫
知重点

学习要点

1. 推拿、足疗、艾灸、火罐、刮痧及沐浴养生康复技术的基本操作、注意事项和临床应用。
2. 推拿、足疗、火罐、刮痧、沐浴养生康复技术的注意事项。
3. 推拿、足疗、火罐、刮痧、沐浴养生康复技术的临床应用。

中医养生康复技术种类繁多、内容丰富。除了前面章节所描述的易筋经、八段锦等传统运动养生康复技术，中医膳食养生康复技术，中医情志养生康复技术，不同季节、环境、部位等中医审因养生康复技术，起居、劳逸、房事、服饰等中医行为养生康复技术外，还有很多具有浓郁中医特色的养生康复技术，如推拿、足疗、艾灸、火罐、刮痧及沐浴等。本书所选的推拿、艾灸、火罐、刮痧等内容在《针灸学》《推拿学》等相关课程中有详细描述，故在此只做简单介绍。

第一节　推拿养生康复技术

推拿又称按摩、按跷。是医生根据病情需要，运用一定的手法作用到人体的某个部位或穴位上，达到治疗或预防疾病的一种物理疗法。推拿疗法历史悠久，早在《素问・异法方宜论》中便有记载：“中央者……其民食杂而不劳，故其病多痿厥寒热，其治宜导引按跷。”推拿亦常被用来养生防病，如《备急千金要方・养性》中载：“每日必须调气补泻，按摩导引为佳。勿以康健便为常然，常须安不忘危，预防诸病也。”推拿作用于人体的皮部、经络、腧穴，能疏通经络，使气血周流，保持机体的阴阳平衡，消除疲劳，缓解亚健康状态；调和营卫气血，达到预防疾病的目的；理筋整复、滑利关节，缓解筋肉的紧张痉挛，有利于受损关节、筋肉的恢复；根据经络脏腑相关理论，由外及内，调理各脏腑的功能。因此，推拿被广泛运用于养生康复的医疗实践当中。

常用操作
手法

一、基本操作

（一）常用推拿手法

推拿手法较多，临床上，根据手形、动作等的不同，一般把常用手法归纳为 6 大类，即摆动类、摩擦类、挤压类、叩击类、振动类和运动关节类。推拿手法要求具备持久、有力、均匀、柔和、深透的基本特点。

1. 摆动类手法

(1)一指禅推法:用大拇指指端或桡侧偏锋、指腹着力于治疗部位上,沉肩、垂肘、悬腕,通过前臂与腕部的协调摆动和拇指关节的屈伸活动,使产生的力持续地作用于部位或穴位上。

(2)㨰法:用手背近小指侧部分或小指、无名指和中指的掌指关节部分着力于一定部位,通过前臂的旋转摆动、连同腕关节屈伸的连续动作,使产生的力持续地作用于治疗部位上。

(3)揉法:用指腹、鱼际、掌根等部位吸定于一定操作部位上,腕部放松,以肘部为支点,前臂主动摆动,带动腕部做轻柔缓和的回旋动作,不得在皮肤表面摩擦与滑动。

2. 摩擦类手法

(1)摩法:用掌面或指面附着于一定部位,以腕关节为中心,连同前臂,掌指做节律性环旋运动。

(2)擦法:用鱼际、小鱼际或掌根附着在施术部位,腕关节伸直,手指自然伸开,以肩关节为支点,上臂主动运动,带动手掌做直线往返摩擦移动。

(3)推法:可分别用指、掌、拳、肘着力于一定部位,紧贴体表做单方向的直线或弧形推动,速度要慢,用力均匀。

(4)搓法:用双手掌面夹住一定部位,相对用力做快速搓揉动作,同时做上下往返移动。

3. 挤压类手法

(1)按法:用拇指指腹、手掌(双掌重叠或单掌)或肘尖按压体表一定部位,沿体表垂直方向向深部逐渐用力,按而留之。

(2)点法:以手指指端或指间关节突起部着力于一定的部位或穴位向下点压。

(3)捏法:用拇指与食、中、无名指着力捏住一定部位,做对称性挤压,此为捏法。

(4)拿法:用拇指与食、中指,或拇指与其余4指相对用力提捏肌肉称为拿法,捏而提起谓之拿。临床上两者常结合使用。

4. 叩击类手法

(1)击法:用拳背、掌侧小鱼际、指尖、桑枝棒等垂直叩击体表。

(2)拍法:手指自然并拢,掌指关节微屈,使掌心空而形成虚掌,以单手或双手平稳而有节奏地拍打施术部位。

5. 振动类手法

(1)抖法:用双手握住患者的上肢或下肢远端,做摇转导引,稍用力做小幅度的上下抖动,使四肢随之呈波纹状起伏抖动,肌肉关节有松动感。

(2)振法:用手掌或手指着力于体表,在施加压力的同时,前臂和手部的肌肉做强力而持续的静止性用力,使力量集中于手掌或指端,形成震颤力,产生震颤动作。

6. 运动关节类手法

(1)摇法:以某一关节为轴,做被动缓和的回旋转动,摇动幅度要由小逐渐到大,循序渐进。包括颈项部摇法、肩关节摇法(握手摇肩法、托肘摇肩法)、腕关节摇法、髋关节摇法、膝关节摇法、踝关节摇法等。须在受术者生理许可范围内进行。

(2)扳法:以双手向相同方向或相反方向用力,使肢体关节做被动伸展、屈曲或旋

头面部常规推拿操作

转活动。包括颈椎扳法、胸椎扳法和腰椎扳法。

（二）人体各部位常用养生康复推拿法

1. 头面部常规推拿操作程序

（1）被操作者取仰卧位。操作者洗净手后，掌心倒少量按摩油，端坐于按摩床被操作者头顶端。

（2）开天门、分阴阳，2~3 遍。

（3）一指禅推或拇指按揉印堂、阳白、头维、太阳穴等前额穴位 2~3 遍。

（4）一指禅推或拇指按揉眼眶 7 穴（睛明、攒竹、鱼腰、丝竹空、承泣、四白、瞳子髎）2~3 遍，再分抹前额、眼眶。

（5）中指按揉迎香穴，擦鼻梁，轮刮鼻梁 2~3 遍。

（6）指揉面部颧髎、巨髎、下关、承浆、大迎、颊车等穴位 2~3 遍。

（7）分抹面部，由下向上提拉面部。

（8）中指按揉耳前 3 穴（耳门、听宫、听会）及角孙、翳风 2~3 遍。

（9）鸣天鼓，推擦耳根至发红。

（10）一指禅推或十指按揉头部经穴，主要是神庭至百会，逐渐分开从前向后，至头维、四神聪，再以食、中、无名指按揉头部两侧 2~3 遍。

（11）五指拿顶、扫散头部、叩击 2~3 遍。

（12）中指钩点揉风池、颈椎夹脊穴，再捏拿颈项，活动颈椎 2~3 遍，最后捏拿、叩击、拍打、掌振肩部。

上肢部常规推拿操作

2. 上肢部常规推拿操作程序

（1）拿揉肩部及上肢。

（2）拇指按揉手三阳经，四指掐按手三阴经。

（3）拇指点按中府、肩髃、曲池、手三里、内外关、合谷。

（4）拿揉肩部及上肢。

（5）牵抖上肢，术毕。

胸腹部常规推拿操作

3. 胸腹部常规推拿操作程序

（1）顺时针摩腹 100 次。

（2）运腹 50 次。

（3）揉腹 50 次。

（4）小鱼际按压中脘、神阙、关元穴，每穴 1 分钟。

（5）振腹 1 分钟。

下肢前侧部常规推拿操作

4. 下肢前侧部常规推拿操作程序

（1）拿、按揉下肢。

（2）掐按足三阴经及足阳明经、足少阳经。

（3）点按髀关、血海、梁丘、足三里、三阴交、解溪等穴位。

（4）拿、按揉下肢，重复操作（1）。

（5）牵抖下肢，术毕。

5. 腰背部常规推拿操作程序

（1）俯卧位，分推腰背部。

（2）擦两侧竖脊肌。

（3）拇指点按夹脊穴。

（4）掌根按揉背腰部。

（5）空掌叩击腰背部，术毕。

腰背部常规推拿操作

6. 腰臀及下肢后侧部常规推拿操作程序

（1）俯卧位，按揉臀部，㨰臀部及下肢后侧。

（2）点按环跳、秩边、承扶、委中、承筋、承山、昆仑等穴。

（3）再以按揉法放松臀部及双下肢，重复操作（1）。

（4）牵抖下肢，术毕。

腰臀及下肢后侧部常规推拿操作

二、注意事项

1. 找准穴位，一指禅推或按揉穴位时，要让被操作者有酸胀的感觉，也就是通常讲的“以指代针”的“得气”感。

2. 手法操作要熟练、连贯，连绵不断。

3. 合并有结核、肿瘤及感染性疾病等病证不宜推拿治疗。

4. 皮肤破损部位及各系统疾病的急性期不宜进行推拿治疗。

5. 体质极度虚弱、饥饿及剧烈运动后，一般不宜推拿。

6. 可在医生指导下，在掌握常用穴位的取穴方法和一般操作手法的基础上进行自我推拿。

三、临床应用

推拿可对各科疾病所致机体功能障碍进行恢复治疗，特别是对运动功能障碍的康复有重要作用。常用于治疗小儿脑瘫、中风偏瘫、失眠等神经功能障碍性疾病，胃痛、消化不良、便秘等消化功能障碍性疾病，急慢性支气管炎、支气管哮喘等呼吸功能障碍性疾病，冠心病、高血压等心血管功能障碍性疾病，遗尿、癃闭等泌尿功能障碍性疾病，颈椎病、腰椎病变、肩周炎、痛风、网球肘等运动功能障碍性疾病，也可用于保健美容。

第二节　足疗养生康复技术

足疗养生康复技术，是中医传统推拿学中的一部分。在人体的经络中，足太阴脾经、足厥阴肝经、足少阴肾经和阴维脉、阴跷脉均起于足部，而足阳明胃经、足少阳胆经、足太阳膀胱经和阳维脉、阳跷脉都止于足部，经络又与脏腑相通，因此，通过按摩足部相关部位，既可以探测相关脏器的生理、病理情况，又可以达到治疗疾病的作用。现代生物全息医学理论认为，足部是人体最敏感的“全息胚”，人体各器官在足部均有相对应的区域，叫做反射区，当按摩这些反射区时，可调节相应器官的功能活动。此外，有人认为，足是人体的“第二心脏”，是血液循环的末梢，是人体离心脏最远的部位，通过足部的按摩，可疏通血液循环，帮助心脏发挥泵血功能。因此，平时经常用热水洗脚和按摩足部能增强机体免疫力和抵抗力，具有强身健体、延年益寿的功效。

一、基本操作

（一）足部推拿的反射区

人体的各个器官在足部都有各自的反射区，而且两者之间存在着一种密切的内在联系。一般来说，绝大多数反射区都是同向反射的，即病变发生在躯体左侧，推拿其左足的反射区；病变发生在躯体右侧，推拿其右侧反射区。由于神经的交叉走向，脑、小脑、额窦、三叉神经、眼、耳、鼻的反射区，则是呈交叉反射的。

1. 足底部反射区（图 8-2-1）

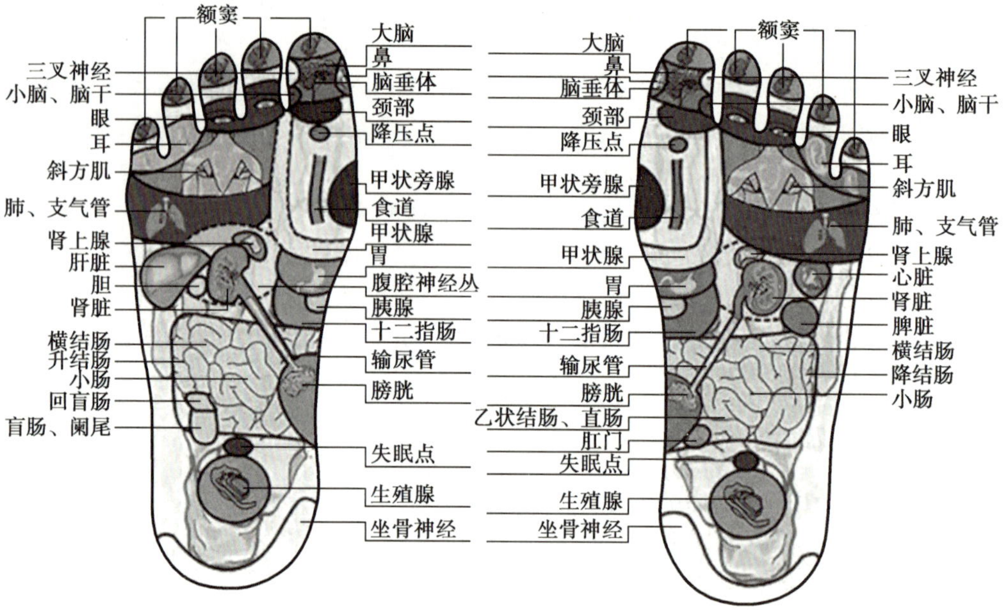

图 8-2-1　足底部反射区

（1）肾

【定位】 位于双足足底，第 2、3 跖骨体之间，近跖骨底处，蜷足时呈凹陷处。面积大小约是被操作者的拇指腹。

【主治】 肾盂肾炎、急慢性肾炎、泌尿系感染、肾结石、急慢性前列腺炎、遗精、阳痿、早泄、不孕症、性冷淡、高血压、眩晕、头痛、耳鸣。

（2）肾上腺

【定位】 位于双足底第 2、3 跖骨之间，距跖骨头近足心端一拇指宽处。

【主治】 心律不齐、昏厥、支气管哮喘、荨麻疹、肾上腺功能减退、阳痿、早泄、遗精。

（3）输尿管

【定位】 位于双侧足底，自第 2、3 跖骨近侧斜向内后方，至舟状骨内下方，即肾脏反射区至膀胱反射区之间的弧线状区域。

【主治】 泌尿系感染、排尿困难、尿潴留、输尿管结石、肾盂积水、高血压、动脉硬化，各种药物、酒精、食物等引起的中毒。

（4）膀胱

【定位】 位于双足内踝前下方脚掌内侧舟状骨下缘。

【主治】 泌尿系结石及泌尿系感染、尿潴留、遗尿、高血压、动脉硬化、食物中毒、药物中毒。

(5)腹腔神经丛

【定位】 位于双侧足底,第 2~4 跖骨体处,分布在肾反射区周围,呈椭圆形区域。

【主治】 消化系疾患如腹胀、腹泻、胃痉挛、胃肠神经官能症等,胸闷、男女性功能减退,男子遗精、阳痿、早泄,女子月经不调、经闭。

(6)尿道、阴道

【定位】 位于双足内侧,从膀胱反射区斜向后上方延伸,经距骨止于内踝后下方。

【主治】 泌尿系感染、尿失禁、遗尿,排尿困难、阴道炎、前列腺炎、前列腺肥大。

(7)额窦

【定位】 位于双足踇趾尖端约 1cm 范围,以及两脚其他八个脚趾尖端肉球。右侧额窦反射区在左足,左侧额窦反射区在右足。

【主治】 头痛、眩晕、失眠、神经衰弱、脑外伤后遗症、鼻窦炎,以及眼、耳、鼻、口腔等疾患。

(8)三叉神经

【定位】 位手双足踇趾末节趾骨外侧,踇趾趾腹边缘。右侧三叉神经反射区在左脚,左侧三叉神经反射区在右脚。

【主治】 三叉神经痛、面部神经麻痹、面肌痉挛、偏头痛、腮腺炎及眼、耳、鼻部疾患。

(9)小脑及脑干

【定位】 位于双足踇趾趾腹根部,靠近近节趾骨外侧处。右半球小脑、脑干反射区在左脚。左半球小脑、脑干反射区在右脚。

【主治】 脑外伤综合征、高血压、头痛、失眠、眩晕、脑肿瘤,肌肉紧张及关节疾患。

(10)颈项

【定位】 位于双足踇趾趾腹根部横纹处。右侧颈项反射区在左足,左侧颈项反射区在右足。

【主治】 颈椎病、落枕、颈部软组织损伤、高血压、椎基底动脉供血不足、肩周炎。

(11)鼻

【定位】 位于双足踇趾趾腹内侧延伸到踇趾趾甲的根部,第 1 趾间关节前。右鼻反射区在左脚上,左鼻反射区在右脚上。

【主治】 感冒引起的鼻塞、流涕,各种鼻炎、鼻窦炎及上呼吸道感染。

(12)大脑(头)

【定位】 位于双足踇趾趾腹全部。大脑右半球的反射区在左足,大脑左半球的反射区在右足。

【主治】 高血压、脑血管病变,脑外伤综合征,头痛、失眠、神经衰弱、神经官能症、震颤麻痹。

(13)脑垂体

【定位】 位于双足踇趾趾腹正中央处，在脑部反射区深处。

【主治】 各种内分泌失调（如甲状腺功能亢进、小儿发育不良、肾性高血压、糖尿病等）、更年期综合征、智力低下，椎基底动脉供血不足及中风后遗症。

（14）甲状旁腺

【定位】 位于双足足掌内缘第1跖趾关节前方的凹陷处。

【主治】 甲状旁腺功能亢进或低下及其造成的佝偻病、低钙性肌肉痉挛、手足抽搐、麻痹；中老年人缺钙、骨质疏松。

（15）甲状腺

【定位】 位于双足底，踇趾与第2趾蹼处沿第1跖骨头向内呈"L"形。

【主治】 甲状腺功能亢进或低下、甲状腺炎、甲状腺肿大；肥胖症、老年痴呆、脑血管意外；儿童智力迟缓。

（16）眼

【定位】 位于双足第2趾与第3趾趾腹根部。右眼反射区在左足，左眼反射区在右足。

【主治】 结膜炎、角膜炎、青光眼、白内障、视神经萎缩、眼底出血、近视、远视、复视。

（17）耳

【定位】 位于双足第4趾与第5趾趾腹根部。右耳反射区在左足，左耳反射区在右足。

【主治】 急慢性中耳炎、耳鸣、耳聋、重听、梅尼埃病。

（18）斜方肌

【定位】 位于双足底，眼、耳反射区下方，自第1趾骨近侧1/2起至第2、3、4、5跖趾关节成一带状区域，宽度约1cm。

【主治】 斜方肌综合征、颈椎病、肩周炎、落枕、颈肩背部酸痛。

（19）肺和支气管

【定位】 肺位于双足斜方肌反射区的近足心侧，支气管则自肺反射区中部向第3趾延伸。

【主治】 肺炎、支气管炎、哮喘、肺气肿、支气管扩张。

（20）胃

【定位】 位于双足底第1跖趾关节后方（向足跟方向），约一横指宽。

【主治】 急慢性胃炎、胃溃疡、胃下垂、胃痉挛、胃痛、消化不良，恶心呕吐。

（21）胰腺

【定位】 位于双足底内侧，胃反射区与十二指肠反射区之间。

【主治】 糖尿病、胰腺炎、消化不良。

（22）十二指肠

【定位】 位于双足底第1跖骨底处，胃及胰反射区的后方（向足跟方向）。

【主治】 十二指肠溃疡，消化不良，腹胀，食物中毒。

（23）心

【定位】 位于左足底，第4跖骨与第5跖骨之间。

【主治】 心律不齐、冠心病早期、心绞痛、肺心病、失眠、健忘、癫痫、癔症。

(24)脾

【定位】 位于左足底,第4跖骨与第5跖骨之间,心脏反射区后方(向足跟方向)约1cm处。

【主治】 贫血、食欲不振、消化不良、过敏性皮疹、支气管哮喘和其他变态反应性疾病。

(25)肝

【定位】 位于右足底,第4跖骨与第5跖骨之间,肺反射区后方。

【主治】 肝炎、肝硬化、肝气郁结之胁痛、口苦,胆囊炎、胆石症、消化不良。

(26)胆囊

【定位】 位于右足底,第3跖骨与第4跖骨间,肝脏反射区的内侧。

【主治】 胆囊炎、胆石症、胆道蛔虫症,肝炎所致的黄疸、肝硬化。

(27)小肠

【定位】 位于双侧足底中部凹陷区域。

【主治】 腹胀、腹泻、腹痛、便秘、急慢性肠炎、痢疾。

(28)横结肠

【定位】 位于两侧足底中间,横越足底成一横带状。

【主治】 便秘、急慢性结肠炎、腹泻。

(29)升结肠

【定位】 位于右侧足底,跟骨结节外前缘和第5跖骨底部连线的前2/3。前连横结肠,后接盲肠。

【主治】 急慢性结肠炎、腹痛、腹泻、腹胀、便秘。

(30)盲肠及阑尾

【定位】 位于右侧足底,跟骨外侧前缘,第4、5趾间的垂直线上。

【主治】 腹胀,阑尾炎,小腹部疼痛。

(31)回盲瓣

【定位】 位于右脚掌跟骨前方靠近外侧,位于盲肠上方。

【主治】 消化系统吸收障碍性疾病及其他回盲部疾病等。

(32)降结肠

【定位】 位于左侧足底,跟骨结节外前缘和第5跖骨底部连线,前连横结肠,后连乙状结肠。

【主治】 急慢性结肠炎、便秘。

(33)乙状结肠及直肠

【定位】 位于左侧足底,跟骨前缘成带状区域。外接降结肠,内连肛门。

【主治】 直肠炎、便秘、痔疮,直肠息肉。

(34)肛门

【定位】 位于左侧足底,跟骨侧前缘,乙状结肠及直肠反射区的末端。

【主治】 痔疮、便秘、脱肛、肛裂、肛瘘、直肠静脉曲张。

(35)生殖腺

【定位】 双足跟正中偏趾端。

【主治】 性功能低下、不孕症、月经不调、痛经、更年期综合征等。

2. 足内侧反射区(图 8-2-2)

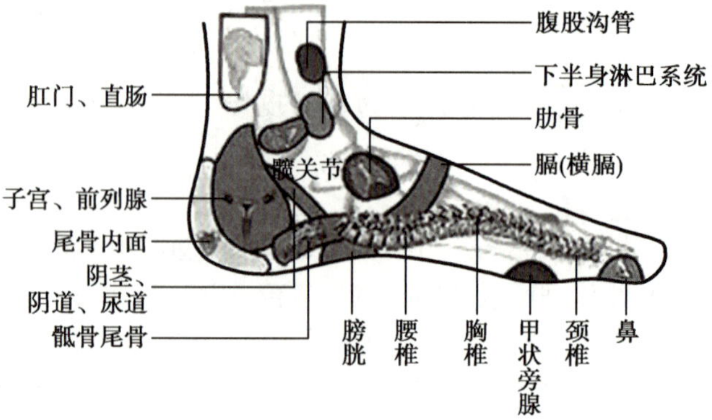

图 8-2-2 足内侧反射区

(36)颈椎

【定位】 位于双足踇趾第 1 趾骨体内侧,与颈项反射区处于同一横向水平。

【主治】 颈椎病、落枕、头痛、颈椎小关节紊乱、胃痉挛及胸椎疾患。

(37)胸椎

【定位】 位于双侧足弓内侧缘,第 1 跖骨内下方,从第 1 跖趾关节至第 1 楔骨前。

【主治】 腰背酸痛、胸椎小关节紊乱、胃肠痉挛及胸椎疾患。

(38)腰椎

【定位】 位于双侧足弓内侧缘,第 1 楔骨至舟骨粗隆的下方。前端与胸椎相连,后端和骶骨相连。

【主治】 急性腰扭伤、慢性腰肌劳损,腰椎间盘突出症、腰椎骨质增生及其他腰椎病变。

(39)骶骨

【定位】 位于双侧足弓内侧缘,从舟骨粗隆下方,至跟骨结节的前下缘,前接腰椎反射区,后连尾骨反射区。

【主治】 坐骨神经痛,骶骨损伤。

(40)内尾骨

【定位】 位于双足跟骨内侧,沿跟骨结节后方内侧呈 L 形带状区域。

【主治】 坐骨神经痛、尾骨损伤后遗症、痔疮、头痛、足跟痛。

(41)前列腺(子宫)

【定位】 位于双足跟骨内侧,内踝后下方的三角形区域内。男性为前列腺,女性为子宫。

【主治】 前列腺肥大、前列腺炎、尿路感染、阳痿、早泄、遗精、月经不调、痛经、子宫肌瘤及更年期综合征。

(42)腹股沟

【定位】 位于双足内踝尖上方 2 横指胫骨前方凹陷处。

【主治】 疝气、阳痿、早泄、遗精、月经不调、性冷淡等生殖系统疾患。

(43)下身淋巴结

【定位】 位于两侧足背,内踝前下方的凹陷部位。

【主治】 各种炎症、子宫肌瘤、肿瘤、支气管哮喘、荨麻疹等变态反应疾病，风湿性关节炎等免疫系统疾病。

(44)内侧髋关节

【定位】 位于双足内侧内踝下缘的弧形区域。

【主治】 髋关节疼痛、坐骨神经痛、腰背痛，下肢瘫痪。

(45)直肠及肛门

【定位】 位于两侧小腿内侧、自内踝起沿胫骨和跟腱之间向上延伸约 4 横指的一带状区域。

【主治】 便秘、痔疮、直肠炎、直肠息肉、肛裂。

(46)坐骨神经

【定位】 位于两侧小腿内侧，自内踝上方沿胫骨内侧缘向上到胫骨内踝下方。

【主治】 坐骨神经痛、急性腰扭伤、腰椎间盘突出症。

3. 足外侧面反射区(图 8-2-3)

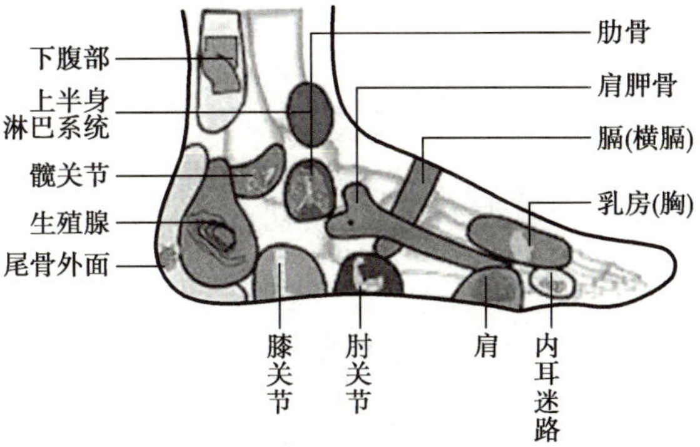

图 8-2-3　足外侧面反射区

(47)肩

【定位】 位于双足外侧，第 5 跖趾关节处。

【主治】 肩周炎、肩部损伤、颈椎病、上肢瘫痪。

(48)肘

【定位】 位于双足外侧，第 5 跖骨粗隆处。

【主治】 肘部劳损、网球肘及上肢瘫痪。

(49)膝

【定位】 位于双足外侧，第 5 跖骨粗隆和跟骨结节之间的半圆形。

【主治】 膝部损伤、膝关节骨性关节炎、下肢瘫痪。

(50)睾丸(卵巢)

【定位】 位于双足跟骨夕外侧，外踝后下方与跟腱前方的三角形区域。与内髁下前列腺(子宫)反射区位置相对称。男性为睾丸，女性为卵巢。

【主治】 阳痿、早泄等性功能障碍，痛经、月经不调，性欲减退及更年期综合征。

(51)外尾骨

【定位】 位于双侧足跟外侧，沿跟骨结节后方外侧的一个带状区域。

【主治】 痔疮、尾骨损伤、头痛及足跟痛。

(52)肩胛骨

【定位】 双足背第四、五跖骨与楔骨间,呈一带状区域。

【主治】 肩背酸痛、肩关节活动障碍、肩周炎等。

(53)上身淋巴结

【定位】 位于两侧足背,外踝前下方的凹陷部位。

【主治】 囊肿、良性肿瘤、流行性腮腺炎,支气管哮喘、荨麻疹等变态反应疾病,风湿性关节炎等免疫系统疾病。

(54)外侧髋关节

【定位】 位于双足外侧外踝下缘的弧形区域。

【主治】 髋关节疼痛、坐骨神经痛、腰背痛,下肢瘫痪。

(55)下腹部

【定位】 位于两小腿外侧,自外踝起沿腓骨和跟腱间向上延伸约4横指的带状区域。

【主治】 月经不调、痛经,经前期紧张综合征、腹痛、腹胀。

(56)外侧坐骨神经

【定位】 双小腿外侧,位于腓骨后缘,起自外踝关节外后方,向上至腓骨小头后下方。

【主治】 坐骨神经痛、坐骨神经炎、及膝和小腿部病痛。

4. 足背面反射区(图8-2-4)

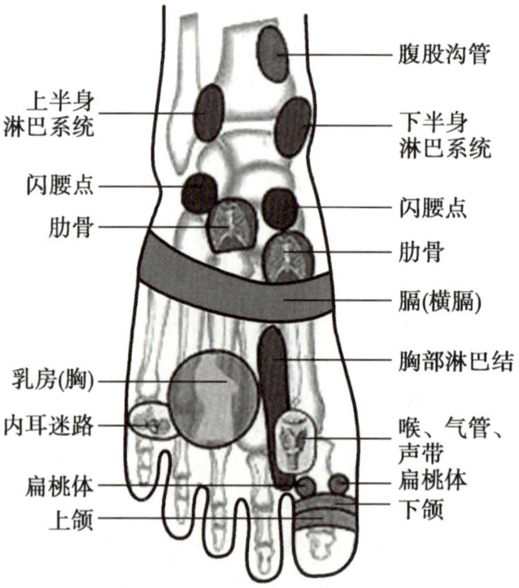

图8-2-4　足背面反射区

(57)上颌

【定位】 位于两侧足背,跗趾趾间关节横纹前方的一条横带状区域。

【主治】 牙周炎、牙痛、口腔溃疡、味觉障碍、打鼾、颞颌关节紊乱症。

(58)下颌

【定位】 位于两侧足背,跗趾趾间关节横纹后方的一条横带状区域。

【主治】 牙周炎、牙痛、口腔溃疡、味觉障碍、打鼾、颞颌关节紊乱症。

(59)扁桃体

【定位】 位于两侧足背，趾近端跖骨体，肌腱的内、外侧。

【主治】 扁桃体炎、咽炎、感冒、上呼吸道感染。

(60)胸部淋巴结

【定位】 位于两侧足背，第1跖骨及第2跖骨间缝处。

【主治】 再生障碍性贫血、白细胞减少症、各种变态反应性疾病及风湿性关节炎等免疫系统疾病。

(61)喉及气管

【定位】 分别位于两足背第1跖趾关节的外侧和第1跖骨体外侧。

【主治】 咽喉炎、气管炎、失音、声音嘶哑、咳嗽、气喘、上呼吸道感染。

(62)内耳迷路

【定位】 位于双侧足背，第4、5趾蹼至第4、5跖趾关节间。

【主治】 晕动病、晕车船、高(低)血压、平衡障碍、小脑萎缩、梅尼尔病。

(63)胸(乳房)

【定位】 位于双侧足背，第2、3、4跖骨所形成的区域。

【主治】 乳腺炎、乳腺增生、乳腺囊肿、经前乳房胀痛、胸闷、胸痛、肋间神经痛。

(64)膈(横膈膜)

【定位】 位于双侧足背，跖骨、楔骨、骰骨关节处，横跨脚背形成的一个带状区域。

【主治】 呃逆、腹胀、腹痛、恶心、呕吐。

(65)肋骨

【定位】 位于两侧足背。内侧肋骨在第1楔骨与舟骨间，外侧肋骨在骰骨，舟骨和距骨间。

【主治】 肋软骨炎、胸膜炎、肋间神经痛、胸闷、胁肋疼痛。

(二) 足部按摩手法

1. 食指叩拳法　一手握扶足部，另一手握拳，食指弯曲，拇指固定，以食指的近节指间关节为施力点压刮足部反射区。

适用反射区：额窦、垂体、头部、眼、耳、斜方肌、肺、胃、十二指肠、胰、肝、胆囊、肾上腺、肾、输尿管、膀胱、腹腔神经丛、大肠、心、脾、生殖腺、肩关节、肘关节、膝关节、上身淋巴结、下身淋巴结等。

2. 拇指指腹按压法　一手握足，以另一手的拇指指腹为施力点，按压足部反射区。

适用反射区：心、胸椎、腰椎、骶椎、外生殖器和尿道、髋关节、肛门和直肠、腹股沟、坐骨神经、下腹部等。

3. 食指刮压法　一手握扶足部，另一手拇指固定，食指弯曲呈镰刀状，桡侧缘施力刮压按摩。

适用反射区：生殖腺、子宫(前列腺)、尾骨、胸部淋巴结、内耳迷路等。

4. 拇指尖端施压法　一手握足，另一手拇指尖端施力按压。

适用反射区：小脑及脑干、三叉神经、颈项、支气管、上颌、下颌、扁桃体等。

5. 双指钳法　一手握足，另一手食指、中指弯曲呈钳状，夹住施术部位，拇指在食指中节上加压施力按摩。

适用反射区：颈椎、甲状旁腺、肩关节等。

6. 双拇指指腹推压法　用双手拇指指腹同时施力推压。

适用反射区：肩胛骨、胸（乳腺）等。

7. 双指拳法　一手握扶足部，另一手半握拳，以食指、中指的近节指间关节顶点施力按摩。

适用反射区：小肠、肘关节等。

8. 食指刮压法　食指弯曲呈镰刀状，以食指桡侧缘同时施力刮压按摩。拇指固定足部。

适用反射区：膈（横膈膜）。

足部保健按摩操作

（三）足部保健按摩操作步骤

1. 把脚擦干，之后涂抹润肤油。
2. 双手横向拍打双脚外侧，以放松小腿肌肉。
3. 双手握住一只脚，向内稍用力挤压。
4. 双手在脚背处上下搓热整个脚部，起到循环血液的作用。
5. 点住脚心轻压，有助于身体排泄废物。
6. 轻刮大脚趾，能够改善头痛头晕，有助睡眠。
7. 中指、食指关节按压脚底穴位，能够缓解胸闷症状。
8. 食指轻刮脚趾，达到舒筋活血的作用。
9. 双手轻轻挤压脚侧，以提高人体的免疫力。
10. 双手交错按压脚背与脚心。
11. 双手有步骤地点、压、刮、推足底各反射区，以调整脏腑功能。
12. 双手轻捏脚背穴位，能缓解头痛头晕等症状。

二、注意事项

1. 手法力度大小应根据受术者的体质、病症及选取的反射区不同而施用不同的力度。总的原则是保健按摩以感到舒适有度，治疗按摩以能耐受为度，不要造成足部的损伤。按摩开始时，必须先探查心脏反射区，并按轻、中、重 3 种手法力度进行。在了解心脏是否正常的情况下，再决定按摩力度及施术方案，以免发生意外。按摩时尽量避开骨骼突起处，以防止损伤骨膜。敏感反射区应避免重度刺激，儿童及多数女性宜用轻手法刺激。

2. 在按摩部位的皮肤上涂抹的油剂、膏剂、粉剂、酊剂和水剂等，可以保护皮肤、减少摩擦和增强疗效。通常用凡士林油来润滑和保护皮肤，而跌打损伤，可用红花油或红花酒来增强活血化瘀的作用。

3. 足部推拿的反射区按摩必须因人因病而异，饭前 30 分钟，饭后 1 小时内不做足部按摩。一般每个反射区治疗时间以不少于 1 分钟、不超过 3 分钟为宜，双足按摩时间为 30~45 分钟，每天 1 次为宜。慢性病、顽固性疾病按摩时间宜长些；急性病和病因明确的单纯性疾病宜短些；保健按摩可以长期坚持。

4. 按摩室要空气新鲜，温度适宜，避免宾客受风着凉。夏天按摩时不可用风扇、空调吹宾客双足。按摩顺序从左足开始，依次为足底、足内侧、足外侧、足背、小腿，再按摩右足，顺序同左足。按摩左足时，右足应先用毛巾裹好，避免着凉，反之亦然。双足按摩完毕，应立即穿袜或盖被保暖。

5. 术后半小时内宜饮温开水一杯，以促进排泄。老人、儿童及有心肾疾患者酌减。

6. 按摩前，保健按摩师要洗净双手，宾客洗净双足，剪短指（趾）甲，以防损伤皮肤及交叉感染。并备好按摩巾、按摩膏等所需用品。按摩前最好让受术者先用热水洗脚或中药浴足 10 分钟，用细盐均匀摩擦，有助于按摩力度的渗透，去除老茧。

7. 在足部推拿过程中，要注意患者的反应，若出现头晕、胸闷、心悸、四肢冷汗等不适现象，应立即停止按摩，予以休息、饮水等对症治疗。一旦出现休克立即抢救。

8. 足部按摩禁忌证　各种急、慢性传染病如肝炎、结核等；有感染性疾病如骨髓炎、骨结核、化脓性关节炎等；有出血倾向或血液病如紫斑病、恶性贫血等；内、外科危重病人，如严重心脏病、肺病、肾病、急性腹膜炎、急性阑尾炎及各种恶性肿瘤者；有皮肤病及足部皮肤有破损如湿疹，足癣，足部烧、烫伤及骨折等。妇女月经期及妊娠期，酗酒后神志不清、精神病患者发作期间，亦不宜按摩。

9. 按摩后可能出现下列反应，客人不必惊慌，坚持数日后，反应可自行消失，不要放弃按摩。

（1）尿量增加，气味变浓，颜色变深。

（2）出现低烧、发冷、疲倦、全身不适等症状。

（3）踝部肿胀，有淋巴阻塞现象者更为明显。

（4）下肢静脉曲张者静脉曲张更明显。

（5）反射区疼痛明显或器官功能失调现象加重。

10. 按摩后，术者用温水洗手。冬天外出应戴手套，以保护手部关节。每日可用活血化瘀、通经活络的中药，煎剂、熏洗、浸泡双手 20～30 分钟。常用的熏洗处方为：当归、木瓜、苏木、细辛、生姜、红花、骨碎补、生地、泽兰各 10g。

三、临床应用

足部推拿疗法，适用于内、外、妇、儿等各科急慢性常见病、多发病和疑难杂症。目前广泛应用于内科的高血压、糖尿病、血管神经性头痛、癫痫、慢性肾炎、胃肠道疾患与妇科的月经诸症。本法对于小儿疾病及疼痛过敏、心功能低下者，宜采用轻柔的保健按摩手法，切不可过强过重刺激。对于癌症等多种疑难杂症，现亦有采用本法进行观察治疗者，但是建议审慎待之。

第三节　艾灸养生康复技术

艾灸养生康复技术是针灸养生康复技术当中的一项基本的也是较为重要的技术。它是通过燃烧艾绒来烧灼、温熨人体体表一定部位的一种医疗保健方法。艾灸是中医学中重要的非药物疗法之一，在我国有着悠久的历史。《说文解字》："灸，灼也，从火音'久'。灸乃治病之法，以艾燃火，按而灼也。"灸法具有与药物及针刺不同的独特功效。《灵枢·官能》提到："针所不为，灸之所宜。"提示灸法可以治疗针、药所不能或不宜治疗的疾病。艾灸所用的艾绒多用陈年艾绒，因为陈年艾绒与新制的艾绒相比，具有挥发油较少、火力温和的特点，故以陈年久置的艾绒为佳，如《孟子》中有“七年之病，当求三年之艾”的说法。

一、基本操作

艾灸的种类较多，可以分为艾炷灸、艾卷灸、温灸器灸法与温针灸等。这里只介绍艾炷灸、艾卷灸、温灸器灸。

（一）艾炷灸

艾炷灸可分为直接灸和间接灸。灸前将纯艾绒放在平整的台面上，用拇、食、中三指边捏边旋转，把艾绒捏紧成规格、大小不同的圆锥状物，称为艾炷。一般可将艾炷分为大、中、小三种类型：小者如麦粒大，中者如半截枣核大，大者如半截橄榄大。

1. 直接灸　是将艾炷直接放在施术部位的皮肤上来施灸的一种灸法。又可分为化脓灸和非化脓灸。

(1)化脓灸：灸后灸处化脓并留有瘢痕，故名化脓灸，又名瘢痕灸。灸前须征得患者的同意及合作。临床上多采用小艾炷，亦有用中艾炷者。施术前先在施灸部位上涂上医用凡士林以增加黏附性，然后在施术部位上放置艾炷，用燃着的香炷从上端点燃艾炷施灸即可。施灸时间长短会因艾炷的大小不同而不同。施术者不能离开治疗室，当艾炷燃尽或受术者出现灼痛感呼痛 3 次以上时除去灰烬，然后加上艾炷再灸，一般灸 7~9 壮。灸后在施灸穴位上贴上消炎药膏，1 周左右就会化脓，形成灸疮。灸疮形成后 5~6 周即可愈合，并留有瘢痕。通常认为有灸疮出现疗效才好。正如《针灸资生经》所说：“凡着艾得疮，所患即瘥，不得疮发，其疾不愈。”

(2)非化脓灸：非化脓灸是与化脓灸相对而言的，又称无瘢痕灸，施灸后不留瘢痕。临床上多用中、小艾炷。操作前为了增加艾炷在皮肤上的黏附性，施灸前在施术部位上涂适量凡士林，然后将艾炷放上，用燃着的香炷从上端点燃艾炷施灸即可。当燃烧艾炷的一半时，患者出现疼痛感时，用镊子除去艾炷，换炷再灸，一般灸 3~7 壮，至局部皮肤微微充血、红晕。

2. 间接灸　又称为隔物灸，操作前在艾炷与皮肤之间隔垫药物而施灸。所隔药物多为中药，如姜、蒜、附子及盐等。

(1)隔姜灸：将新鲜无腐烂生姜切片，厚度 0.2~0.3cm，用针在姜片上穿刺打孔 5~7 下，将穿刺过的姜片放在施灸部位，姜片上放置大艾炷，用燃着的香炷从艾炷上端点燃艾炷后施灸。当艾炷燃尽后，更换艾炷再次施灸，艾量以皮肤红晕而不起疱为度，一般灸 5~10 壮。在施术过程中，如果受术者灼热难忍时，施术者应将姜片稍稍向上提起，或缓慢左右移动姜片。

(2)隔蒜灸：操作方法与隔姜灸相同，只是将施灸物品由姜片换成新鲜大蒜(最好是红皮大蒜)薄片。因大蒜对皮肤的刺激性强，因此灸后容易起疱。如欲避免起疱，可在艾炷燃尽前更换艾炷，或将蒜片向上提起。

(3)隔附子灸：用附子片或附子药末做成的药饼作为间隔物来施灸，叫隔附子灸。施灸前做好附子饼，其做法是将附子研成药末后加适量黄酒调和、拌匀，将膏状附子制成直径约 3cm、厚约 0.8cm 的薄饼，中间用针穿刺打孔。施灸时取出附子饼，放在施灸部位皮肤上，上置艾炷，用燃着的香炷从艾炷上端点火施灸。

(4)隔盐灸:隔盐灸只用于脐部,所以又称神阙灸。将纯净干燥的精制食盐填敷在脐部,使其与皮肤相平或略高皮肤,上置大艾炷,点燃艾炷上端施灸,当患者稍感灼痛时,即易炷再灸。也可在神阙穴上放上食盐后放置姜片,再在姜片放置艾炷施灸。

(5)长蛇灸:在受术者背部正中线、自大椎穴至腰俞穴铺敷一层药泥如附子药泥,或稍加打碎的蒜、黄皮生姜,然后铺上艾绒施灸。因其形似长蛇,故又称长蛇灸,一般以灸至病人口鼻中有药味为佳。

(二) 艾卷灸

又称艾条灸,是将事先做好的成品艾条一端点燃后对准施术部位皮肤进行施灸的一种灸法。多采用纯艾条灸,也可在艾绒内加进药物。分为悬灸、实按灸两种。此处只介绍悬灸。悬灸按操作方法不同,又可分为温和灸、回旋灸、雀啄灸三种方法。

1. 温和灸　将艾条的一端点燃,然后将其对准拟施术的部位进行施灸。点燃端灸火离皮肤适宜距离为2~3cm,使受术者局部产生温热感但并无灼痛。每个部位灸10~15min,以局部皮肤红晕为度。如果遇局部皮肤知觉减退的病人如糖尿病病人,施术者可将食指和中指置于施灸部位两侧,以感知患者局部受热程度,随时调节施灸距离,防止受术者皮肤烫伤。

2. 雀啄灸　施灸时艾卷燃着端与施术部位皮肤并不固定在一定的距离,而是将艾条一上一下慢慢移动,有如鸟雀啄食状,故名雀啄灸。其灸量随施灸高度变化而变化,可以给施术部位一个变量的刺激。

3. 回旋灸　将艾条燃着端在保持与施术部位一定距离的情况下,采用左右移动或旋转移动的方式进行施灸。

(三) 艾灸器灸

艾灸器是一种专门用于施灸的器具,市面有售。用艾灸器施灸的方法称艾灸器灸。临床常用的艾灸器灸有灸架灸、灸筒灸和灸盒灸等。此外,还有自贴式灸管灸及现代艾灸仪灸等。

1. 灸架灸　将艾条点燃后,燃烧端插入灸架的顶孔中,对准选定穴位施灸,并用橡皮带给予固定,施灸完毕将剩艾条插入灭火管中。

2. 灸盒灸　将清艾条点燃后放在灸盒的插孔上,灸火向下施;或将点燃后的艾条直接置于灸盒内的金属网上施灸。

3. 灸筒灸　将适量的艾绒置于温灸筒内,点燃后盖上筒盖,执筒柄于患处施灸,以灸至皮肤潮红为度。

二、注意事项

(一) 施灸顺序

施灸的一般顺序是先灸上部,后灸下部;先灸背腰部,后灸胸腹部;先灸头身,后灸四肢。临床操作时,除按上述先后顺序外,如遇特殊情况也可灵活变用,应因人因病而宜,不能拘执不变。譬如对于脱肛病人的灸治,则宜先灸长强以收肛,后灸百会以举陷。古人有"头不可多灸"的临床经验总结,值得临床注意。

(二) 施灸补泻

灸法的补泻效果因灸火大小及所用药物不同而不同。艾炷灸补泻法与灸火大小有关。其有关内容始载于《黄帝内经》,《灵枢·背俞》中说:"气盛则泻之,虚则补之。

以火补之，毋吹其火，须自灭也；以火泻者，疾吹其火，传其艾，须其火灭也。”由此规定，补法的操作是：点燃艾炷后，不吹其艾火，使其火力温和，让其自然缓缓燃尽为止；泻法的操作是：点燃艾炷后，以口速吹艾火，使艾火燃旺、火力迅猛，不燃至皮肤即便扫除。按灸火大小定补泻，多数人认为，艾条雀啄灸、温和灸、回旋灸等灸火较为温和的施灸方法为补法，直接灸、灯火灸等灸火较强的方法为泻法。

此外，灸用腧穴不同会收到不同的补泻效果。如气海、关元为补气要穴，灸之就有补气的作用，属补法；肺俞穴为解表散寒要穴，灸之能疏风解表、宣肺散寒，属泻法。灸法的补泻还与机体的功能状态也有关，如阳气暴脱者艾灸神阙，其功效为回阳救脱，属于补法；对于阴寒凝结之腹痛，同样灸神阙穴，其功效为逐寒外出，属于泻法。

（三）施灸剂量

古人在运用灸法时，对灸量非常重视。如《扁鹊心书》说：“大病灸百壮……小病不过三五七壮。”《千金方》中说：“头面目咽，灸之最欲生少；手臂四肢，灸之须小熟，亦不宜多；胸背腹灸之尤宜大熟，其腰脊欲须少生。”《外台秘要》中也指出：“凡灸有生熟，候人盛衰及老小也。衰老者少灸，盛壮强实者多灸。”此处之“生熟”，就是指灸的程度。

施灸剂量应根据患者的体质、年龄、施灸部位、所患病情等方面来确定。凡体质壮实者，艾炷宜大、壮数宜多；老幼体弱者，艾炷宜小、壮数宜少。腧穴在腰腹以下皮肉深厚处，艾炷宜大、壮数宜多；腧穴在头胸或四肢末皮肉浅薄处，艾炷宜小、壮数宜少。久病深重者，艾炷宜大、壮数宜多；新病轻浅者，艾炷宜小、壮数宜少。临床中，由于病情需要，对于需要大壮及多壮灸的病人，艾炷由小到大，壮数由少到多，逐渐增加施灸剂量，待病人耐受后即可施用大壮及多壮灸。化脓灸灸疮的发与不发与疗效密切相关。因此，灸后应嘱病人多吃羊肉、豆腐等发物，以促进灸疮透发，亦可再次施灸。

（四）可能出现的意外

在施灸过程中极少数受术者可能会出现类似晕针一样的晕灸现象。表现为突然头昏、眼花、恶心、颜面苍白、脉细手冷、血压降低、心慌汗出，甚至晕倒等症状。多见于体弱患者，或因初次施灸，或因空腹、疲劳，恐惧、姿势不当、灸炷过大、刺激过重等引起。一旦发生晕灸，应立即停止施灸，并及时作出处理，处理方法同晕针，如：立即平躺，给予口服温开水或糖水。

（五）灸后处理

灸后须保持心情开朗，戒色欲，勿过劳，清淡食物等。但如为化脓灸，灸后半个月之内可吃鱼、羊及豆腐等发物，以助灸疮发出。如施灸局部皮肤起有水疱，告诉受术者水疱多会自然吸收，不可抓破或擦破皮肤；如水疱较大时，可用消毒针灸针刺破水疱，放出水液，再涂以络合碘。瘢痕灸者，在灸疮化脓期间，疮面局部勿用手搔，以保护痂皮，并保持清洁，防止感染。

三、临床应用

《灵枢·官能》提到：“针所不为，灸之所宜。”提示灸法可以治疗针、药所不能或不宜治疗的疾病。艾灸具有温经通络、行气活血、逐寒祛湿、消瘀散结、扶阳固脱、防病保健等作用。因此常用于：①慢性虚寒性疾病，如哮喘、眩晕、慢性腹泻、风寒湿痹和皮肤疣等。②隔姜灸常用于因寒邪所致的呕吐、腹痛、泄泻以及风寒湿痹和外感风寒表证等。隔蒜灸因大蒜有解毒、消肿和杀虫的作用，因隔蒜灸多用于治疗慢性肿痛，如脱疽、瘰疬、肺结核、腹中积块、未溃之痈疽疖肿及癣疮等。神阙隔盐灸临床上常用于治疗急性寒性腹痛、吐泻、痢疾、小便不利、中风脱证、虚寒积滞等。也可用于劳伤、气虚体倦及健身防病。此法有回阳、救逆、固脱之功，但需连续施灸，不拘壮数，以待脉起、肢温、证候改善。隔附子灸有温肾补阳和祛腐生肌的作用，临床多于用治疗命门火衰而致的阳痿、早泄、遗精、宫寒不孕和阴疽久溃不敛等病证。长蛇灸多用于治疗强直性脊柱炎、虚痨及顽痹等证。③利用艾灸的消散瘀结功能，临床中常常可用灸法来治疗乳痈初起、瘰疬及瘿瘤等病症。④艾灸关元、神阙的方法可用于手足厥冷、脉微欲绝等阳气虚脱及危重患者的抢救治疗；还可以采用艾灸中极、关元、百会、命门等穴位来治疗崩漏、带下、脱肛、阴挺及遗尿等病症。⑤艾灸除了有治病作用外，还有防病保健作用。《扁鹊心书》中说："人于无病时，常灸关元、气海、命关、中脘……虽未得长生，亦可保百年寿矣"，又云："余五十时，常灸关元百余壮……渐至身体轻健，羡进饮食……每年常如此灸，遂得老年康健。"《外台秘要》也指出："三里养先后天之气，灸三里可使元气不衰，故称长寿之灸。"提示灸法能防病延年。

第四节 火罐养生康复技术

火罐养生康复技术，即拔罐法，是以罐为工具，利用燃烧、抽吸、蒸汽等方法造成罐内负压，使罐吸附于腧穴或体表的一定部位，以产生良性刺激，达到调整机体功能、防治疾病目的的外治方法。古称"角法"，在马王堆汉墓出土的帛书《五十二病方》中就有记载，最初主要为外科治疗疮疡时用来吸血排脓。随着医疗实践的不断深化，火罐的材质和拔罐的方法均有改进和创新。近年来，拔罐法与电、磁、光、药等理化因子有机结合，适用的范围也逐渐扩大，广泛应用于内、外、妇、儿各科及人体的养生保健，常和针刺配合使用。

一、罐的种类

原始的罐具为兽角，后来逐步发展为竹罐、陶罐、金属罐、玻璃罐、有机玻璃罐、橡胶罐等，目前常用的有以下 5 种罐具。

（一）玻璃罐

玻璃罐在临床上应用最为广泛，系玻璃加工而成，形状如球，口边微厚而略向外翻，分大、中、小不同型号，也可用广口瓶、磨口的罐头瓶代替。玻璃罐质地透明易观察，使用时方便观察所拔部位皮肤充血、瘀血程度及出血量等，但易摔碎、损坏。

（二）竹罐

由竹筒制成，直径 3~5cm，长 6~10cm，一端留节作底，另一端为罐口，经锯段、去皮、取圆、锉底、磨口等工艺，制成管壁厚度为 2~3mm，中间呈腰鼓形的竹罐。竹罐取材方便，轻巧价廉，不易摔碎，适于煎煮，但易燥裂、漏气，吸附力不大。

（三）陶罐

用陶土烧制而成，口径大小不一，罐口光整，肚大而圆，口、底较小，形状如腰鼓。优点是吸附力大，缺点是质地较重，易摔碎。

（四）抽气罐

近年来有用透明塑料制成，上面加置活塞，便于抽气。也有用特制的橡皮囊排气罐，规格大小不同。新型的抽气罐具有使用方便、吸着力强、不易破碎等优点。

（五）硅胶罐

用硅胶制成，规格大小不一，小者如拇指大小，常用作美容。具有携带与使用方便，吸着力强，适用于全身尤其是关节部位的吸拔，不用取火，安全不会破碎的优点。

二、基本操作

（一）吸附方法

火罐常用的吸附方法有以下几种。

1. 火吸法

（1）闪火法：用止血钳夹酒精棉球一个或用长纸条，用火将酒精棉球或纸条点燃后，使火在罐内绕1~2圈后，将火退出，迅速将罐扣在应拔的部位，即可吸附在皮肤上。此法是最常用的吸拔方法。但注意酒精不要太多，以免淌下灼伤皮肤。

（2）投火法：用易燃纸片或棉花点燃后投入罐内，迅速将罐扣在应拔的部位。此法适宜于仰面拔，不致灼伤皮肤。

（3）贴棉法：用大小适宜的酒精棉一块，贴在罐内壁的下1/3处，用火将酒精棉花点燃后，迅速扣在应拔的部位。此法须注意棉花蘸用的酒精不宜过多，否则燃烧的酒精滴下时，容易烫伤皮肤。此法适宜于侧面横拔。

以上方法，除闪火法外，罐内均有火，均应注意勿灼伤皮肤。

2. 抽气吸拔法　此法先将抽气罐的瓶底紧扣在穴位上，用注射器或抽气筒通过橡皮塞抽出罐内空气，使其产生负压，即能吸住。而硅胶罐的操作更为容易，将硅胶罐挤压排出部分空气，吸附在皮肤上即可。

3. 水吸法　是用竹罐拔罐时常用的方法。将竹罐放入水中或药液中煮沸2~3分钟，然后用镊子将罐倒置（罐口朝下）夹起，迅速用多层干毛巾捂住罐口片刻，以吸去罐内的水液，降低罐口温度（但保持罐内热气），趁热将罐拔于应拔部位；然后轻拧罐体，令其吸牢。此法吸拔力小，操作需快捷。

（二）拔罐方法

常用的有以下几种：

1. 留罐法　又称坐罐法，即将罐吸附在体表后，使罐子吸拔留置于施术部位10~15分钟，然后将罐起下，罐大吸拔力强的应适当减少留罐时间。此法是常用的一种方法，单罐、多罐皆可应用。

2. 闪罐法　即将罐拔住后，立即起下，如此反复多次地拔住起下，起下拔住，直至皮肤潮红、充血。

3. 走罐法　亦称推罐法，即拔罐前先在所拔部位的皮肤上或罐口上，涂一层凡士林等润滑剂，再将罐拔住。然后，术者用右手握住罐子，向上、下或左、右需要拔的部位，往返推动，至所拔部位的皮肤红润、充血，甚或瘀血时，将罐起下。推罐时应用力均匀，以防止火罐漏气脱落。

4. 刺血拔罐法　又称刺络拔罐法，即在应拔部位的皮肤消毒后，用三棱针点刺出血或用皮肤针叩打后，再将火罐吸拔于点刺的部位，使之出血，以加强刺血治疗的作用。一般刺血后拔罐留置10~15分钟。不可在大血管上行刺络拔罐法，以免造成出血过多。起罐后用消毒棉球擦净血迹，挑刺部位用消毒敷料或创可贴贴护。

此外，还有留针拔罐法，在临床上应用也较多。

（三）起罐方法

起罐时，一般先用一手拿住火罐，另一手拇指或食指从罐口旁边按压一下，使气体进入罐内，即可将罐取下。若罐吸附过强，切不可用力猛拔，以免擦伤皮肤。

三、注意事项

1. 拔罐时要选择适当体位和肌肉丰满的部位。

2. 拔罐时要根据所拔部位的面积大小而选择大小适宜的罐。操作时必须动作迅速，才能使罐拔紧，吸附有力。

3. 用火罐时应注意勿灼伤或烫伤皮肤。若烫伤或留罐时间太长致皮肤起水疱时，小的仅敷以消毒纱布，防止擦破即可；水疱较大时，用消毒针将水放出，用消毒纱布包敷，或涂以甲紫药水，以防感染。

4. 肿瘤、全身枯瘦、肌肉浅薄及高热抽搐者不宜使用本法。

5. 皮肤局部有疮疡、过敏灶、骨骼凸起、静脉曲张以及心前区、乳头等处禁用拔罐法。

6. 孕妇少腹部、腰骶部及水肿患者禁用本法。

7. 施术后注意消毒罐具。

四、临床应用

火罐养生康复技术具有通经活络、行气活血、消肿止痛、祛风散寒等作用，是养生康复不可缺少的方法。多用于亚健康状态和多种疾病的康复治疗，如风寒湿痹腰背肩臂腿痛、关节痛、软组织闪挫扭伤及伤风感冒、头痛、咳嗽、哮喘、胃脘痛、呕吐、腹痛、泄泻、痛经、中风偏枯、高血压、眩晕、疮疡、痤疮、面瘫、中暑等，并可与针刺、灸法等配合使用。

第五节　刮痧养生康复技术

刮痧养生康复技术，是用刮痧板蘸香油、清水、润肤乳、刮痧油等介质，在人体一定的部位反复刮动，摩擦患者皮肤，形成痧痕，以养生康复的一种方法。刮痧以中医脏腑经络学说为理论指导，博采针灸、按摩、拔罐等中医外治疗法之所长，根据中医十二经脉及奇经八脉，遵循“急则治其标”的原则，运用手法强刺激经络，使局部皮肤发红充血，从而起到疏通经络、行气活血、调整脏腑的功能的效果。具有适应证广、疗效明显、操作方便、经济安全等优点。

刮痧的雏形可追溯到旧石器时代，刮痧术可谓砭石疗法的延续、发展或另一种存在形式。最早的刮痧治病的记录见于《扁鹊传》中。传统的刮痧术主要适应证为痧症，所用工具有瓷器类（碗盘勺杯之边缘）、金属类（铜银镍币及金属板）、生物类（麻毛棉线团、蚌壳）、玉石类（玉石、砭石）等，刮痧部位为脊背、颈部、胸腹、肘窝、腘窝等部位。所用润滑剂为植物油类、酒类和水等，刮拭皮肤至出现紫红或紫黑色瘀点为度。

刮痧疗法发展到现在，以水牛角为材料的刮痧板更加适合人体各部位刮痧的需要，且避免了金属类器械所造成的各类不良反应，亦避免了瓷器类、生物类器械易碎、不易携带等因素，在传统刮痧手法上还结合了按摩、点穴、杵针等手法，治疗范围在传统刮痧主要治疗痧病的基础上广为增加，已能治疗内、外、妇、儿、皮肤科、伤科、眼科等各科多种病症。

一、基本操作

（一）刮痧前的准备

1. 刮痧板　最好使用专门的刮痧板，板面洁净，棱角光滑。家庭可用水牛角刮痧板，水牛角本身就是一味中草药，有清热解毒、活血化瘀的功效，是一种上好的工具。

2. 刮痧介质　多选用具有润滑或兼有药物作用的清水、麻油、石蜡油或红花油、刮痧专用的活血剂等。刮痧油具有清热解毒、活血化瘀、排毒祛邪、消炎止痛等作用。

（二）操作方法

常用的有平刮、竖刮、斜刮、角刮 4 种，轻刮为补，重刮为泻。先涂刮痧油（头部不用介质），一手托住要刮的部位，让受术者肌肉放松，另一手拿消毒好的刮痧板，治疗时刮痧板厚的一面对手掌，保健时刮痧板薄的一面对手掌。刮拭方向从颈到背、腹、上肢再到下肢，从上向下刮拭，胸部从内向外刮拭。刮板与刮拭方向一般保持在 45°~90°，要有一定的压力，至局部毛孔张开即可。刮痧时间一般每个部位刮 3~5 分钟，最长不超过 20 分钟，不可强求出痧，以患者感到舒服为原则。刮痧次数一般是第 1 次刮完后间隔 3~5 天，痧退后再进行第 2 次刮治。也有用刮痧器具不直接接触皮肤而是隔着一层薄棉布进行刮拭，至局部皮肤发红为止。

（三）保健刮痧步骤

1. 头部刮痧

【取穴】百会穴及四神聪、头维穴至风池穴、太阳穴。

【顺序】先刮百会及四神聪，再刮头维至风池，重刮头维、风池，然后点按太阳穴。

【方法】平补平泻。

2. 颈肩部刮痧

【取穴】风池穴及肩井穴、风府穴、大椎穴、肩髃穴。

【顺序】从上至下依次刮拭。或者从中上部向下及两侧分刮。

【方法】补泻兼施。

3. 腰背部刮痧

【取穴】肩贞穴、魄户穴、膏肓穴、环跳穴、肩井穴、肾俞穴。

【顺序】循足太阳膀胱经背部侧线从肩部刮痧至腰部，沿着肩胛骨边缘从肩部刮痧至腋下，点按肩贞、魄户、膏肓穴。

【方法】平补平泻。

4. 胸腹部刮痧

【取穴】天突穴、天枢穴、大横穴、气海穴、关元穴。

【顺序】自上而下刮拭胸骨柄体表，点揉天突穴，再以胸骨柄为中线分别向左右两侧胸部刮拭，然后以脐部为中心，按顺时针方向用刮板在腹部进行刮拭，点揉天枢穴和大横穴及气海、关元穴。

【方法】 平补平泻。

5. 四肢部刮痧

【取穴】 曲池穴、合谷穴、内关穴、外关穴、足三里。

【顺序】 经脉循行方向。

【方法】 平补平泻。

二、注意事项

1. 刮痧时应避风和注意保暖，每次刮拭时间不可过长。

2. 有严重出血倾向者禁用此法。新发生的骨折患部不宜刮痧，须待骨折愈合后方可在患部补刮。外科手术瘢痕处亦应在两个月以后方可局部刮痧。原因不明的肿块及恶性肿瘤部位禁刮。

3. 妇女月经期下腹部慎刮，妊娠期下腹部禁刮。儿童不宜重刮出痧，可时间稍长轻刮累积出痧。

4. 饥饿状态、运动后、大出血后体质都比较虚弱，不宜刮痧。

5. 皮肤有破损或炎症者，不可在皮损处或炎症局部直接刮拭，可在皮损周围刮拭。

6. 刮痧后饮热水 1 杯，一般约施术 3 小时后即可洗浴。

三、临床应用

刮痧有预防保健作用，健康人常做刮痧（如取背俞穴、足三里穴等）可增强卫气。另有治疗作用，包括活血祛瘀、调整阴阳、舒筋通络、促进代谢等。

刮痧疗法临床应用十分广泛，适用于内、外、妇、儿、五官等各科疾病，临床上可用治感受外邪引起的感冒发热、头痛、呕吐、腹泻以及高温中暑、各种神经痛、失眠、脏腑痉挛性疼痛等内科病症；以疼痛为主要症状的各种伤科病症，如急性扭伤、感受风寒湿邪导致的各种软组织疼痛、坐骨神经痛等；营养不良、食欲不振、生长发育迟缓、小儿感冒发热、腹泻、遗尿等儿科病症；牙痛、鼻炎、咽喉肿痛等五官科病症；痛经、闭经、月经不调、乳腺增生、产后病等妇产科病症；还可用于病后恢复、强身健体、减肥、养颜美容、消斑除痘、延缓衰老等，收到“未病先防”的保健效果。

第六节　沐浴养生康复技术

沐浴养生康复技术是利用水、药物、日光、空气、泥沙等天然物理因子，使其作用于体表，通过这些物理因子的理化作用，达到锻炼身体及防病康复的目的。中医理论认为，沐浴有发汗解表、祛风除湿、舒筋活络等作用。

沐浴的分类方法有多种。有按照介质形态分为有形、无形两类的，有形者如各种水浴、泥沙浴，其中水浴又因其内含成分的不同分为矿泉浴、药浴等；因水温差异还能分为冷水浴、热水浴、蒸汽浴等。无形者则指日光浴、空气浴、森林浴等有质而无形的沐浴。根据作用于身体不同部位划分，可有全身浴、半身浴和局部浴之别。如按沐浴的作用方式划分，可分为擦浴、浸浴、淋浴、湿敷等。

一、药浴

在中医中，药浴法是外治法之一，即用一定浓度的药液或含有药液的水洗浴全身或局部的一种方法。

（一）基本操作

药浴形式多种多样：全身洗浴称“药水澡”；局部洗浴的又有“烫洗”“熏洗”“坐浴”“足浴”等名称。在洗浴中，其方法有先熏后浴之熏洗法，以及边擦边浴之擦浴法。常用有浸浴、熏蒸、烫敷3种。

1. 浸浴　先将药物放入纱布袋内，加清水浸泡半小时左右，煮沸后再煎煮约20分钟，滤出药汁，再兑入洗澡水中。先熏蒸患部，待水温不致烫伤皮肤后，再浸泡或用毛巾蘸药水洗浴全身或局部，每次浸浴15~20分钟，每日1~2次，或视病情而定。一般每剂药物可煎煮2~3次后将药液混合在一起。药浴以午后或晚间进行为宜，浴后用干毛巾拭干，盖被静卧片刻。

2. 熏蒸　将药物置纱布袋中，加清水浸泡半小时左右后，放入较大容器中煎煮，用煎煮时产生的热气熏蒸局部，或用蒸气室作全身浴疗。一般来说，药液温度高、蒸气多时，先熏蒸后淋洗，当温度降至40~50℃时，再浸浴。

3. 烫敷　是目前临床常用的热熨药袋疗法。将药物分别放入两个较大的纱布袋中上笼屉或蒸锅内蒸透，趁热交替隔着数层干毛巾放在局部烫敷，配合按摩，效果更佳。每次20~30分钟，每日1~2次。

（二）注意事项

1. 药浴温度不可过高，以能耐受为度，以免烫伤。
2. 避免选择对皮肤有刺激和腐蚀性的药物。
3. 避风寒，勿过度疲劳，洗浴后应立即卧床休息，以免耗气。
4. 皮肤破损出血，妇女月经期间、妊娠期，饥饱过度，禁用洗浴法。
5. 老、幼、病重者药浴时需有人护理，避免意外。
6. 洗浴过程中若出现头晕、心慌、恶心等不良反应，应暂停洗浴。

（三）临床应用

药浴可起到疏通经络、活血化瘀、祛风散寒、清热解毒、消肿止痛、调整阴阳、协调脏腑、通行气血、濡养全身等养生功效。现代药理也证实，药浴后能提高血液中某些免疫球蛋白的含量，增强肌肤的弹性和活力。药浴可应用于高血压、局部软组织损伤、神经官能症、风湿性关节炎、腰腿痛、坐骨神经痛、肥胖症、银屑病、皮肤瘙痒等疾病的治疗，坐浴尤其适用于妇科及肛周疾病的治疗。

附：药浴方

药浴用药与内服药一样，亦需遵循处方原则，辨病辨证选药。即根据各自的体质、时间、地点、病情等因素，选用不同的方药，现介绍几则，以供参考。

1. 皮肤瘙痒症药浴方　生地、白鲜皮各35g，当归、赤芍、防风各30g，荆芥穗60g，车前草15g，蝉蜕18g，地肤子、野菊花各50g。

2. 皮肤湿疹药浴方　鲜川楝皮100g，七叶一枝花、龙骨、炉甘石各30g，土茯苓、苦参、地肤子、虎杖各25g，黄连、黄芩、黄柏、生大黄、白鲜皮、花椒、地榆各20g，赤小豆、百药煎、刘寄奴、丹皮各15g，车前子、冰片各10g。

3. 小儿发育不良药浴方 苦参、茯苓皮、苍术、桑白皮、白矾各15g，葱白少许。

4. 热毒疮疖药浴方 防风（去芦头）、白芷、细辛、苦参、吴茱萸、苦楝子、藜芦（去芦头）、莽草、麻黄根各30g，川椒15g，盐60g。

5. 治疗手足癣药浴方 苦参、桃仁、蛇床子、乌梅、连翘、大黄各30g，甘草20g，芒硝40g。

6. 关节炎、痛风药浴方 老鹳草、五加皮、伸筋草等药物各等份。

7. 健发美容药浴方 零陵香30g，玫瑰花、辛夷各15g，细辛、公丁香、山柰各10g，白芷90g，檀香20g，甘草12g。共研细末，用苏合油10g拌匀入汤浴头。

8. 延年保健药浴方 用枸杞子煎汤浴身，可令人皮肤光泽，百病不生，延年益寿。

9. 外感风寒感冒药浴方 麻黄18g，桂枝、紫苏叶各45g，荆芥、防风、藁本、羌活、柴胡各30g，生姜50g，葱白头10个。

10. 夏季暑湿感冒药浴方 藿香、生姜、牛蒡子、六一散各50g，佩兰、陈香薷、川朴花各30g，紫苏叶45g，荷叶1张。

11. 足跟痛局部药浴方 杜仲30g或杜仲叶60g，鸡血藤、伸筋草、丝瓜络各60g，炒川芎30g，红花30g，牛膝30g，赤芍30g，生大黄30g，川柏30g，络石藤45g。

12. 阴痒坐浴方 苦参子60g（布袋包），地肤子（布袋包）、蛇床子（布袋包）、胡黄连各45g，川柏、白鲜皮、萆薢各30g，明矾15g，土茯苓50g。

上述诸药浴方中，中药有鲜品者应尽量用鲜品，如藿香、佩兰、生姜、荷叶、木瓜、车前草、艾叶等，鲜品药材比干品药材疗效好。

二、温泉水浴

温泉水浴，是通过沐浴温泉水以达到保健和促进疾病康复目的的一种方法。

（一）基本操作

温泉水浴多是浸泡浴，但也可采用淋浴、敷浴等方式。可全身或半身浴。坐在浴场、浴池或澡盆内，如下半身或足浸入水中，则上半身及裸露的部位需用大毛巾盖好，以防受凉。水温一般保持在40℃左右，浸浴15~30分钟。

（二）注意事项

1. 溃疡病出血期不可进行温泉治疗，器质性病变患者以及孕妇，均禁温泉浴。

2. 老年、体弱、低血压、高血压、心脏病患者的温泉全身浴，水温不宜过高，时间不宜过长。青年男子不宜过多进行温泉浴。

3. 温泉浴过程中，若患者脉搏超过120次/分，或出现头痛、眩晕、心悸等症状，应停止浸浴。

4. 禁止空腹、醉酒或饱餐后立即入浴。浴后要注意休息，避免受凉。

（三）临床应用

浴疗的温泉水具有温经通络、解毒消肿、舒缓情志、杀虫止痒等功效。《本草纲目》云：“教患疥癣风癞杨梅疮者，饱食入池，久浴得汗乃止，旬日自愈。”温泉水浴可应用于皮肤病如银屑病、湿疹、神经性皮炎、皮肤瘙痒症等，肌肉关节病如风湿及类风湿关节炎、坐骨神经痛、外伤后遗症、软组织损伤等，神经系统疾病如肋间神经痛、末梢神经炎等，循环系统疾病如早期高血压、血栓性静脉炎等，呼吸系统疾病如慢性气管炎、支气管哮喘等，以及肥胖、妇科病等。

三、泥沙浴

泥沙浴是用具有治疗作用的泥或沙进行全身或局部浸埋、敷盖的沐浴方式，以起到养生康复的目的。

泥沙浴用的泥沙种类众多，如矿泉周围的矿泥、井底泥或沼泽地里的腐泥，柴草灰泥，以及河沙、泉沙、磁沙等。

（一）基本操作

1. 热矿泥浴　先在泥浆浴池中浸泡5~10分钟，然后走出泥浆浴池，到沙滩上躺下，让太阳把身上的泥浆晒干，泥浆一块块自然剥落后，再用清水洗净身体。

2. 沙浴　将除头以外的整个身体或身体的局部埋入太阳晒热或加热的沙子之中，根据气温、沙子的温度，每次沙浴时间需10~15分钟，以大汗淋漓为佳。

（二）注意事项

1. 所用泥沙温度要适宜，防止过热烫伤皮肤。
2. 皮肤有破损溃烂者，不宜施行泥沙疗法，以免感染。
3. 有发热、出血倾向及严重器质性病变、活动性肺结核等患者，禁用此法。
4. 妇女经期、孕期及儿童，年老体质极其虚弱者，不宜进行泥沙浴。

（三）临床应用

中医学认为，泥沙有温热寒凉之性，温热者具有温阳散寒、行气活血、祛风除湿的功效；寒凉者可清热解毒。此外还有按摩、消炎止痛、美容等作用。可用于各种风湿痹痛、肌肉肿痛、外伤后遗症、腹腔内粘连、多种神经系统疾病、头痛、失眠以及慢性腹痛、泄泻等。如热矿泥浴对于治疗皮肤病和风湿性关节炎有特效，井底泥浴对造成扭伤的运动员有消除肿胀、恢复体力的疗效，沙浴对治疗风湿性关节炎、运动系统疾病有非常好的疗效。此外，泥沙浴对健康人也有消除疲劳、恢复体力的益处。

除以上介绍的三类沐浴方法外，还有日光浴、空气浴、海水浴、冷水浴等，均是中医养生康复技术所常用的。

（雷龙鸣　王德瑜）

扫一扫
测一测

复习思考题

1. 临床常用推拿手法的分类及各自操作要点是什么？
2. 人体各部位常用养生康复推拿法及其操作程序是什么？
3. 常用的拔罐方法有哪些？
4. 刮痧的注意事项有哪些？
5. 常用的药浴形式有哪几种？

下篇

实践运用

PPT 课件

09章PPT

扫一扫
知重点

第九章

常见疾病中医养生康复技术

第一节 脑 卒 中

学习要点

掌握脑卒中的各种中医养生康复技术。

一、概述

脑卒中(stroke)又称脑血管意外(cerebral vascular accident,CVA),是由于出血或缺血引起的以局灶性神经功能缺失为特征的急性脑部血管疾患,是神经系统常见病、多发病。按病理性质可分为出血性脑卒中(脑出血、蛛网膜下腔出血)和缺血性脑卒中(脑血栓形成、脑栓塞、脑梗死)。神经功能缺失持续时间不足24小时者称为短暂性脑缺血发作(transient ischemia attack,TIA)。

世界卫生组织调查结果显示:中国脑卒中发病率排名世界第一,比美国高出1倍。我国第3次国民死因调查结果表明,脑卒中在中国人的死因中位列第一,且具有发病率高、致残率高的特点。中国每年新发脑卒中患者约200万人,其中70%~80%的脑卒中患者因为残疾不能独立生活,严重威胁国民生活质量。

脑卒中属中医"中风"范畴。

二、病因病机

本病的发生是多种因素所导致的复杂的病理过程,风、火、痰、瘀是其主要的病因,病位在脑,与心、肝、脾、肾密切相关。肝肾阴虚,水不涵木,肝风妄动;五志过极,肝阳上亢,引动心火,风火相煽,气血上冲;饮食不节,恣食厚味,痰浊内生;气机失调,气滞而血运不畅,或气虚推动无力,日久血瘀。当风、火、痰浊、瘀血等病邪上扰清窍,导致"窍闭神匿,神不导气"时,则发生中风。"窍"指脑窍、清窍;"闭"指闭阻、闭塞;"神"指脑神;"匿"为藏而不现;"导"指主导,引申为支配;"气"指脑神所主的功能活动,如肢体运动、吞咽功能、语言等。

三、辨证分型

（一）中经络

半身不遂，舌强语謇，口角歪斜。兼见面红目赤，眩晕头痛，口苦咽干，心烦易怒，便秘尿黄，舌红或绛，苔黄或燥，脉弦有力，为肝阳暴亢证；兼肢体麻木或手足拘急，头晕目眩，苔白腻或黄腻，脉弦滑，为风痰阻络证；兼痰多口黏，腹胀便秘，舌红，苔黄腻或灰黑，脉弦滑大，为痰热腑实证；兼肢体软弱，偏身麻木，手足肿胀，面色淡白，气短乏力，心悸自汗，舌黯，苔白腻，脉细涩，为气虚血瘀证；兼肢体麻木，手足拘挛或蠕动，心烦失眠，眩晕耳鸣，舌红，苔少，脉细数，为阴虚风动证。

（二）中脏腑

神志迷蒙、恍惚，嗜睡，或昏睡，甚则昏迷，半身不遂。兼见神昏，牙关紧闭，口噤不开，两手握固，肢体强痉，二便闭，为闭证；兼面色苍白，目合口开，鼻鼾息微，手撒肢软，二便自遗，汗出，脉微细欲绝，为脱证。

四、养生康复技术

（一）精神情志

1. 节制法　即调和、节制情感，防止七情过极，达到心理平衡，以养生防病、促进康复。包括遇事戒怒，保持安宁的心境；宠辱不惊，善于自我调节情感，以便养神治身，对外界的事物刺激，既要有所感受，又要思想安定，七情平和，明辨是非，保持安和的处世态度和稳定的心理状态；暗示治疗，多采用语言，也可采用手势、表情或暗示性药物及其他暗号来进行。

2. 顺时调神法　是顺应春、夏、秋、冬四时自然变化规律，有意识地调养精神活动的养生方法。《素问·四气调神大论》强调必须遵循“春夏养阳，秋冬养阴”的法则，谨养调摄。

（二）饮食药膳

饮食宜清淡少盐，以低脂肪、低淀粉、高纤维、高矿物质为主。主食以五谷杂粮为主，多吃粗制米面。忌辛辣和油腻食物，多吃新鲜水果蔬菜、豆类或豆制品、菌藻类食物、鱼类、奶类。适当饮水，戒烟戒酒，忌饮食过饱。

附：食疗药膳方

1. 气虚血瘀者，取黄芪 30g，山楂 30g，粳米 200g 同煮成粥，每日 1 次，早晚服用。

2. 肝胃亏虚者，取山药 30g，龟甲 30g，粳米 200g 同煮成粥，每日 1 次，早晚服用。

3. 脾虚湿重者，取薏苡仁 60g，白扁豆 30g，粳米 200g 同煮成粥，每日 1 次，早晚服用。

4. 四味粳米粥　取天麻 9g（以布包好），枸杞 15g，红枣 7 枚，人参 3g，加水烧沸后用文火煎煮约 20 分钟。去天麻、枣核，下入粳米 50～100g 共煨粥。每日 2 次。用于治疗中风后偏瘫伴高血压者。

5. 大枣粳米粥　取黄芪、生姜各 15g，桂枝、白芍各 10g，加水浓煎取汁，去渣。取粳米 100g，红枣 4 枚加水煨粥。粥成后倒入药汁，调匀即可。每日 1 次。可益气通脉、温经和血，用于治疗中风后遗症。

6. 天麻焖鸡块　母鸡 1 只（约重 1 500g），天麻 15g，水发冬菇 50g，鸡汤 500ml，调料适量。将天麻洗净，切薄片，放碗内，上屉蒸10分钟取出；鸡去骨，切成3cm见方的块，用油氽一下，捞出备用。将葱、姜用油煸出香味，加入鸡汤和调料，倒入鸡块，文火焖40分钟；入天麻片，5分钟后淀粉勾芡，淋上鸡油即可。佐餐食。可平肝息风，养血安神。适用于肝阳上亢之眩晕头痛，风湿痹着之肢体麻木、酸痛，中风瘫痪等症。

7. 荆芥粟米粥 荆芥穗、薄荷叶各50g，豆豉、粟米各150g。先煮荆芥穗、薄荷叶、豆豉，去渣取汁备用。再将粟米加入药汁内，加适量清水，煮成粥即可。每日1次，空腹食。可益肾祛风。可辅治中风之言语謇涩、精神昏聩、口眼歪斜等症。

8. 葛粉羹 葛粉250g，淡豆豉150g，荆芥穗50g。将葛粉捣碎成细粉末，再制成面条；把荆芥穗和淡豆豉用水煮六七沸，去渣取汁，再将葛粉面条放入淡豆豉汁中煮熟。适用于中风、言语謇涩、神志昏聩、手足不遂、中老年人脑血管硬化及预防中风等。

9. 九藤酒 青藤、红藤、钓钩藤、桑络藤、丁公藤（又名风藤）、菟丝藤（即无根藤）、天仙藤（即青木香）、阴地蕨（名地茶，取根）各120g，忍冬藤、五味子藤（俗名红内消）各60g。上药细切，以无灰老酒5 000ml，用瓷罐1个盛酒，其药用真绵包裹，放酒中浸之，密封罐口，不可泄气，春秋7日，冬10日，夏5日。每服1盏，每日3服，病在上，食后及卧后服；病在下，空心食前服。用于年久痛风，及中风左瘫右痪，筋脉拘急，日夜作痛，叫呼不已等症，其功甚速。

（三）传统功法

可选用内养功、太极拳、五禽戏、八段锦等中医传统功法康复技术。当肢体偏瘫不能活动时，宜选以静气功为主的内养功，即以默念字句、腹式呼吸、舌体起落、意守丹田等动作，来达到大脑静、脏腑动的目的。体位选择从仰卧、侧卧，然后过渡到坐位。当肢体有一定活动能力时，宜选太极拳、五禽戏或八段锦等功法进行锻炼。要根据患者肢体肌力情况和肢体运动情况选择适宜的动作进行康复锻炼，运动量逐步增加，循序渐进，持之以恒，逐步提高肢体的肌力和关节的活动功能。需要注意的是运动过程中勿跌仆摔倒，用力不可过猛及太过劳累。

（四）生活起居

房间宜整洁、安静、光线柔和，避免噪声、强光等一切不良刺激。患者起居有常，慎避外邪，保持大便通畅，养成定时排便的习惯，切勿努挣。注意安全，防呛咳窒息、跌仆坠床及烫伤等意外。

（五）中医审因

1. 四时养生 即顺应一年四季气候阴阳变化的规律和特点，遵循春生、夏长、秋收、冬藏的原则，来调摄人体阴阳平衡的方法。春季晚睡早起，多行户外锻炼；春季乍寒乍暖，人体腠理由致密向疏松转变，故不宜过早换单衣。夏季晚睡早起，上午和傍晚进行户外活动，中午适当午睡，注意避暑热。秋季早卧早起，不急于换厚衣被，以使阴精内蓄，阳气内收。冬季早睡晚起，多晒太阳，注意保暖。

2. 环境养生 优良的环境有助于脑卒中患者的康复。患者应尽力适应外环境，营造优美的自然环境、良好的社会环境、和谐幸福的家庭环境，趋利避害，保证身心健康。

3. 体质养生 应充分根据患者的体质特点，采用因人而异的养生方法，从整体入手，注重精神调摄，经常保持良好的精神状态；适度体育锻炼，循序渐进，持之以恒；膳食平衡,饮食结构要合理;生活作息规律,劳逸适度,生活方式多样化;辅以合理的药物调养,以调整体质偏颇,增强体质,提高生活质量。

(六)中医特色

知识链接

脑卒中患者的康复治疗

脑卒中患者应尽早接受全面的康复治疗,越早越好,在生命体征平稳、神经系统症状不再进展48小时后即可介入康复,以期获得最佳的功能水平,减少并发症。康复治疗方法包括床上良肢位摆放、关节活动度训练、体位变换及中医养生康复技术等,使患者得到最大限度的功能恢复,最大限度地减轻残疾的影响,提高其生活质量。

脑卒中四肢推拿操作

1. 推拿康复　推拿具有疏通经络、调和气血的作用,对运动功能障碍的康复有重要作用。患者取俯卧位,掌根按揉肩井、肩后、背部、经骶棘肌而下至腰骶部,并上下多次往返按揉骶棘肌。在按压背俞穴时,重点按压膈俞、肝俞、三焦俞、肾俞及督脉大椎、筋缩、腰阳关等穴,约5分钟。再掌根按揉患侧臀部和按压环跳、居髎等穴,并配以髋关节内旋、外旋的被动运动;按压下肢承扶、殷门、委中、承山诸穴;掌根按揉股后、腘窝、小腿后屈肌群;重点拿、捻跟腱并配合踝关节背伸的被动运动。共5~6分钟。

患者取仰卧位,先掌根按揉三角肌,指揉肩三穴,拿三角肌、肱二头肌、肱三头肌,以肱三头肌为主,并配合肩关节外展、外旋、内收、内旋、前屈等被动运动。继而指揉曲池、手三里,拿前臂桡侧和尺侧肌群,配合肘关节屈伸的被动运动;再指揉外关、阳池,拿合谷,按揉鱼际、小鱼际肌,指揉掌侧骨间肌和背侧骨间肌,并配合腕关节屈伸、桡偏、尺偏的被动运动;捻、抹、摇诸掌指、指间关节结束治疗,总共约5分钟。下肢先在股前、股外、股内侧分别施掌根按揉法,按压髀关、伏兔、风市、血海诸穴,拿股四头肌、股后肌群及内收肌群,并配合髋关节屈伸和环转的被动运动。掌根按揉髌骨,指揉膝眼、阳陵泉、足三里、绝骨、昆仑、太溪诸穴,拿小腿腓肠肌,并配合膝关节屈伸的被动运动。再指揉解溪、涌泉及诸骨间肌,捻、抹诸足趾,并配合踝关节及足趾的摇法,共5~6分钟。

中风后遗症肢体偏瘫的推拿治疗,应根据不同的分期于头面部、腰背部、上肢部、下肢部施以常规操作程序。目的是增强肢体的活动能力,使之恢复原来的状态。对软瘫期患者,以兴奋肌肉为主,防止肌肉萎缩和关节脱位,一般多选用深而有力的手法(如捏拿、按揉等),时间宜短。同时尤其要注意患侧肩、手和下肢的推拿,注意诱导患者意念静止性用力,以增强肌力,从而有利于改善血液循环,消除肿胀,缓解疼痛,预防压疮和静脉炎。对痉挛期患者,以缓解肌张力为主,防止关节粘连,一般多采用较均匀、柔和的手法(如按揉穴位、肌肉牵伸等),治疗时间宜长,以松弛痉挛肌群。同时多进行关节的被动运动类手法,防止关节粘连。

2. 火罐康复　拔罐可通经活络、行气活血、消肿止痛、祛风散寒,是养生康复不可缺少的方法,可用于多种疾病的康复治疗。患者取卧位或正坐位,取夹脊穴,肩部肩髃、肩贞、肩井,髋部居髎、环跳、承扶,膝部膝眼、鹤顶、足三里、委中、承山等穴,以闪火法拔罐,或用真空拔罐器吸拔。背部督脉和膀胱经行走罐、排罐法,留罐10~15分钟。

每日或隔日 1 次，10 次为 1 个疗程，疗程间隔 5 天。

3. 刮痧康复　刮痧既有预防保健之功效，又有活血祛瘀、舒筋通络、调整阴阳的治疗作用。刮痧部位可选择督脉自百会至风府，胆经自双侧风池至肩井，背部自督脉大椎、神道至至阳。膀胱经自双侧风门至心俞，胸腹部任脉取膻中至鸠尾，上肢取心包经双侧曲泽至内关，下肢取肝经双侧太冲，膀胱经取双侧京骨，胃经取双侧丰隆。刮痧操作时，除头部不用介质外，其余部位要涂刮痧油等保持润滑。顺序是由上而下沿同一方向顺刮，手法轻重合适，力量要均匀，采用腕力刮，每个部位刮 3~5 分钟，共 20 分钟左右，不可强求出痧，以患者能耐受为度。

4. 浴身康复　沐浴有发汗解表、祛风除湿、舒筋活络的作用。肢体偏瘫可配合中药熏蒸烫洗。伸筋草、红花、川芎、川椒、川乌、麻黄、松节、透骨草等各 50g。将上药装入布袋中，置盆内煮沸后，将患肢放于盆上熏蒸 15 分钟；药液温度下降后浸泡患肢，药液凉后需加热。肘、膝、肩关节可用药袋热敷。每日 2 次，2 周为 1 个疗程。每剂药可熏洗 2~3 次。此方对中风后手足挛缩有治疗作用。但在进行中药熏蒸时必须控制温度，防止烫伤。

（李秀坤）

复习思考题

如何对中风后遗症肢体偏瘫进行推拿治疗？

第二节　脊髓损伤

学习要点

掌握脊髓损伤的各种中医养生康复技术。

一、概述

脊髓损伤(spinal cord injury，SCI)是各种因素(外伤、炎症、肿瘤等)引起的脊髓的横贯性损害，造成损伤平面以下的脊髓神经功能(运动、感觉及自主神经功能)的障碍。脊髓损伤是脊柱损伤最严重的并发症，往往导致损伤节段以下严重的肢体功能障碍。脊髓损伤不仅给患者本人造成身体上和心理上的巨大伤害，也给社会和家庭带来沉重的精神和经济负担。

脊髓损伤属中医学“痿证”“腰痛”“癃闭”等范畴。

二、病因病机

本病多因外物撞击或闪挫扭伤，使脊髓受损，阻遏肾、督二脉，气血运行不畅，筋骨失养，而致肢体瘫痪失用。

三、辨证分型

（一）经脉瘀阻型

损伤肢体肌肉松弛，痿废不用，麻木不仁，二便不通，舌苔黄腻，脉弦细涩。

（二）肝肾亏虚型

损伤肢体肌肉萎缩，拘挛僵硬，麻木不仁，腰膝酸软，二便失禁，舌红少苔，脉弦细。

（三）脾胃虚弱型

损伤肢体肌肉萎缩，消瘦，面色萎黄，舌胖苔厚腻，脉虚弱。

四、养生康复技术

（一）精神情志

1. 移情法　即通过一定的方法和措施改变人的思想焦点，将不良情绪转移到另外的事物上去。如用顽强的意志战胜不良情绪的干扰，用理智战胜生活中的不幸，并将理智和情感化作行为的动力，通过音乐、琴棋书画、相声、小品等，转移情志，陶冶性情。

2. 疏泄法　把积聚、抑郁在心中的不良情绪，通过适当的方式宣泄出去，以尽快恢复心理平衡。

（二）饮食药膳

饮食要定时、定质，多食蔬菜、水果等富含纤维素的食物，注意饮食卫生及营养，防止暴饮暴食，避免因饮食不当而导致腹泻。多饮水，防止大便干燥。食物品种多样，色、香、味俱全，以刺激患者的食欲。给予高蛋白膳食，蛋白质每日 1.5~2g/kg，豆类及动物蛋白应占膳食蛋白的 50%。鱼及畜肉含蛋白质为 15%~20%，鸡蛋含蛋白质为 11%~14%，黄豆含蛋白质高达 40%左右，谷类为植物蛋白，一般含蛋白质 7%~10%。碳水化合物适量。饮食中应多用植物油，如菜籽油、花生油、豆油、芝麻油等，以利于润滑肠道，缓解便秘。食用富含维生素 B_1 的食物，如麦麸、粗粮、豆类、瘦肉、动物内脏、新鲜蔬菜等。多食用新鲜水果、果汁及果酱等食物，因这些食物含糖及有机酸，有助于肠蠕动。此外，萝卜、蜂蜜、生拌黄瓜、苤蓝、白薯等食物亦能产气，刺激肠管蠕动。如无禁忌，应摄入足够的液体，每天至少 2 000ml，以免粪便干燥。

（三）传统功法

以仰卧位放松功为主，平身仰卧于床上，头微前倾，身体姿势如同站立位姿势，双手掌心向下置于身侧，两足尖自然分开，意守小腹，自然深呼吸。用意念意想注意身体瘫痪部位，结合默念“松”字，逐步把全身调整到自然、舒适、轻松的状态。经过一段时间练习后，思想能随意放松和集中，再使思想高度集中，心中默念“动”字，从远端大拇指（踇趾）动起，逐渐向上扩大范围。可同时配合被动运动。后期可练站桩功、内养功、强壮功等。

（四）生活起居

起居有节，动静结合，寒热适宜，保持环境舒适，光照充足，空气新鲜，温湿度适宜。平时应注意气候变化，防止感冒。锻炼时注意劳逸结合，避免过度疲劳。脾胃虚弱者注意保暖，室温宜略高，可在脐部用毛巾被裹紧保暖，或结合热敷。

知识链接

脊髓损伤患者的养生康复

脊髓损伤患者思想负担较重,应充分调动其积极性。除给予生活上的关心照顾和细致周到的护理外,应根据患者不同的文化层次和个性特征,对其进行不同生活方式的讲解,教会患者一些能在床上工作的方法,以提高其生活的信心和勇气,调动自身的潜在能力。其次应重视饮食调理。脊髓损伤患者由于长期卧床,能耗相对较少,加之肠蠕动减弱,故饮食要定时定量,经常更换花色品种,以促进患者食欲。食物营养要丰富,便于消化吸收,食用富含维生素、蛋白质和纤维素的食物,以防止大便干燥。再次要加强功能锻炼,防止肌肉萎缩、关节僵硬。患者在住院早期即可开始床上锻炼,采取主动锻炼与被动锻炼相结合的方法,指导患者进行功能锻炼时必须坚持循序渐进、持之以恒的原则。

(五)中医特色

1. 推拿康复 以胸腰段脊髓损伤为例。推拿操作以腰背及双下肢常规操作程序为主,重点是对背俞穴的刺激;双下肢多进行活动关节类手法,加强穴位刺激,增强肌肉力量,防止肌肉萎缩和关节功能障碍。

2. 浴身康复 患者全身浸泡于39~40℃的温水中,每次20分钟左右,可在水中进行患肢的主动和被动活动,也可进行按摩和自我按摩。另外可将患肢浸泡于药液中,如番木鳖15g,红花15g,桃仁15g,骨碎补15g,五加皮12g,桂枝10g,细辛5g,将以上中药加水煎汁,浸泡瘫痪的下肢,每日1次,每次20~30分钟。

(李秀坤)

复习思考题

脊髓损伤应怎样应用传统功法养生?

第三节 脑性瘫痪

学习要点

掌握脑性瘫痪的各种中医养生康复技术。

一、概述

脑性瘫痪(cerebral palsy),简称脑瘫,是指出生前、出生时或出生后1个月内,由于大脑尚未发育成熟,而受到损害或损伤所引起的以运动障碍和姿势异常为主要表现的综合征,常并发有智力低下、癫痫、语言障碍、心理行为障碍等。主要由出生前和围产期各种原因引起的颅内缺氧缺血等导致,如孕期感染、胎儿窘迫、早产、新生儿窒息、脑血管疾病或全身出血性疾病等,是儿科常见病之一,严重影响患儿的生活质量,给家庭、社会造成沉重的精神和经济负担。

脑性瘫痪属中医“五迟”“五软”“痿证”“痴呆”等范畴。

二、病因病机

主要由先天不足，或后天失养，或病后失调，致使精血不足，脑髓失充，五脏六腑、筋骨肌肉、四肢百骸失养，形成亏损之证。脑为元神之府，亏损之证导致智力低下，反应迟钝，语言不清，咀嚼无力，时流涎水，四肢无力，手软不能握持，足软不能站立。或感受热毒，损伤脑络，后期耗气伤阴，脑髓及四肢百骸、筋肉失养，导致本病。

三、辨证分型

（一）先天亏损，肾精不足型

肢体痿弱，颈软无力，站立、步行困难，囟门迟闭，毛发枯槁，智力低下，精神萎靡，面色无华。舌淡，脉沉细弱。

（二）肝肾阴虚，风气内动型

肢体瘫痪不用，肌肉萎缩，筋脉拘急，或手足不自主动作，时有抽搐，语音不清，耳目不聪，手足心热，潮热盗汗。舌红少苔，脉弦细数。

（三）后天失养，脾胃虚弱型

肢体萎废不用，身体消瘦，面色萎黄，食少纳呆，神疲倦怠，腹胀便溏，咀嚼无力，涎出不禁，或智力低下。舌淡，脉虚弱。

（四）气虚血瘀，筋脉失养型

肢体萎废不用，筋脉拘急，或有四肢麻木、刺痛，肌肤甲错，毛发枯槁，智力低下，神疲自汗，舌晦滞或有瘀斑瘀点，脉细涩。

四、养生康复技术

（一）精神情志

以情胜情疗法：即通过一种正常情志活动调节另一种不正常情志活动，使其恢复正常。患儿常出现不良心理状态和消极情绪，有时很难从心理上主动配合治疗，可采取科学有效的治疗方法，使其在心理上和情感上产生一定的科学强制作用，矫正其不良心理，并消除情志障碍。

（二）饮食药膳

1. 饮食原则　注重五谷杂粮、动植物蛋白互补，多食鱼虾与蔬菜。

2. 饮食五要

（1）食物要营养丰富、易于消化。要选蛋白质高的食物，蛋白质是智力活动的基础，与脑的记忆、思维有密切的关系，鸡蛋、牛奶、豆浆、酸奶、肉类等都是富含蛋白质的食物。还要选维生素含量高的食物，因维生素 A 能增强身体的抵抗力，促进大脑的发育；B 族维生素能提高机体各种代谢功能，增强食欲；维生素 D 能帮助钙的吸收和利用。

（2）要以碳水化合物如面食、馒头、米饭、粥、粉为主食，过多杂食会影响食欲，造成营养障碍。

（3）要多吃蔬菜和水果，少吃肥肉等脂肪含量高的食物。蔬菜和水果含有丰富的维生素和纤维素,利于大便通畅,如小孩不吃蔬菜,可以将菜剁烂,做成菜泥、菜汤、菜馅包子或饺子等,以保证孩子的营养需要。平时应教育孩子养成吃蔬菜的习惯。

(4)饮食要定时,一般早、中、晚各进食 1 次,有条件者可以在上午和下午分别增加点心 1 次。按时进食,可以增加食欲。

(5)每日要适当进行户外活动,多晒太阳,可增进食欲,帮助吸收。

3. 饮食五不

(1)不吃油炸、辛辣、油腻等刺激性强的食物和难消化的食物,因小儿体质多热,再食油炸等辛热食品易引发热病。

(2)不滥食温补,因小儿为纯阳之体,只宜清润滋养食物。

(3)不过多食糖,因口腔内的细菌会使糖发酵,易患龋齿而影响食欲。

(4)不偏食,因偏食会造成营养不良。

(5)不过多食用姜、葱、味精、胡椒、酒等调味品。

附:食疗药膳方

1. 牛骨髓粥　牛骨髓油 15g,黑芝麻 15g,糯米 60g,桂花卤 6g,白糖 60g。将糯米、黑芝麻分别淘洗干净,入锅内加清水熬煮成粥,加入牛骨髓油、白糖稍煮,撒上桂花卤即成。主治:肢体软弱,智力迟钝。

2. 羊脊骨粥　羊脊骨 1 节,粳米 50g,陈皮 6g,草果 2 枚,姜 30g,盐适量。将羊脊骨切碎,加入陈皮、草果、姜、盐同煮,取汁加入粳米煮粥服之。主治:腰背痿软,立迟行迟。

3. 猪脑煎　新鲜猪脑 1 个。将猪脑泡清水中,剔净血筋,漂净,加盐适量,水煎 30 分钟,全部喝下。主治:智力低下,语言迟缓。

4. 取枸杞 10g,桑椹 10g,红枣 10 个,山药 20g。将这 4 种食物一同水煎,然后分 2 次让患儿饮用,时间间隔在 4 小时左右即可。该疗法能够消除眼部疲劳的症状。

5. 取黑豆 500g,核桃仁 500g,牛奶 1 杯,蜂蜜适量。然后将黑豆煮熟,冷却后磨成粉状,将桃仁炒到微焦的程度,捣成泥。然后取这两种食品各 1 勺,放入牛奶中煮熟,加入蜂蜜即可饮用。

(三) 生活起居

养成良好的生活习惯,按时起居,做好防寒保暖工作,尤其对禀赋不足者更应注意保暖,以避风寒,防感冒。天气晴暖时,可带患儿到户外阳光下活动,呼吸新鲜空气,并协助其进行功能锻炼,以增强体质,促进生长发育。

(四) 中医特色

1. 推拿康复　推拿治疗以缓解肌张力、松动关节、提高肌力、恢复肢体正常运动为主,还能防止肌肉萎缩和关节畸形。手法宜平稳、有力、轻快、柔和,由轻渐重,可选择肢体、腰背、头面部常规操作程序进行。一般先用摩法,再用揉法、滚法、推法,推四肢时,应从肢体远心端逐渐推向近心端。多做捏脊疗法和被动运动手法,每次 15 分钟,隔日 1 次,3 个月为 1 个疗程,从而调整脏腑功能和纠正关节畸形、调整异常姿势。

推拿穴位选择:①根据不同部位选穴:头部多选印堂、太阳、百会、风池穴;上肢选肩井、曲池、尺泽、合谷穴;下肢多选环跳、殷门、委中、阳陵泉、足三里、太溪、太冲、昆仑穴。②根据不同症状选穴:失语加哑门、天柱穴;斜视加瞳子髎、睛明穴,加推督脉。③根据不同证型选穴:肝肾不足宜补益肝肾,舒筋活血,如补肾经,揉气海,按揉百会,按揉脊柱,揉脾俞、肝俞、肾俞，捏脊等。脾胃虚弱者加补脾经，揉中脘，摩腹，按揉足三里。

2. 拔罐康复　拔罐部位多以督脉及腰背腧穴为主，如取肩井、曲池、肾俞、环跳、承山，两侧交替，隔日1次，每次拔3~5分钟，10次为1个疗程，疗程中间休息3~5天。

3. 浴身康复　水的机械刺激和温热刺激有利于缓解肌张力，改善脑瘫患儿的痉挛状态。另外水的浮力减轻了体重负荷，故在水中容易完成各种姿势的训练。水疗的温度因人因时而异，冬季一般在38~40℃，夏季一般在36~38℃。水疗时间不宜过长，10~20分钟即可，期间配合肢体活动为佳。药浴痉挛型可以选用伸筋草、红花、木瓜、黄芪、白芍等舒筋通络，解痉通脉；不随意运动型可选用钩藤、伸筋草、麦冬、牡丹皮等镇肝息风、滋阴止动；肌张力低下型可选用当归、杜仲、牛膝、鸡血藤等养血润脉、补气壮骨。

知识链接

脑瘫的康复治疗

脑瘫康复治疗应遵循早发现、早诊断、早治疗的原则，采用综合康复治疗手段，如运动疗法、作业疗法、言语疗法、心理治疗、药物治疗、手术治疗等，结合教育康复和社会康复。在治疗中，应结合儿童年龄和发育特点，注意增加趣味性、娱乐性，采用家庭训练和医生指导相结合的方式，以达到预期治疗目的。

（李秀坤）

复习思考题

试述脑性瘫痪的浴身康复。

第四节　骨关节炎

学习要点

1. 骨关节炎的病因病机与辨证分型。
2. 骨关节炎的各种中医养生康复方法。

一、概述

骨关节炎属中医“痹证”之“骨痹”“肾痹”范畴。“痹”：闭也，闭塞不通之义。痹证是以筋骨肌肉、关节等处的疼痛、酸楚、麻木和关节肿胀、屈伸不利为主要特征的疾病。现代医学认为骨关节炎（osteoarthritis，OA）是一种由于关节软骨的退行性改变和继发性骨质增生所致的慢性、不对称的非炎性病变。又称肥大性骨关节炎、退行性关节炎、变性关节炎或增生性骨关节炎。多见于中老年人，女性多于男性。好发于负重大、活动多的关节，如膝、脊柱（颈椎和腰椎）、髋、踝、手等关节。骨关节炎可分为原发性和继发性两类。

二、病因病机

《素问·痹论》中有“风寒湿三气杂至，合而为痹也”的记载，故本病的发生主要由正气不足，又因居处潮湿，涉水冒雨，气候剧变，冷热交错等原因，以致风、寒、湿邪乘虚侵袭人体，留注经络而成痹证。其中风气胜者，因风性善行而数变，易使痹痛游走不定而成行痹；寒气胜者，因寒性凝滞收引，易使痹痛部位固定，痛较剧烈而成痛痹，湿气胜者，因湿性黏滞重着，易使肌肤、关节麻木重着，痛有定处而成着痹；感受风热之邪，与湿相并，而致风湿热合邪为患，或风寒湿痹日久不愈，邪留经络关节，郁而化热，局部灼热红肿而成热痹。外邪侵入机体，痹阻关节肌肉经络，或病久痰浊瘀血，阻于经隧，深入关节筋脉，导致气血运行不畅，筋脉关节失于濡养所致。本病初起，以邪实为主，病位在肢体皮肤经络，久病多属正虚邪恋，或虚实夹杂，病位则深入筋骨或脏腑。

三、辨证分型

《素问·痹论》中有这样的记载：“其风气甚者为行痹；寒气甚者为痛痹；湿气甚者为着痹也”。依据病因以及病邪的偏盛，痹证一般分为风寒湿痹和风湿热痹两大类。

（一）风寒湿痹

1. 行痹（风痹）　风邪偏盛，邪气较浅，尚未入脏腑，好发于膝、腕等关节。证见：肢体关节肌肉疼痛游走，痛无定处，时见恶风发热，苔薄白，脉浮为主要临床特点。

2. 痛痹（寒痹）　寒气偏盛，入于筋骨，肢体关节为主要疼痛部位。证见：肢体关节疼痛较剧，痛有定处，得热痛减，遇寒痛增，关节不可屈伸，局部皮肤不红，触之不热，苔薄白，脉弦紧为主要临床特点。

3. 着痹（湿痹）　湿邪偏盛，湿为阴邪，其性黏滞，最易阻遏气血津液的流通。证见：肢体关节重着，肿胀，痛有定处，活动不便，肌肤麻木不仁，苔白腻，脉濡缓。

（二）风湿热痹

若素体阳盛，内有蓄热，又感受风寒湿邪，则从阳化热，形成风湿热痹。证见：关节疼痛，局部灼热红肿，得冷稍舒，痛不可触，可病及一个或多个关节，多兼有发热、恶风、口渴、烦闷不安等全身症状，苔黄燥，脉滑数。

四、养生康复技术

（一）传统功法

在骨关节炎急性期，应注意休息，以有利于缓解疼痛、炎症、预防痉挛，可选用放松功、内养功进行锻炼；慢性期可根据病变部位的不同，选择相应的功法进行锻炼，如四肢关节关节炎可选易筋经、八段锦，颈椎、腰椎关节炎可选五禽戏。锻炼时每活动30分钟应进行短暂休息，注意有无关节不适、疲劳。如有则宜调整活动以减轻症状。适当锻炼可放松全身关节和肌肉，促进血液循环。

在骨关节炎慢性期也可选择医疗练功，选择防治臀腿痛练功法（左右转膝、仆步转体、俯蹲伸腿、扶膝伸腿、胸前抱膝、雄关漫步）和防治四肢关节痛练功法（马步推掌、歇步推掌、上下疏通、转体回头、左右蹬腿、四面踢毽）进行锻炼。可疏导全身气血，锻炼关节的功能及协调作用，保持或增加关节的活动范围；增强关节周围肌肉的力量和耐力，增加各关节的稳定性。

（二）饮食调理

饮食宜进食高钙食品，确保老年人骨质代谢的正常需要，老年人钙的摄取量应较一般成年人增加50%左右，即每日成分钙不少于1 200mg，故宜多食牛奶、蛋类、豆制品、蔬菜和水果，必要时要补充钙剂。要注意多种维生素的摄入，特别是维生素C和维生素D，宜多食山楂、柑橘、草莓、猕猴桃等水果，以及适量食用海鱼、动物肝脏、蛋黄等食物。要控制蛋白质的摄入，因为食物中过度的蛋白质会促进钙从体内排出。超体重者宜控制饮食，增加活动，减轻体重，以利于减轻关节负重。饮食宜清淡，避免摄入太多的糖分，也不宜多食寒凉之品，如雪糕、竹笋、通菜等。

附：食疗药膳方

1. 胡椒根煲蛇肉　胡椒根50g，蛇肉250g，共煲汤服食。适用于风寒湿痹。

2. 老桑枝煲鸡　老桑枝100g，老鸡1只（去毛及内脏），加适量清水共煲汤，盐调味饮汤食鸡。适用于风湿热湿痹。

3. 千斤拔狗脊煲猪尾　千斤拔、狗脊各30g，猪尾1条，加清水适量共煲汤，饮汤吃肉。适用于久痹肝肾亏虚。

（三）情志调理

采用愉悦法，即保持愉快喜悦的心情、乐观的精神状态，清静养神，立志养德，开朗乐观，调畅情志，心理平衡，精神静谧，从容温和，排除杂念，专心致志，做到安静和调，心胸豁达，神清气和，使自己能在各种不良因素的刺激面前，做到神愉而不恼，心悦而不烦的精神养生方法。同时采用顺时调神法，即顺应春、夏、秋、冬四时自然变化规律，有意识地调养自己的精神活动的养生方法。

（四）针灸康复

1. 针刺　按不同部位、关节选择相应局部穴位，配合循经及辨证选穴，也可选足三里、神阙等强壮穴。行痹者，配膈俞、血海；痛痹者，配肾俞、关元；着痹者，配足三里、商丘；热痹者，配大椎、曲池。风寒湿痹可加用灸法，热痹可局部点刺放血。

2. 艾灸　用艾条悬灸或艾炷隔姜灸，选取3~5个穴位，每穴灸5~10分钟，每天一次。风湿热痹禁用。

3. 刺络拔罐　用皮肤针在脊背两侧和关节疼痛部位进行操作，使出血少许并拔罐。

（五）推拿康复

推拿操作选用松解类手法，如揉法、拿法、推法、按法、点法等手法在关节周围及穴位进行操作，疏通经络，加强气血运行，以局部有发热、酸胀、舒适为度；慢性期还可选用运动关节类手法操作，拔伸法、摇扳法可放松关节，增强关节活动功能，防止关节粘连，调节关节功能状态。但注意不要太过或强调"喀哒"声，以免损伤关节的骨质和周围肌肉韧带。

（六）沐浴康复

1. 温泉浴　多采用浸浴法，温泉水温以34~43℃为宜。采用卧式，头颈及前胸部露出水面，水面高度不宜超过胸乳以上，以减少水压压迫心脏。浸泡时间以8~15分钟为宜。出浴后不必用水冲洗，用干毛巾擦干后，休息20~30分钟。

2. 药浴　在没有温泉的地方，可因陋就简，采用药浴。将葛根、川牛膝、川椒、羌活、苍术、丹参、细辛、生川乌、生草乌、艾叶各30g用纱布包裹，放入锅内煎半小时，取出药包，在药液内加入米醋250g，先熏后洗，每次1小时左右，每天一次。每剂药用3天。

（七）中药康复

《医宗必读》对痹病治疗原则进行了很好的概括，主张分清主次，采用祛风、除湿、散寒药物进行治疗，行痹应佐以补血，正所谓“治风先治血，血行风自灭”；痛痹应佐以补火助阳；着痹应佐以健脾益气；热邪胜者，应佐以凉血养阴。

1. 内服

（1）风寒湿痹：宜祛风散寒、除湿通络。除痹汤。药用桂枝、羌活、独活、川芎、虎杖、寻骨风、木瓜、白花蛇、防风。或桂枝活络汤。药用桂枝、赤芍、白芍、丹参、乳香、没药、炒穿山甲、当归、蜈蚣、秦艽、甘草。

（2）风湿热痹：宜清热通络、祛风除湿。白虎桂枝汤加减。药用石膏、知母、炙甘草、粳米、桂枝。

2. 外用

（1）威灵仙60g研末，葱白30g捣烂，用醋适量共调成糊状，外敷贴于痛处。

（2）丝瓜络30g，地龙20g，莱菔子12g，共捣烂，外敷痛处。

（3）乳香、没药各10g，地骨皮15g，车前草20g，共捣烂，用白酒调拌，外敷贴于痛处。

（4）鲜威灵仙500g，松树针90g，甘草50g。水煎，熏蒸并热敷痛处，每日1次，每次1小时。

（5）食盐500g，小茴香120g，研末，共炒热，用布包熨痛处。

（6）川乌头、草乌、松节、生胆南星、生半夏各30g，共研细末，浸酒外擦患处（不可内服）。

（7）辣椒根150g，姜黄90g，白芥子30g，豆豉姜150g，酒饼1个，共研为末，以白醋500g和适量面粉（作黏合剂）调匀，按病变关节大小情况取适量外敷患部，治风寒湿痹。

（8）熨贴法：将药物研碎后装入袋中熏蒸，热后取出熨敷膝关节。可用海桐皮、透骨草、威灵仙、络石藤各30g，羌活、独活、白芷、当归、赤芍、白芍、桃仁、红花、松节、生川乌、生草乌、甘松、伸筋草各12g，莪术18g，生甘草9g，放入布袋中隔水加热，然后将药袋熨疗患处。

（9）敷贴法：采用温经活血补肾散（药用麻黄、桂枝、生川乌、生草乌、制乳没、骨碎补、川断等）温水调敷，直接敷贴于患处。

（八）中药离子导入法

通过用离子机脉冲电对穴位的刺激，减少组织液渗出，解除对神经的压迫，通络而镇痛。另外，中药经离子导入，增强了透皮吸收，使病变局部形成离子堆，可使炎症消退。可采用威灵仙加老陈醋直流电离子导入治疗，也可以当归、赤芍各20g，威灵仙、仙灵脾、透骨草、羌活、独活、防风、刘寄奴、延胡索、桂枝、细辛、苍术各15g，红花、木香各10g，加水煎液，通过直流电使药物离子透入病变局部治疗。

（九）行为养生

1. 应注意身体坐、站、卧的正确姿势。站立时两腿直立，保持身体中正，小腿和腹部微微收紧，重心在两腿之间并略向前。需长时间站立时，可改为“稍息”姿势，两侧交替移动重心，让一侧下肢稍加休息。坐位时选择支撑较好的沙发或椅子，保持腰部直立，颈部不能过度屈曲。卧位时枕头不宜过高或过低，且枕头和床垫应有足够的硬度。

2. 本病症的共性问题为进行性关节功能和结构损害，为此减少关节负荷是康复治疗的核心之一。生活起居中可以使用必要的辅助装置，如帮助行走的拐杖或手杖，既可保持平衡，又可减轻关节负荷。在有显著小关节畸形而影响手指活动时，采用万能手套等可以把工具或用具套在手套上，完成生活动作，而减少手指活动，以减轻症状。此外还可以调节桌椅、便厕等常用生活用品的高度，以有利于患者用最小的关节负荷，来完成生活活动。

防治风湿性膝关节炎的自我按摩

3. 应注意增强体质，加强锻炼有助于促进关节的血液循环，保持软骨营养和关节正常的活动范围。在生活中，可坚持工作、劳动、余暇活动，保持心情开朗。注意防寒、防潮，避免风寒湿邪侵入人体。汗出勿当风，劳动或运动后不可在身热汗出时入水洗浴等。患者应加强个体调摄，如房事有节、饮食有常、劳逸结合、起居作息规律化等。要适当增加户外活动、锻炼，尽量避免长期卧床休息。

知识链接

关节保护技术

本病症的发生主要为进行性关节功能和结构损害，为此在特定活动时减少关节负荷是康复治疗的核心之一。其要点是：①在同一体位下避免长时间负荷；②维持良好的姿势，以减轻对某一关节的负荷；③为维持足够关节活动范围和肌力，要有良好的关节排列对线；④活动时不应加重或诱发疼痛；⑤疼痛严重时需避免关节负荷；⑥急性疼痛时不应过多活动；⑦应用合适的辅助装置和夹板以分解负荷；⑧简化日常生活活动的操作程序，以尽量减少关节负荷。

复习思考题

1. 试述骨关节炎患者的中医辨证施治原则。
2. 骨关节炎患者日常生活中如何进行养护？

（李丽英）

第五节 骨质疏松症

学习要点

1. 骨质疏松症的病因病机与辨证分型。
2. 骨质疏松症的各种中医养生康复方法。

一、概述

骨质疏松症(osteoporosis,OP)是多种原因引起的一组骨病,是一种以骨量低下、骨微结构破坏而导致骨脆性增加、易发生骨折为特征的代谢性骨病。临床表现为腰背部痛,肢体缩短,驼背及易发骨折等。骨质疏松症可分为原发性骨质疏松症和继发性骨质疏松症。原发性骨质疏松症又分为绝经后骨质疏松症(Ⅰ型)、老年性骨质疏松症(Ⅱ型)和特发性骨质疏松三种。由于疾病、药物、失用等其他原因引起的骨质疏松症统称为继发性骨质疏松症。原发性骨质疏松症多见于绝经后妇女和老年男性,严重影响着老年人生活质量,随着社会老龄化的进程,本病的发病率呈上升趋势。

中医学没有骨质疏松症的病名,但中医对骨质疏松症的认识记载于"痹证""腰痛""痿证""骨枯"等病证中。《素问·痿论》:"肾气热,则腰脊不举,骨枯而髓减,发为骨痿。""有所远行劳倦,逢大热而渴,渴则阳气内伐,内伐则热舍于肾。肾者水脏也,今水不胜火,则骨枯而髓虚,故足不任身,发为骨痿。"

二、病因病机

(一)先天禀赋不足,体质虚弱

《素问·六节藏象论》说:"肾者,主蛰,封藏之本,精之处也。"若父母体虚,则胎中失养,孕育不足,造成肾气亏虚,肾精不足,髓空骨软。

(二)饮食不节,损伤脾胃

暴饮暴食、嗜欲偏食、饮酒过度等原因均会损伤脾胃,脾为后天之本、气血生化之源,脾胃长期受损,化源衰少,脏腑、经络、四肢百骸失于滋养,关节不利,肌肉瘦削,发为本病。

(三)劳病体虚

久病体虚,伤及肝肾,精血亏虚;或劳役、房事太过而伤肾,耗损阴精,肾水亏虚,筋脉失于灌溉濡养,发为本病。

(四)跌仆瘀阻

跌仆负重,颈腰受损,瘀血阻络,新血不生,肢体失养;或产后恶露未尽,瘀血流注于腰膝,以致气血瘀阻不畅,脉道不利,四肢失于濡润滋养,发为本病。

(五)久病失治或失养

久病或大病失治,邪气过盛,脏气损伤;或瘀血内结,新血不生;或病后失于调理,正气亏虚难复,精气亏耗,伤及五脏,"五脏之伤,穷必及肾"。

《景岳全书·痿证》指出,痿证原本并非尽是阴虚火旺,认为"元气败伤,则精虚不能灌溉,血虚不能营养者,亦不少矣"。本病与肝、肾、脾等多个脏腑相关联,但以肾虚为主。肾虚精髓不充,骨失所养为。精亏则不能化气,鼓动血脉无力,气血不行,气滞血瘀,痹阻经络。故属本虚标实证。

三、辨证分型

(一)肾精不足型

周身骨痛,骨骼变形,腰膝酸软,筋脉拘急,消瘦憔悴,步履蹒跚,反应迟钝,成人则表现为早衰,出现发落齿摇、阳痿遗精、耳鸣耳聋、健忘等症状;小儿则出现生长发育迟缓，身材矮小，智力低下，五迟五软，易惊盗汗或抽搐，舌体瘦小光红，脉细弱。

（二）脾肾两虚型

腰背四肢关节疼痛，四肢无力，昼轻夜重，骨骼变形，活动不利，面色白，口淡，自汗，面浮肢肿，夜尿增多，少气懒言，肠鸣腹痛，便溏或五更泄泻，舌淡胖嫩苔白或水滑，脉弦沉无力或迟细。

（三）瘀血阻络型

腰部酸痛或刺痛，痛有定处，拒按，肢体麻木，局部感觉异常，筋肉挛缩，面色晦黯，口唇紫黯，肌肤甲错，舌绛，有瘀点或瘀斑，脉细涩或结代。

四、养生康复技术

（一）传统功法

可选择五禽戏、太极拳、八段锦、医疗练功等进行锻炼。主要是锻炼人体的各个关节及周围的肌肉和韧带，可促进关节周围的血液循环，保持关节正常功能活动，推迟骨质疏松，正所谓“流水不腐，户枢不蠹”。但运动要注意掌握好运动量，根据年龄、体质、性别选择自己适宜的功法坚持锻炼。运动量太过或不及都对防止骨质疏松不利，并且要注意安全。

（二）饮食调理

培养并坚持良好的生活习惯，合理配膳，均衡营养，膳食种类要丰富，摄入富含充分钙和磷的食品，如小麦、乳制品、绿色蔬菜、鱼、肉等；适量的维生素 D 和乳糖，充分的蛋白质和氨基酸，同时控制脂肪摄入量。

1. 保证钙、钾、镁的足够摄入，绝经后妇女和老年人每日钙摄入推荐量为 1 000mg。常吃含钙量丰富的食物，如排骨、脆骨、虾皮、海带、发菜、木耳、核桃仁等。

2. 宜供给足够的蛋白质，可选用牛奶、鸡蛋、鱼、鸡、瘦肉、豆类及豆制品等。

3. 宜供给充足的维生素 D、维生素 C，因其在骨骼代谢上起着重要的调节作用。应多吃新鲜蔬菜，如苋菜、雪里蕻、香菜、小白菜，多吃水果。

4. 控制体重、减少肥胖，戒烟，限酒。

5. 低盐饮食，忌辛辣、过咸、过甜等刺激性食品。

附：食疗药膳方

1. 黄芪虾皮汤　黄芪 20g，虾皮 50g。先将黄芪切片，入锅，加水适量，煎煮 40 分钟，去渣，取汁，加入洗净的虾皮，加水及葱、姜、精盐等调味品，煨炖 20 分钟，即成。佐餐当汤服食，可补益脾肾，补充钙质。

2. 芝麻核桃仁粉　黑芝麻 250g，核桃仁 250g，白砂糖 50g。将黑芝麻拣去杂质，晒干，炒熟，与核桃仁同研为细末，加入白糖，拌匀后瓶装备用。每日 2 次，每次 25g，温开水调服。可滋补肾阴。

3. 桃酥豆泥　扁豆 150g，黑芝麻 25g，核桃仁 5g，白糖适量。将扁豆入沸水煮 30 分钟后去外皮，再将豆仁蒸烂熟，捣成泥。炒香芝麻，研末待用。油热后将扁豆泥翻炒至水分将尽，放入白糖炒匀，再放入芝麻、核桃仁炒匀即可。可健脾益肾。

4. 茄虾饼　茄子 250g，虾皮 50g，面粉 500g，鸡蛋 2 个，黄酒、生姜、酱油、麻油、精盐、白糖、味精各适量。将茄子切丝用盐渍 15 分钟后挤去水分，加入酒浸泡过的虾皮，并加姜丝、酱油、白糖，麻油和味精，拌和成馅。面粉加蛋液、水调成面浆。植物油六成热舀入1勺面浆，转锅摊成饼，中间放馅，再盖上半勺面浆，两面煎黄。经常食用补钙。

5. 萝卜海带排骨汤　排骨250g，白萝卜250g，水发海带50g，黄酒、姜、精盐、味精各适量。将排骨加水煮沸去掉浮沫，加上姜片、黄酒，小火炖熟。熟后加入萝卜丝，再煮5~10分钟，调味后放入海带丝、味精，煮沸即起。可补钙。

6. 红糖芝麻糊　红糖、黑芝麻各25g，藕粉100g。先将黑芝麻炒熟后，再加藕粉，用沸水冲后再放入红糖搅匀即可食用，每日1次冲饮。能补钙，适用于中老年缺钙者。

7. 肉苁蓉焖羊肉　肉苁蓉50g，羊肉250g，生姜10g，调味料适量。将原料洗净后，生姜切薄片，羊肉洗净切小块。起油锅，下姜片炒香，再下羊肉炒出香味，加水适量。文火焖至羊肉烂熟，加调料即可食用。补肾阳，益精血。

8. 黄芪白术龟甲煲牛肉　黄芪15g，白术15g，龟甲25g，陈皮15g，牛肉250g，米醋半汤匙，调味料适量。以上材料加洗净后加清水适量，文火炖2小时，加调味料即可，将龟甲捣烂成泥，以药汁送服，每日两次，可常服。能健脾益肾。

9. 巨胜酒　胡麻100g，薏苡仁30g，干地黄250g，白酒1 000g。以上药物用纱布包好，放入酒坛内，浸泡7日即成。每次服用30g，每天1次。可强筋益骨。

（三）情志调理

采用愉悦法，保持愉快喜悦的心情、乐观的精神状态，调节情志，恬惔虚无，清静养神，保持心情舒畅；调畅气机，保持心理平衡，避免精神紧张。同时采用顺时调神法，即顺应春、夏、秋、冬四时自然变化规律，有意识地调养自己精神活动的养生方法。

（四）针灸康复

1. 灸法

（1）大椎、大杼（双）、足三里（双）、三阴交（双）；

（2）脾俞（双）、肾俞（双）、命门；

（3）神阙、中脘、关元、气海。

轮流选取3组穴位，采用温和灸，每穴灸10~15分钟，或隔姜灸，每穴灸5壮。以局部温热感无灼痛为度，每日1次，10天为1个疗程。

2. 耳针　取相应穴区如神门、交感、肝俞、肾俞、脾俞、肾上腺、内分泌。王不留行籽贴压。

（五）推拿康复

以颈肩、腰背、四肢部常规操作程序为主。加强腰部及关节周围穴位刺激，多配合揉法、捏拿、摩法、点法、擦法等手法，运动关节类手法以保持关节原有功能活动为主，多进行摇法，促进关节周围肌肉韧带的功能，手法的要点是从轻到重，用力均匀沉稳，禁止使用暴力，防止发生骨折，并根据患者骨质疏松的程度来调整推拿的力度。

（六）拔罐康复

取身柱、命门、腰阳关、肝俞、肾俞、脾俞穴、夹脊穴，每次选3~5穴。腰背痛于脊柱两侧纵向拔火罐4~8个，以疼痛部位为主。每周1~2次。

（七）沐浴康复

可进行日光浴，时间应根据地区和季节差异有所不同，夏季可在上午9—11点、下午4—6点进行；冬季以上午10点—下午2点最为适宜。日光浴必须遵守循序渐进的原则，由小量开始，逐渐增加至规定的剂量，日光浴过程中，如果皮肤出汗或者显著变红并感到疼痛，则表示照射过量，应减量或停止治疗。日光浴可在饭后0.5~1小时进行，不宜空腹，不可入睡，酌情暴露身体，经常转换体位。夏天要戴草帽和墨镜以保护头、眼，预防中暑；冬天要适当穿得厚一些。日光浴后不宜立即洗澡。

（八）中药康复

1. 内服

（1）肾精不足型：宜滋补肝肾，强筋壮骨。左归丸合壮骨丸加减。药用熟地、龟甲、山萸肉、菟丝子、白芍、锁阳、鹿角胶、枸杞子、黄柏、知母、牛骨、牛膝、山药、陈皮、干姜。

（2）脾肾气虚型：宜补益脾肾。右归丸合理中丸加减。药用制附子、肉桂、熟地、枸杞子、山萸肉、杜仲、菟丝子、党参、山药、白术、炙甘草、干姜、当归、鹿角胶。

（3）瘀血阻络型：宜活血化瘀，行气止痛。身痛逐瘀汤加减。药用桃仁、红花、川芎、当归、赤芍、五灵脂。

2. 外用防风、威灵仙、川乌、草乌、透骨草、续断、狗脊各100g，红花60g，川椒60g。共研细末，每次用50～100g，醋调后装纱布袋敷于皮肤上，并在药袋上加敷热水袋，每次30分钟，每日1～2次，平均疗程30天，用于骨质疏松疼痛者。

（九）行为养生康复

起居顺应四时气候变化，生活起居有规律，不妄劳作。增加户外活动，合理接受阳光照射。注意避免感受风寒，如避免坐卧湿地、冒雨涉水、寒冷刺激等。坚持科学的生活方式，不饮酒不吸烟，少喝咖啡浓茶，尤其绝经后妇女应加强自我保护意识，防摔、防碰、防颠。

（十）物理疗法

1. 人工紫外线疗法能在体内引起一系列光生物学作用，生成活性维生素D，从而调节钙磷代谢，促进肠钙的吸收。选用中长波紫外线，采用全身照射法，范围根据患者的身体状况和对紫外线的敏感性来决定。照射时病人和医生都应戴好防护眼镜，防止电光性眼炎。肺结核、肿瘤、甲亢等患者禁止使用本方法。所以在行光线疗法时，应投以足量钙剂，创造足够的钙供应及良好的钙吸收条件。

2. 高频电疗法治疗骨质疏松症常用的方法有短波、超短波、微波及分米波。该法具有止痛、改善局部微循环以及消炎等作用。肿瘤患者、孕妇、体内带有金属物者禁用。

3. 水疗通过温热作用、药物作用以及水中运动作用，可用来治疗骨质疏松症。常见的有盆浴、浪浴、淋浴、坐浴、药物浴等。水温宜在38～45℃间，时间15～20分钟，体虚、空腹、饱餐不宜进行浸浴治疗。水疗后应注意擦干皮肤及保温。

知识链接

世界骨质疏松日

1996年英国国家骨质疏松学会创办了“世界骨质疏松日”，1997年国际骨质疏松基金会（IOF）开始赞助和支持，并把每年的6月24日定为“世界骨质疏松日”，其宗旨是提高政府和民众对骨质疏松症防治的关注与重视，并进行普及教育和信息传递。世界卫生组织（WHO）于1998年开始参与，并将“世界骨质疏松日”改为每年10月20日。从1998年至今，每年的“骨质疏松日”全球活动均发布一个主题，以达到全球统一行动，取得更好实效。

（李丽英）

复习思考题

1. 什么是骨质疏松症？分为哪几类？
2. 骨质疏松症如何进行饮食调理？
3. 骨质疏松症日光浴应注意哪些问题？

第六节 颈 椎 病

学习要点

1. 掌握颈椎病的病因病机与辨证分型。
2. 学会颈椎病的各种中医养生康复方法。

一、概述

颈椎病又称颈椎综合征，是颈椎骨关节炎、增生性颈椎炎、颈神经根综合征、颈椎间盘突出症等病的总称。是由于颈椎退变，脊柱失稳，致使颈椎及周围软组织出现骨质增生、椎间盘突出、韧带增厚等继发性改变，压迫或刺激颈椎脊髓、神经根、椎动脉，而出现的一系列的临床综合征。根据刺激或压迫部位的不同，颈椎病可分为颈型、神经根型、脊髓型、椎动脉型、交感神经型和混合型。颈椎病可发生于任何年龄，以 40 岁以上的中老年人为多。

颈椎病属中医学“痹证”“头痛”“眩晕”范畴。

二、病因病机

多因年老体衰，肝肾不足，筋骨失养而生；或久坐耗气，劳损筋肉而成；或感受外邪，客于经脉，或扭挫损伤、气血瘀滞，经脉闭阻不通所致。

三、辨证分型

（一）风寒湿型

颈、肩、上肢窜痛麻木，以痛为主，头有沉重感，颈部僵硬，活动不利，恶寒畏风。舌淡红，苔薄白，脉弦紧。

（二）气滞血瘀型

颈肩部、上肢刺痛，痛处固定，伴有肢体麻木。舌质黯，脉弦。

（三）痰湿阻络型

头晕目眩，头重如裹，四肢麻木不仁，纳呆。舌黯红，苔厚腻，脉弦滑。

（四）肝肾不足型

眩晕头痛，耳鸣耳聋，失眠多梦，肢体麻木，面红目赤。舌红少津，脉弦。

（五）气血亏虚型

头晕目眩，面色苍白。心悸气短，四肢麻木，倦怠乏力。舌淡苔少，脉细弱。

四、养生康复技术

（一）传统功法

1. 可选择八段锦、五禽戏进行锻炼，选择医疗练功，以防治颈肩痛练功方法为主，做颈项争力、左右开弓、双手伸展、开阔胸怀、展翅飞翔、铁臂单提。可改善颈肩及上肢的活动功能，缓解疼痛。

2. 还可选择站桩功，通过自然呼吸全身放松，凝神定意，姿势动静虚实松紧调配，加上适当的意念活动，渐渐地达到呼吸方面慢、深、细、匀状态，思想入静，身体舒适轻灵，体内息息相生。力求在“静”中产生“动”的感觉，在微“动”中体会“静”。分站桩姿势和行功方面两部分。选择早晚为宜，每次练功时间30~60分钟，每天练功次数以1~3次为宜。

（二）饮食调理

饮食宜搭配合理、营养均衡、饮食有节、饥饱有度、清洁卫生，以富含钙、蛋白质、维生素B、维生素C和维生素E的饮食为主，忌食高脂肪、高胆固醇食物。少食辛辣生冷和过热的食物，戒烟酒，还要辨证进食。如风寒湿痹阻者可食葛根、干姜、樱桃；气滞血瘀者可食用蛇肉、黄鳝，适量饮酒；痰湿阻络者可食梨、扁豆、赤豆；肝肾不足者可食黑豆、香菇、黑芝麻、枸杞子、狗肉、羊肉、鹿肉、鱼虾、韭菜；气血亏虚者可食红枣、黑枣、葡萄、桂圆肉、桑椹、阿胶等。

附：食疗药膳方

1. 葛根五加粥　葛根、薏苡仁、粳米各50g，刺五加15g。原料洗净，葛根切碎，刺五加先煎取汁，与余料同放锅中，加水适量。武火煮沸，文火熬成粥。可加冰糖适量。功用祛风除湿止痛。适用于风寒湿痹阻型颈椎病，颈项强痛。

2. 山丹桃仁粥　山楂30g，丹参15g，桃仁（去皮）6g，粳米50g。原料洗净，丹参先煎，去渣取汁，再放山楂、桃仁及粳米，加水适量，武火煮沸，文火熬成粥。功用活血化瘀，通络止痛。适用于气滞血瘀型颈椎病。

3. 薏苡赤豆汤　薏苡、赤豆各50g，山药15g，梨（去皮）200g。原料洗净，加水适量，武火煮沸后文火煎，加冰糖适量即可。功用化痰除湿。适用于痰湿阻络型颈椎病。

4. 壮骨汤　猪骨（最好是猪尾骨）200~300g，杜仲、枸杞子各12g，桂圆肉15g，牛膝10g，怀山药30g。原料洗净，猪骨斩碎，共入锅内，加水适量，武火煮沸，文火煎40~60分钟，加适量花生油、盐、葱、姜等配料，取汤服用。适用于肝肾不足型颈椎病。

5. 参芪龙眼粥　党参、黄芪、桂圆肉、枸杞子各20g，粳米50g。原料洗净，党参、黄芪切碎先煎取汁，加水适量煮沸，加入桂圆肉、枸杞子及粳米，文火煮成粥，加适量白糖即可。功用补气养血。适用于气血亏虚型颈椎病。

（三）情志调理

采用愉悦法，保持愉快喜悦的心情、乐观的精神状态，调节情志，恬惔虚无，清静养神，保持心情舒畅；调畅气机，保持心理平衡，避免精神紧张。做到安静和调，心胸豁达，神清气和，使自己能在各种不良因素的刺激面前，做到神愉而不恼，心悦而不烦的精神养生方法。同时采用顺时调神法，即顺应春、夏、秋、冬四时自然变化规律，有意识地调养自己精神活动的养生方法。

（四）针灸康复

1. 针灸法

主穴：颈夹脊、风池、天柱、大椎、后溪。

配穴：神经根型加肩井、曲池、合谷、后溪、养老；椎动脉型加百会、四神聪、太阳、头维、三阴交、太溪、行间；交感型加百会、四神聪、心俞、肝俞、胆俞、太冲；脊髓型加足三里、太阳、外关、委中、阳陵泉、环跳。

2. 耳针 取颈椎、肩、颈、皮质下、肾上腺、交感、神门、肝、肾，每次选 3~4 穴，毫针强刺激，留针 20~30 分钟；也可用王不留行籽贴压。

（五）推拿康复

颈椎病常规操作及自我按摩

先采用揉法、拿法、㨰法、推法等手法操作，缓解颈部肌肉紧张，促进局部血液循环。再使用拇指按压、推顶棘突旁压痛点或位置有偏歪的棘突，另一手托住患者的下颌，双手相对用力向患侧旋转颈椎，旋转时手法宜轻柔，不可强求"喀哒"声。摇扳法可调整颈椎椎体间或相应关节间的解剖关系，松动局部软组织的粘连。最后点揉颈肩、上肢相关穴位并弹拨颈部两侧和上肢内侧，进一步解除肌肉痉挛。注意摇扳法仅用于颈型和神经根型颈椎病，对于椎动脉型、交感神经型、脊髓型，推拿手法操作时控制头部的摇晃，禁用摇扳手法。手法应刚柔结合，切忌粗暴。

（六）拔罐康复

取阿是穴、大椎、大杼、风门、天宗、肩井、肩贞。直接拔罐，每次 5~10 分钟，每周 1~2 次。

（七）中药康复

1. 内服

（1）寒湿阻络型：宜祛寒除湿，通络止痛。药用：羌活、灵仙、天麻、秦艽、川芎、天麻、桂枝、归尾、赤芍、炮甲、葛根、神曲、甘草。

（2）气滞血瘀型：宜理气活血，祛瘀通络。药用：当归、川芎、桃仁、红花、秦艽、羌活、没药、五灵脂、香附、牛膝、地龙、甘草。

（3）痰湿阻络型：宜健脾祛湿，化痰通络。药用：陈皮、半夏、茯苓、甘草、僵蚕、白附子、葛根、泽泻、丹参。

（4）肝肾不足型：宜滋补肝肾，强筋壮骨。药用：熟地、龟甲、山萸肉、菟丝子、白芍、锁阳、鹿角胶、枸杞子、黄柏、知母、牛骨、牛膝、山药、陈皮、干姜。

（5）气血亏虚型：宜益气养血，舒筋通络。药用：天麻、炙黄芪、炙甘草、潞党参、炒白术、熟地、砂仁、当归、白芍、鸡血藤。

2. 外用

（1）药枕：通草 300g，白芷 100g，红花 100g，菊花 200g，佩兰 100g，川芎 100g，桂枝 60g，厚朴 100g，石菖蒲 80g。将以上中草药混合研为粗末，装枕芯，其软硬适度，并制成中间低、两边高的元宝形枕头。每日枕用不少于 6 小时，连用 3~6 个月。

（2）中药热敷：威灵仙、五加皮、苍术、乳香、没药、白芷、三棱、莪术、木瓜、细辛、黄柏、大黄、赤芍、红花、冰片各等量，研细末，调匀，加食盐和黄酒适量，炒成糊状，装入两个棉布袋中，置锅蒸热，直敷患处，以患者能够承受为度。两袋交替使用，每次 30 分钟左右，早晚各 1 次，药袋可使用数次。

（八）牵引疗法

采用枕颌式牵引套坐位牵引，坐位时颈部前屈 15°~30°，牵引重量男性从 7~8kg 开始，女性从 5~6kg 开始，牵引重量一般以 5~10kg 为宜，应根据患者的年龄、性别、体质、病情而定，以患者感觉舒适能耐受为宜。每次 20~30 分钟，每天 1~2 次。10 次为 1 疗程。

（九）物理疗法

1. 直流电离子导入法　广泛采用直流电导入各种中西药，常用的药物有普鲁卡因、陈醋、威灵仙、草乌等，每日或隔日 1 次，每次 20~30 分钟，每疗程 15~20 次。

2. 中药电熨疗法　在中药热敷的基础上，再叠加上直流电或低频脉冲电，常用祛风散寒、活血通络的中药如赤芍、红花、大活血、草乌、威灵仙、羌活、川芎、透骨草、地龙等，每日或隔日 1 次，每次 15~30 分钟，1 个疗程 15~20 次，此法有较好消肿、止痛、改善血液循环、减轻神经刺激等效果。

3. 间动电疗法　以圆形电极或矩形电极置于颈—肩—臂部疼痛处，使用间升波或疏密波，两个部位通电 3~5 分钟，每日 2 次，1 个疗程 10 次，神经根型颈椎病治疗后即可止痛。

4. 高频电疗法　常用的有超短波、短波、微波等，可改善脊髓、神经根、椎动脉等组织的营养血供，对脊髓型、椎动脉型颈椎病患者疗效较好，此法每日或隔日 1 次，1 疗程 15~20 次。

（十）行为养生康复

1. 选择合适枕头，习惯侧卧位者，应使枕头与肩等高。习惯仰卧者，可使用圆柱形枕头，直径 15~18cm，长约 40cm，仰卧时置于颈后，使颈椎保持正常前凸生理位置。枕头柔、轻，枕芯内容要求细碎、柔软，常用谷皮、荞麦皮、绿豆壳、草屑等充填，而海绵、棉絮、木棉等均不适宜。

2. 注意颈部保暖，颈部受寒冷刺激会使肌肉血管痉挛，加重颈部板滞疼痛。秋冬季节，宜穿高领衣服；天气稍热，夜间睡眠时应注意防止颈肩部受凉；炎热季节，空调温度不能太低。

3. 日常生活中应注意姿势正确，长时间的低头或仰头都可破坏颈椎的生理平衡。造成颈椎周围的肌肉、韧带、关节囊的松弛和劳损，影响颈椎的稳定性。调整工作台和椅子的高度，最佳的学习或伏案工作姿势是颈部保持正直，微微前倾，不要扭转、倾斜；工作时间超过 1 小时应该休息几分钟，做些颈部运动或按摩；不宜头靠在床头或沙发扶手上看书、看电视等。

4. 避免损伤，颈部的损伤也会诱发颈椎病，除注意姿势外，要避免做颈部过伸过屈活动。颈椎病急性发作时，颈椎要减少活动，尤其要避免快速的转头，必要时用颈托保护。

案例分析

患者男，36 岁。因颈及右上肢疼痛伴头晕 1 个月就诊。诉 1 月前无明显诱因出现颈部疼痛，伴右上肢疼痛，偶有右拇指麻木，头部向右侧转动时有眩晕感，症状于卧床休息时缓解，低头加重。平素情绪情绪易怒，面色黯淡无华，舌质淡黯，苔红，脉弦。

1. 该患者的诊断及分型是什么？

2. 该患者应使用哪些治疗方法及日常养护方法？

（张艳艳）

复习思考题

1. 颈椎病常用的针灸穴位有哪些?
2. 颈椎病内服中药治疗的方法有哪些?
3. 颈椎病如何进行牵引治疗?
4. 颈椎病的行为养生方法有哪些?

第七节 腰椎间盘突出症

学习要点

1. 掌握腰椎间盘突出症的病因病机与辨证分型。
2. 学会腰椎间盘突出症的各种中医养生康复方法。

一、概述

腰椎间盘突出症(lumbar disc herniation,LDH)是指由于椎间盘退变与损伤,导致腰椎间盘纤维环破裂致髓核脱出,突入椎管,压迫脊髓或脊神经根,引起以股神经或坐骨神经痛为主要表现的一组综合征候群。临床以第4~5腰椎,第5腰椎~第1骶椎间隙发病率最高,常见于男性青壮年,多有腰部扭伤或长期弯腰劳动或久坐史。

腰椎间盘突出症属中医“腰痛”范畴。

二、病因病机

腰痛可因感受风、寒、湿、热之邪,或跌仆外伤,气滞血瘀,或体虚年衰,肾精气亏虚所致。感受外邪,气血运行不畅,发为外感腰痛。肾精亏虚,腰府失其濡养、温煦,发为内伤腰痛。其病理变化常表现出以肾虚为本,感受外邪、跌仆闪挫为标的特点。

三、辨证分型

(一)寒湿型

腰腿冷痛重着,转侧不利,静卧痛不减,受寒及阴雨加重,肢体发凉。舌质淡,苔白或腻,脉沉紧或濡缓。

(二)湿热型

腰部疼痛,腿软无力,痛处伴有热感,遇热或雨天痛增,活动后痛减,恶热口渴,小便短赤。苔黄腻,脉濡数或弦数。

(三)血瘀型

腰腿痛如刺,痛有定处,日轻夜重,腰部板硬,俯仰旋转受限,痛处拒按。舌质黯紫,或有瘀斑,脉弦紧或涩。

（四）肝肾亏虚

腰酸痛，腿膝乏力，劳累更甚，卧则减轻。偏阳虚者面色皖白，手足不温，少气懒言，腰腿发凉，或有阳痿、早泄，妇女带下清稀，舌质淡，脉沉细。偏阴虚者，咽干口渴，面色潮红，倦怠乏力，心烦失眠，多梦或有遗精，妇女带下色黄味臭，舌红少苔，脉弦细数。

四、养生康复技术

（一）传统功法

腰椎间盘突出症患者在急性期有剧烈疼痛者需平卧静养，可卧位练习放松功和内养功，缓解肌肉紧张，降低椎间盘压力，改善精神状态。在病情稳定后先进行床上锻炼，如五点支撑、飞燕点水、仰卧蹬腿等，然后选取易筋经、五禽戏等功法锻炼，先选择简单动作，由易到难，循序渐进。医疗练功可选择防治腰背痛（双手托天、转腰推掌、叉腰旋转、展臂弯腰、弓步插掌、双手攀足）和臀腿痛（左右转膝、仆步转体、俯蹲伸腿、扶膝托掌、胸前抱膝、雄关漫步）练功方法为主。

练功注意强度适当、避免劳累；动作不宜剧烈，不能有过多的弯腰、扭转和跳跃动作；应从症状缓解后逐步开始锻炼，要循序渐进、持之以恒；宜先制订运动计划，在医生的指导下进行，选择适合自己的姿势和动作以及强度和进度。

（二）饮食调理

腰椎间盘突出症患者由于生病而减少了一定的活动量，所以饮食的摄入量也应适当减少；因胃肠蠕动慢，消化功能降低，故应合理安排饮食，注意少食多餐，多吃蔬菜水果及豆类食品，多吃一些含钙量高的食物，如牛奶、奶制品、虾皮、海带、芝麻酱、豆制品等，有利于钙的补充。尽量少吃油炸及脂肪含量较高的食物，因其易引起大便干燥，排便用力而导致病情加重。宜食温热食物，忌食腥冷食品。

附：食疗药膳方

1. 杜仲煲猪腰　杜仲30g，猪腰1～2个，加适量水共煲汤服用。适用于肾虚腰痛。

2. 胡椒根蛇肉煲　胡椒根50g，蛇肉250g，共煲汤，调味服食。适用于寒湿腰痛。

3. 用猪腰1付，去内筋膜，装补骨脂、杜仲末，线扎好，将黑料豆90g，以猪腰子放豆中，水比豆高1指，少入盐2匙，煮三四滚，焖1小时，药末弃去，将腰子空心嚼吃，料豆常吃，不过3服即愈。主肾虚腰痛。

4. 羊脊骨羹方　羊脊骨1具（捣碎。以水2 000ml，煎取600ml），羊肾1对（去脂膜，切），羊肉60g（细切），葱白5茎（去须），粟米60g，上炒肾肉断血，即入姜葱五味，然后添骨汁，入粟米煮成羹，空腹食之。治肾气虚冷，腰脚疼痛，转动不得（寒证）。

（三）情志调理

保持心情舒畅，忌恼怒，避免思虑太过。乐观的情绪能使气机通畅，气血调和，阴平阳秘，有益于健康。为避免不良情绪的影响，应遇变而不惊，泰然处之，及时排遣和改善忧愁悲怒的心境，如听相声，听音乐，读书等；最主要的还是加强自身修养，培养乐观向上的精神，做到心胸开阔，遇事泰然处之。结合顺时调神法，即顺应春、夏、秋、冬四时自然变化规律，有意识地调养自己精神活动的养生方法。

（四）针灸康复

1. 针灸法　取肾俞、委中、夹脊、大肠俞、腰眼或阿是穴。寒湿者加风府、腰阳关，劳损者加膈俞、次髎，肾虚者加命门、志室、太溪。

2. 耳针　取腰椎、骶椎、肾、神门，取患侧穴，毫针刺，同时嘱患者活动腰部。或用王不留行籽贴压，每隔2~3天更换1次。

（五）推拿康复

患者取俯卧位，用揉法在患者脊柱两侧膀胱经及臀部，下肢后侧施术5~10分钟，以腰部为重点。接着双手重叠自上而下按压脊柱3~5遍，并用拇指或肘尖点揉局部相关穴位，每穴1分钟。再让患者侧卧，做推扳法1~2次，不可强求关节“喀哒”松动声。最后以擦法作为结束手法。运动关节类手法要在放松腰骶部及患侧肌肉韧带的基础上进行操作，要做到稳、准、巧、快。

腰痛常规操作及自我按摩

（六）中药康复

1. 内服

（1）寒湿型：宜散寒行湿、温经通络。甘姜苓术汤加减。药用干姜、桂枝、甘草、牛膝、茯苓、白术、杜仲、桑寄生、续断。

（2）湿热型：宜清热通络，祛风除湿。四妙丸加减。药用苍术、黄柏、薏苡仁、木瓜、络石藤、川牛膝。

（3）瘀血型：宜活血化瘀、理气止痛。身痛逐瘀汤加减。药用当归、川芎、桃仁、红花、香附、没药、五灵脂、地龙、牛膝。

（4）肾虚型：阳虚宜温补肾阳。右归丸加减。药用山药、熟地、山萸肉、枸杞、牛膝、菟丝子、龟甲胶、鹿角胶。阴虚宜滋补肾阴。左归丸加减。药用熟地、制附子、肉桂、山药、山茱萸、菟丝子、当归、杜仲、鹿角胶、枸杞子。

知识链接

药　酒

1. 乌藤酒　生川乌35g，生草乌35g，生杜仲35g，忍冬藤35g，当归35g，五加皮35g，海风藤35g，乌梅2个，白酒1 500ml，冰糖100g，红糖100g。将前8味水煎2小时，取药液加入冰糖、红糖，待溶化后再加入白酒即成。早晚各服1次，每次10~20ml。功效：温经散寒，通络止痛。适用于腰痛日久不愈者，疗效好，收效快。

2. 独活参附酒　独活35g，制附子35g，党参20g。研末，装瓷瓶中，用500ml白酒浸之，春夏5日，秋冬7日，常饮服。功效：散寒逐湿，温中止痛。适用于腰腿疼痛，小腹冷痛，身体虚弱者。

2. 外用

（1）敷贴法

1）制草乌15g，生姜10g，盐少许，共捣研成细末，加酒少许炒热，布包外敷贴痛处。适用于寒湿腰痛。

2）葱白30g，大黄10g，共捣烂，炒热后外敷贴痛处。适用于湿热腰痛。

3）当归、川芎、乳香、没药各30g，醋300ml，先将诸药在醋中浸泡4小时，再移入锅内加热数十沸。然后以纱布放入醋内浸透，趁热敷贴腰痛处，冷则更换，每次连续敷4~6小时，每日1次。适用于瘀血腰痛。

(2)熨贴法:肉桂30g,吴茱萸90g,生姜120g,葱白30g,花椒60g,共炒热,以绢帕包裹,熨痛处,冷则再换炒热。适用于肾虚腰痛。

(七)行为养生

1. 卧具　使用硬板床,硬板床上可以垫厚度为5cm左右的被褥,但不宜垫无弹性的软海绵。一般以采取仰卧位和侧卧位为宜,仰卧位最佳。

2. 防寒保暖　住处应避免潮湿阴冷;不宜用冷水洗脚;鞋子宜软底平跟,要习惯于常穿袜子;在炎热季节更应注意保暖,空调、竹席及赤脚都可能诱发本病。

3. 佩戴腰围　在急性期,佩戴腰围能减轻腰部负担,缓解疼痛;在缓解期和平时,佩戴腰围能防止腰部损伤。选择既制动又保暖、透气、不积汗的高性能康复护腰来保护腰部。腰围必须有一定的宽度,以30cm左右为宜,内部有弧形坚韧的钢板或硬塑料板支撑;其透气性要好,帆布的或牛皮的较佳,其次为尼龙面。腰围不宜长期使用,以免影响腰部肌力的恢复。卧床时,不宜用腰围。

4. 姿势　正确的站立姿势应该是两眼平视,挺胸,直腰,两腿直立,两足距离约与骨盆宽度相同,这样全身重力均匀地从脊柱、骨盆传向下肢,再由两下肢传至足,以成为真正的"脚踏实地",可有效地防止髓核再次突出。站立不应太久,应适当进行原地活动,尤其是腰背部活动,以解除腰背部肌肉疲劳。正确的坐姿应是上身挺直,收腹,双腿膝盖并拢,如有条件,可在双脚下垫一踏脚或脚蹬,使膝关节略微高出髋部。久坐之后也应活动一下,松弛下肢肌肉。起床时,不宜采用仰卧起坐的方法,而应先侧卧(以右侧为例),将屈曲的双腿移到床下,用右侧的肘部和左侧的手掌支撑用力,慢慢坐起。平时工作生活中要劳逸结合,注意姿势的正确,避免弯腰抬重物。

5. 起居　休息能促进椎间盘的修复。久行、久立或久坐都不好,不宜长途驾驶,长途旅行注意姿势变换以及佩戴腰围保护。应避免坐卧湿地,若涉水、淋雨或身劳汗出后即应换衣擦身,暑天湿热郁蒸时应避免夜宿室外或贪冷喜水。本证本在肾虚,故应避免房事及劳逸过度。

案例分析

患者,男,42岁。因腰部疼痛半年,加重伴右下肢麻木1天就诊。自诉半年前无明显诱因出现腰部疼痛,弯腰及久坐后加重,卧床休息症状可减轻。昨日因搬重物致腰痛加重,不能翻身和坐起,伴右小腿外侧麻木。腰部僵硬,右侧环跳、委中、承扶、昆仑穴压痛。舌质紫黯,脉涩。

1. 判断该患者的诊断及分型是什么?
2. 分析该患者应使用哪些治疗方法及日常养护方法?

(张艳艳)

复习思考题

1. 腰椎间盘突出症如何进行针灸治疗?
2. 腰椎间盘突出症如何进行推拿治疗?
3. 腰椎间盘突出症的行为养生方法有哪些?

第八节 原发性高血压

学习要点

掌握原发性高血压的各种中医养生康复技术。

一、概述

原发性高血压是一种原因不明的，以体循环动脉血压升高为主要表现的临床综合征，属最常见的心血管疾病。其常见症状有头痛、头晕、心悸、失眠、烦躁等，晚期患者则因心、脑、肾等脏器出现不同程度的损害而表现出各种相应的症状。收缩压≥140mmHg和（或）舒张压≥90mmHg，即可诊断为高血压。多发于中老年人群，发病率随着年龄增加而有明显增加，一般年龄越大，病情越重，心、脑、肾等脏器的并发症也越明显。

二、病因病机

（一）饮食不节

过食肥甘厚味或烟酒，损伤脾胃，致湿浊内生，久郁化热，灼津成痰，痰浊阻滞经脉而发病。

（二）情志失调

长期情志不遂，肝失疏泄，肝气郁结，郁而化火，耗伤肝阴，阴不制阳，导致肝阳上亢而使血压升高。

（三）内伤虚劳

先天禀赋不足，肾精缺乏；年老体衰，肾元不固；房事不节，阴精耗伤；肾阴不足，阴不制阳，化火动风而致病。

（四）瘀血内停

年老气虚运血无力，瘀血内生；跌仆损伤而致瘀血停滞体内，也是引起血压升高的重要因素。

三、辨证分型

（一）痰浊中阻型

眩晕，倦怠，头重如裹，胸闷，痰多，食少，多寐。舌胖，苔浊腻或白厚而润，脉弦滑或结代。

（二）肝气郁结型

头目不清，胸闷胁痛，腹胀嗳气，神疲乏力，抑郁寡欢，多疑善虑。舌苔薄白，脉沉弦。

（三）肝阳上亢型

头痛，眩晕，面红目赤，急躁易怒，耳鸣耳聋，口苦咽干，喜冷饮，尿赤便干。脉弦数或弦劲有力，舌红苔黄或黄糙。

（四）肾精不足型

眩晕绵绵不休，精神萎靡不振，腰膝酸软，遗精滑泄，耳鸣，发落，齿摇。舌嫩红，少苔或无苔，脉细数。

（五）气血亏虚型

眩晕，动辄加剧，神疲懒言，倦怠乏力，面白少华或萎黄，心悸失眠，唇甲淡白，舌淡苔白，脉沉细弱。

（六）瘀血阻络型

眩晕，头痛，痛如针刺，面色黧黑，口唇紫黯，肌肤甲错，心悸失眠，健忘，耳鸣耳聋，舌质紫黯，有瘀点或瘀斑，脉弦涩或细涩。

四、养生康复技术

（一）精神情志养生康复技术

高血压与情志因素关系密切，情志不遂，喜怒太过，可诱发或加重病情。因此，使患者正确认识高血压及情志因素对血压的影响，减轻或消除焦虑、恐惧等紧张情绪，增强战胜疾病的信心，建立健康的生活方式和行为习惯，调畅情志，才能达到控制各种危险因素和降压、稳压的目的。

1. 愉悦法　日常生活中选择恰当的娱乐方式来保持愉快喜悦的心情、乐观的精神状态，有助于在各种不良因素的刺激面前，做到神愉而不恼、心悦而不烦，降低高血压发病或加重的概率。

2. 节制法　怒是高血压发病的最常见情绪。日常工作和生活中，虽遇可怒之事，但想一想其不良后果，可理智地控制自己过极的情绪，使情绪反应“发之于情”“止之于理”。

3. 疏泄法　高血压患者不适合刺激较大的直接发泄法。可借助聊天、写日记等疏导宣散的方式，排解不良情绪。

4. 转移法　或是琴棋书画，或是喜剧相声，或是体育竞技，能使其与不良刺激因素脱离接触，从而从情感纠葛中解放出来，或转移到另外的事物上去即可。

（二）饮食药膳养生康复技术

饮食须定时定量，不可过饥过饱、暴饮暴食，也不可过食肥甘厚味之品，应多吃瓜果蔬菜等清热养阴的食物。

1. 肝火旺盛型　治则：平肝潜阳。推荐食物举例：甲鱼、芹菜、芝麻、糯米、蜂蜜、乳品、甘蔗等食物。药膳方举例：芹汁蜂蜜茶。

2. 阴虚阳亢型　治则：滋养肝肾，平潜肝阳。推荐食物举例：木耳、芝麻、糯米、梨、鸭肉、冰糖、蜂蜜、乳品、甘蔗、豆腐、瓜类、鱼类等食物。药膳方举例：杞菊猪肝汤。

3. 痰湿内盛型　治则：祛痰降浊。推荐食物举例：山药、粟米、薏苡仁、红白萝卜、紫菜、海蜇、洋葱、扁豆、白果、赤小豆等食物。药膳方举例：健美减肥茶。

4. 阴阳两虚型　治则：滋阴助阳。推荐食物举例：鸡肉、核桃、香菇、带鱼、虾、韭菜、黄鳝、海参、桂圆、大枣、栗子等食物。药膳方举例：锁阳炒虾仁。

对老年高血压患者应特别强调低盐饮食，一般每天摄入盐量应<5g，病情较重者应<2g。除此之外，还需减少酒精摄入，每天摄入酒精量<30g，饮酒以啤酒、黄酒、葡萄酒为宜，中重度高血压患者宜戒酒；同时由于吸烟可导致肝肾阴虚进一步加重，高血压患者宜戒烟。

（三）传统功法养生康复技术

1. 太极拳　太极拳动作柔缓，姿势放松，意念集中，动中有静，刚柔并济，内外结合，上下相随，强调动作的均衡与协调。能改善人体的整体调节能力，扩张外周血管，促使血压下降，是高血压患者康复阶段较为理想的锻炼形式。病情较轻、体质较好的患者，可打全套简化太极拳（一般建议选练24式简化太极拳）；而病情较重、体力较差的患者可选择一个或几个动作（如野马分鬃、左右揽雀尾、云手等），每个动作重复8～12次即可。

2. 传统功法　静功可选择放松功和内养功；动功可选择八段锦中的双手托天理三焦和两手攀足固肾腰功法。时间先短后逐渐延长。

3. 注意事项

（1）不要轻易撤除药物，在大多数情况下，功法锻炼只是辅助方法。

（2）不要做太多低头或弯腰动作，也不要做大幅度的猛烈锻炼，特别是有并发症的患者，只能做一些小幅度、安全性较大的动作。

（3）在锻炼中若出现任何不适，均应立即停止，以免加重病情。

（4）功法锻炼的降压效果具有可逆性，一旦停止锻炼，效果可能在2周内完全消失，因此要坚持锻炼，持之以恒。

（四）中医特色养生康复技术

1. 推拿按摩　一般以自我推拿按摩为主，常用方法有揉百会穴、扫散头部五经、按揉风池穴、率谷穴，向下推耳背降压沟、单侧向下推桥弓穴，按揉推擦脑后及颈项，搓手浴面，叩击捶打腰眼、足三里，擦涌泉等，并以掌顺经拍打手三阴三阳、足三阳三阴。

2. 火罐　取膀胱经背部第一侧线腧穴和风池、肩髃、曲池、手三里、足三里、委中、承筋、丰隆等穴位。每次拔罐10个左右，留罐10～15分钟。

3. 浴身

（1）药物足浴：用磁石、石决明、黄芪、当归、党参、桑枝、枳壳、乌药、白蒺藜、蔓荆子、白芍、炒杜仲、牛膝各6g，独活18g，煎汤浴足，每日1次，每次1小时。亦可用茺蔚子、桑枝、桑叶各10～15g，煎汤约1 500ml，泡脚30分钟。

（2）升温性水浴：分为手浴或足浴，亦可手足同时沐浴。水温由感觉不温逐步升高到42℃左右。每日1次（睡前沐浴效果更好），每次15分钟，12～15次为1个疗程。适用于体质较差的高龄老年轻度高血压患者。

4. 耳穴调理　用王不留行籽外贴耳穴，常用耳穴有皮质下、脑干、内分泌、降压沟、神门、心等。每日或隔日1次，每次选用1～2穴。

5. 中药外用

（1）敷贴：吴茱萸末适量，醋调贴脚心涌泉穴处，每日更换1次。或桃仁、杏仁、栀子、胡椒、糯米，共捣烂与鸡蛋清调成糊状，每晚睡前敷贴一足的涌泉穴，左右交替。或用吴茱萸、川芎各半，研末，每用10g，将神阙穴消毒后纳入其中，用麝香止痛膏固定。

（2）药枕：肝阳上亢型患者用桑叶、菊花、薄荷、苦丁茶、青木香、川芎、蚕沙、生石膏、紫草、丹皮、草决明、桑枝、夏枯草，制成药枕。每昼夜使用时间不少于6小时；亦可用绿豆壳做枕头。肝火上炎型患者用野菊花、淡竹叶、冬桑叶、生石膏、白芍、川芎、磁石、蔓荆子、青木香、蚕沙，制成药枕，每昼夜使用不少于6小时。

（廖韧赟）

复习思考题

1. 肝阳上亢高血压患者建议的食物有哪些?
2. 常用降血压的推拿操作有哪些?
3. 常用降血压的拔罐穴位有哪些?

第九节　冠　心　病

学习要点

1. 冠心病的病因病机与辨证分型。
2. 冠心病的各种中医养生康复方法。

一、概述

冠状动脉粥样硬化性心脏病(coronary atherosclerotic heart disease)简称冠心病,指由于脂质代谢不正常,血液中的脂质沉着在原本光滑的动脉内膜上,在动脉内膜一些类似粥样的脂类物质堆积而成白色斑块,称为动脉粥样硬化病变。这些斑块渐渐增多造成动脉腔狭窄,使血流受阻,导致心脏缺血,产生心绞痛。

属中医学“胸痹”范畴,胸痹是指胸部闷痛,甚则胸痛彻背,短气,喘息不得卧为主症的一种疾病。轻者仅感觉胸闷,呼吸不畅;重者则有胸痛;严重者胸痛彻背,背痛彻心。主要由正气亏虚、痰浊、瘀血、气滞、寒凝而引起胸阳痹阻或心脉不通而致。

二、病因病机

(一)年老体虚

多发于中老年人,年过半百,肾气渐衰,肾阳虚衰则不能鼓动五脏之阳,引起心气不足或心阳不振,血脉失于温煦,鼓动无力而痹阻不通;心肾阳虚,阴寒痰饮乘于阳位,阻滞心脉而作胸痹。

(二)情志失调

忧思伤脾,脾虚气结,运化失司,津液不得输布,聚而为痰,痰瘀交阻,气血不畅,心脉痹阻,发为胸痹;郁怒伤肝,肝失疏泄,肝郁气滞,郁久化火,灼津成痰,气滞痰阻心脉发为胸痹。

(三)饮食失节

恣食膏粱厚味,或饥饱无常,日久损伤脾胃,运化失司,聚湿生痰,上犯心胸,清阳不展,气机不畅,心脉闭阻而致胸痹。

(四)寒暑犯心

人体气血内伤在先,自然界异常之六淫,特别是每遇寒冷,易致胸痹;酷暑炎热,犯于心君,耗伤心气和心阴,致血脉运行不畅而发胸痹。

三、辨证分型

（一）气滞心胸型

心胸满闷，隐痛阵发，痛无定处，时欲太息，遇情志不畅易诱发或加重，苔薄或薄腻，脉细弦。

（二）心血瘀阻型

心胸痛如针刺，痛有定处，甚或心痛彻背，背痛彻心，或痛引肩背，舌质黯红或有瘀点、瘀斑，或舌下血脉青紫、苔薄白，脉弦涩或结代。

（三）痰浊雍塞型

胸闷重而痛轻，痰多气短，体形肥胖，倦怠乏力，纳呆便溏，咳吐痰涎，苔白腻或白滑、脉弦滑。

（四）寒凝心脉型

猝然心痛如绞，形寒，手足不温，心悸气短，心痛彻背，背痛彻心，苔薄白，脉弦紧或沉紧。

（五）火邪热结型

心中灼痛，烦躁，发热，大便不通，舌红苔黄糙，脉数或滑。

（六）心肺气虚型

心胸隐痛，胸闷气短，动则喘息，倦怠乏力，面色㿠白，舌淡苔薄白，脉虚细缓或结代。

（七）心肾阴虚型

心痛时作或灼痛或闷痛，心悸怔忡，心烦不寐，口干盗汗，大便不爽，舌红少津，苔薄，脉细数或结代。

四、养生康复技术

（一）精神情志养生康复技术

生活紧张、动作快、缺乏耐性、易激动的人是冠心病的高发人群。中医认为思虑、操劳过度必致心神耗伤，神伤则心无所主、心脉失养、血行逆乱、阳微阴弦、心脉痹阻、胸痹闷痛。精神因素在冠心病的发病机制中占有极重要的位置，解除患者的思想负担、稳定其情绪，是控制病情，防止心绞痛发作的有效措施。

（二）饮食药膳养生康复技术

饮食与冠心病确有密切关系，合理的营养膳食，有利于降低体重和血脂及防治冠心病。其中小麦、羊肉、杏仁、薤白之类食物，因其味苦入心，故宜之。

1. 心血瘀阻型　治则：活血化瘀，通脉止痛。推荐食物举例：桃仁、油菜、慈菇、黑豆、莲藕等食物，可少量饮酒。药膳方举例：丹参红花白糖饮。

2. 痰浊闭阻型　治则：通阳泄浊，豁痰开痹。推荐食物举例：山药、粟米、薏苡仁、红白萝卜、紫菜、海蜇、洋葱、扁豆、白果、赤小豆等食物。药膳方举例：怀山苡仁萝卜粥。

3. 阴寒凝滞型　治则：辛温通阳，开痹散寒。推荐食物举例：羊肉、狗肉、鹿肉、鸡肉、干姜、辣椒、核桃、香菇、带鱼、虾、韭菜、黄鳝、海参、桂圆、大枣、栗子等食物。药膳方举例：姜椒羊肉汤。

4. 气虚血瘀型　治则：益气活血，通脉止痛。推荐食物举例：鸡肉、牛肉、鸡蛋、山药、粟米、薏苡仁、黄豆、泥鳅、草莓、核桃、香菇、带鱼、虾、韭菜、黄鳝、海参、大枣、栗子等食物。药膳方举例：田七人参炖鸡。

5. 气阴两虚型　治则：益气养阴，活血通络。推荐食物举例：鸡肉、牛肉、甲鱼、鸡蛋、山药、粟米、薏苡仁、黄豆、核桃、香菇、带鱼、黄鳝、大枣、栗子、鸭肉、冰糖、蜂蜜、乳品、甘蔗、豆腐、瓜类、鱼类等食物。药膳方举例：黄精玉竹牛肉汤。

6. 心肾阴虚型　治则：滋阴益肾，养心安神。推荐食物举例：木耳、芝麻、糯米、梨、鸭肉、冰糖、蜂蜜、乳品、甘蔗、豆腐、瓜类、鱼类等食物。药膳方举例：双耳汤。

7. 心肾阳虚型　治则：益气壮阳，温络止痛。推荐食物举例：羊肉、狗肉、鹿肉、鸡肉、核桃、香菇、带鱼、虾、韭菜、黄鳝、海参、桂圆、大枣、栗子等食物。药膳方举例：当归生姜羊肉汤。

现代研究认为，这些食物富含碳水化合物、纤维素、蛋白质、维生素等多种营养成分，且脂肪含量较低。冠心病患者的膳食结构应提倡“三宜三不宜”。三宜：宜富含纤维素的食物，如粳米、小米、玉米及大豆制品等；宜富含多种维生素的新鲜蔬菜水果，如芹菜、莴笋、西红柿、香菇、木耳、洋葱、大蒜、山楂、苹果等；宜高蛋白低脂肪食物，如鸡肉、鱼肉、瘦猪肉、牛肉、鸡鸭蛋白等。三不宜：不宜高脂肪高胆固醇食物，如肥肉、动物内脏、蟹黄、鱿鱼及油炸食品等；不宜含糖量高和热量高食物，如巧克力、冰淇淋、奶油、乳酪等；不宜过咸或刺激性食物，如各种腌制品、辣椒、芥末、浓茶、白酒等。

（三）传统功法养生康复技术

传统功法是冠心病康复治疗的一个重要途径，适度的有氧运动有助于锻炼心肺器官的功能，促进血液循环，将沉积在血管壁上的脂质物质转运出去，降低动脉粥样硬化的程度，提高心脏的应变能力，减少心源性猝死的发生机会，进而提高冠心病患者的生活质量。传统功法有太极拳、气功、八段锦、五禽戏等。训练方式因人而异，患者宜选择一或几种适合自己的功法。训练时间一般宜在早上或晚上，最好选在空气新鲜、环境清静的地方。训练宜从小运动量开始，以缓、慢、柔为原则，逐渐增加运动量。每日坚持半小时至1小时，以无身体不适为度。

1. 太极拳　太极拳作为一种古老身心运动方法，气沉丹田的呼吸运动，可以改善血液循环，加强心肌营养，改善心脏冠状动脉供血。同时太极拳可消除紧张、改善平衡、稳定姿势和预防摔倒、降低冠心病危险因素，长期运动训练还可降低血中儿茶酚胺水平，降低外周血管张力，从而降低心脏负荷，改善心功能。

2. 注意事项

（1）功法训练前要对患者做全面体格检查，了解患者的心、肺功能，不要轻易停用药物。

（2）功法训练要做到个体化，循序渐进，特别是有并发症的患者，只能做一些小幅度、安全性较大的动作。

（3）功法训练应持之以恒，才能保持运动效果，改善心肌供血，达到防治冠心病的目的。

（四）中医特色养生康复技术

1. 推拿按摩　主要采用震颤法、一指禅、按法、揉法、擦法、弹拨法等。选取任脉、督脉、足太阳经、手少阴经、手太阳经、手厥阴经等经络的部分穴位。常用穴位有下脘、建里、上脘、气海、章门、膻中、大椎、肩井、大杼、肺俞、厥阴俞、心俞、肝俞、肾俞、天宗、小海、神门、后溪，力量由轻至重，以按揉法为主，每穴应超过 3 分钟。

2. 火罐　取膀胱经心俞、膈俞、厥阴俞穴和大椎、足三里、神道、巨阙、丰隆等穴位。每次拔罐 10 个左右，留罐 10~15 分钟。

3. 耳穴调理　用王不留行籽外贴耳穴，常用穴位有心、肾、小肠、交感、神门、皮质下、内分泌等。每日或隔日 1 次，每次选用 1~2 穴。

4. 灸法

(1) 艾炷隔姜灸：取阳池、三焦俞等穴，配地机、命门、三阴交、大椎等穴。每日 1 次，每次选主穴、配穴各一，用中号艾炷，隔姜灸，每穴 5~7 壮，1 个月为 1 个疗程。第 2 疗程间隔 3~5 天。

(2) 药灸：用决明子、红花、公丁香、硫黄等药加艾绒制成药物灸条，取关元、丰隆穴，温和灸。每日 1 次，每穴 15 分钟，35 天为 1 个疗程。适用于脾肾阳虚型高血脂患者。

(3) 清艾条灸：取神阙、双侧足三里穴。隔日 1 次，用清艾条温和灸，每穴每次 10 分钟。适用于老年高血脂患者。

5. 中药外用

(1) 敷贴疗法：选取主穴：心俞、膻中、内关。主要药物：丹参、红花、川芎、延胡索、冰片。并根据中医辨证随证加减血海、巨阙、足三里、丰隆、中脘、关元、至阳等穴；主要药物加黄芪、红景天、半夏、瓜蒌、麦冬、五味子、知母、黄柏、淫羊藿等。将相应中药研磨成细末后，以醋水或酒或鸡蛋清等，把药粉调成糊状，取适量贴敷于上述穴位。

(2) 药枕疗法：选择优质的半球状荞麦皮作为主要填充物，并以金银花、菊花、玫瑰花、夏枯草、龙胆草各 30g，黄连、黄芪、白芍、合欢皮、陈皮、木香、甘草各 20g，辨证加减川芎、乳香、当归、黄芪共研成粗末，用 2 层纱布制成扁平小袋包装置荞麦皮枕芯中。药枕使用时下面垫 1 个普通枕。

（廖韧赟）

复习思考题

1. 冠心病的中医病因有哪些？
2. 推拿治疗冠心病的常用操作有哪些？
3. 阴寒凝滞型冠心病患者建议的食物有哪些？

第十节　糖　尿　病

学习要点

1. 糖尿病的病因病机与辨证分型。
2. 糖尿病的各种中医养生康复方法。

一、概述

糖尿病是一种常见的代谢障碍性内分泌疾病。其基本的病理变化是由于体内胰岛素的相对或绝对不足，引起糖、脂肪、蛋白质以及水、电解质等的代谢紊乱。

临床的典型表现为“三多一少”（多饮，多食，多尿，体重减轻）。糖尿病可引起多种并发症，常见的有急性感染、肺结核、动脉粥样硬化、肾和视网膜等微血管病变以及神经病变等。各个年龄段均可发病，但以老年人多见。

糖尿病属于中医“消渴”“虚劳”等范畴。

二、病因病机

（一）饮食不节

过食肥甘厚味，损伤脾胃，脾失健运，酿成内热，消谷耗津，发为消渴。

（二）情志失调

五志过极，情志失调，气机郁结，郁而化火，消灼津液，引发消渴。

（三）劳欲过度

恣情纵欲或劳累太过，伤肾耗精，肾虚固摄无权，精耗则气不化津，故小便多而发为消渴。

（四）素体虚弱

素体虚弱，五脏衰竭，精气不足，气血虚弱无以化生阴精，精亏阴竭发为消渴。

（五）热病火燥

天时岁令多火热，或热病燥热，或过服温燥食物、药物等，燥热伤阴引发消渴。

（六）瘀血阻络

内热炽盛，伤津灼血，津液不足，血行不畅；血受热灼，壅塞血络；消渴日久，伤津耗气，气阴两虚，气虚无力推动血液运行，阴虚血脉涩滞，血行不利。

三、辨证分型

（一）肺胃燥热型

烦渴喜饮，消谷善饥，身体渐瘦，小便频数量多，尿色混浊而黄，舌红少苔，脉滑数。

（二）脾胃气虚型

口渴喜饮、能食与便溏并见，或饮食减少，面色萎黄，精神不振，倦怠无力，舌淡苔白，脉细弱无力。

（三）肾阴亏虚型

尿频量多，浊如脂膏，味甜，口干舌燥，渴而多饮，五心烦热，头晕乏力，腰膝酸软，遗精失眠，舌红少苔，脉细或细数。

（四）阴阳两虚型

乏力自汗，形寒肢冷，面色黧黑，腰膝酸软，耳轮焦干，多饮多尿，甚则饮一溲一，混浊如膏，或浮肿少尿，或五更泄泻，阳痿早泄，舌淡，苔白而干，脉沉细无力。

四、养生康复技术

（一）精神情志养生康复技术

情志因素在糖尿病的病程中所起的作用非常重要。紧张、激动、压抑、恐惧等不良情绪，可使血糖升高。因此，改善患者的情绪状态，是糖尿病康复的重点之一。

1. 愉悦法　日常生活中选择恰当的娱乐方式来保持愉快喜悦的心情、乐观的精神状态，有助于在各种不良因素的刺激面前，做到神愉而不恼、心悦而不烦，降低糖尿病发病或加重的几率。

2. 节制法　怒是糖尿病加重的最常见情绪。日常工作和生活中，虽遇可怒之事，但想一想其不良后果，可理智地控制自己过激的情绪，使情绪反应“发之于情”“止之于理”。

3. 疏泄法　糖尿病患者不适合刺激较大的直接发泄法。可借助聊天、写日记等疏导宣散的方式，排解不良情绪。

4. 转移法　或是琴棋书画，或是喜剧相声，或是体育竞技，能使其与不良刺激因素脱离接触，从而从情感纠葛中解放出来，或转移到另外的事物上去即可。

（二）饮食药膳养生康复技术

饮食康复方法是糖尿病患者最重要和首选的一种康复疗法，对于很多老年糖尿病患者，往往控制饮食后，病情就可缓解。

1. 饮食控制　饮食的控制主要是对糖的摄取。主食应控制在每日 250g 左右，感到饥饿时，可适当吃一些低糖食物，如有条件可选择少食多餐的方法，以缓解病情。

2. 饮食种类　主食最好适当吃一些燕麦、莜麦、荞麦等粗粮，应多食用一些蔬菜，如卷心菜、小白菜、韭菜、冬瓜、番茄等，含蛋白质较多的黄豆、鸡蛋、瘦肉等也可适量食用。对于出现高血压、动脉粥样硬化等并发症的患者，可经常食用山楂汁、发菜、山药等；创口久治不愈者，可食用银耳、木耳、芝麻等。

（1）阴虚燥热型：治则：滋阴清热。推荐食物举例：苦瓜、黄瓜、木耳、银耳、甲鱼、芹菜、冬瓜、桑椹、海参、鸭肉、乳品、豆腐、番茄、鱼类等食物。药膳方举例：海参木耳汤。

（2）气阴两虚型：治则：益气健脾，生津止渴。推荐食物举例：南瓜、鸡肉、牛肉、甲鱼、鸡蛋、山药、粟米、薏苡仁、黄豆、核桃、香菇、带鱼、黄鳝、鸭肉、乳品、豆腐、桑椹、海参、鱼类等食物。药膳方举例：生地粥。

（3）阴阳两虚型：治则：滋阴温阳，补肾固涩。推荐食物举例：南瓜、鸡肉、核桃、香菇、带鱼、虾、韭菜、黄鳝、海参、桂圆、大枣、番茄、栗子等食物。药膳方举例：人参生地饮。

（4）痰瘀互结型：治则：活血化瘀祛痰。推荐食物举例：桃仁、油菜、慈菇、黑豆、番茄、莲藕、山药、粟米、薏苡仁等食物，若未服用降糖药且肝功能正常者可少量饮酒。

（5）脉络瘀阻型：治则：活血通络。推荐食物举例：桃仁、油菜、慈菇、黑豆、莲藕等食物，若未服用降糖药且肝功能正常者可少量饮酒。

（三）传统功法养生康复技术

无论糖尿病患者是否伴有并发症，均可用传统功法进行锻炼，加强机体的新陈代谢，降低血糖。可适当选用放松功、内养功、强壮功、五禽戏、八段锦等进行锻炼。

（四）中医特色养生康复技术

1. 推拿按摩　一般可选择腰背部推拿操作程序，加强推脊椎两侧，并由上而下摩擦背部，揉背部俞穴，捏捻脚趾。并发眼疾者，则可按、推、摩上丹田，点按双眼内眦部，轻揉上下眼睑。病情允许的患者，可经常按摩承浆、中脘、关元、期门及肾俞穴，每穴按摩 18~36 次，并配合腹式呼吸法。

2. 浴身

(1)温水浴病情较轻者可予以37~38℃温水擦浴或进行全身性温水浴，前者3~5分钟，后者15~20分钟。其目的在于调整自主神经功能，促进碳水化合物的代谢过程。

(2)矿泉浴硫化氢泉浴对基础代谢有调节作用，能使血糖下降。一般适宜温度是34~36℃，每日或隔日1次，每次10~15分钟，12~15次为1个疗程。进行硫化氢泉浴时，室内应通风良好，应采用必要的防护措施，以免发生中毒。此外，还可选择重碳酸钠泉、碳酸泉、氯化氢泉泉浴等。每日或隔日1次，每次15~20分钟，12~15次为个1疗程。

还可以根据患者的情况，选择空气浴、森林浴、日光浴等。

3. 耳穴调理　用王不留行籽外贴耳穴，常用耳穴有胰、内分泌，辅穴为肾、三焦、耳迷根、神门、心、肝等。隔日1次，每次选3~4穴。

4. 灸法　取三组穴位：①承浆、意舍、关冲、然谷；②水沟、承浆、金津、玉液、曲池、劳宫、行间、太冲、商丘、隐白、然谷；③承浆、太溪、支正、照海、阳池、肾俞、小肠俞、手足小指(趾)尖。每次选1组穴位施灸，交替进行。

对于糖尿病合并皮肤感染、溃疡的患者以及孕妇糖尿病患者不宜针灸。

5. 中药外用　药物敷脐：取石膏5g，知母2g，玄参1g，生地0.6g，党参0.6g，天花粉0.2g，黄连0.3g，炙甘草1g，粳米少许，制成粉剂，放阴凉处保存备用。每次取药粉250mg，加盐酸二甲双胍40mg，混合敷脐，上盖以药棉，外用胶布固定。每5~7天换药1次，每6次为1个疗程。

(廖韧赟)

复习思考题

1. 糖尿病的典型症状有哪些?
2. 糖尿病常用的推拿操作有哪些?

第十一节　慢性阻塞性肺疾病

学习要点

1. 慢性阻塞性肺疾病的康复辨证要点。
2. 慢性阻塞性肺疾病的康复技术要点。

一、概述

慢性阻塞性肺疾病是一种具有气流受限特征的疾病状态，通常呈进行性发展，并与肺脏对有害颗粒和气体的异常炎症反应有关。慢性气流受限是气道疾病(阻塞性细支气管炎)和肺实质破坏(肺气肿)共同作用所致，各自比重因人而异。简称慢阻肺,包括慢性单纯性支气管炎、慢性喘息性支气管炎、支气管哮喘、慢性阻塞性肺气肿等疾病。这些疾病在长期的发展过程中引起不同程度的阻塞性通气障碍,在晚期大多引发慢性肺心病,也可引起肺性脑病和呼吸衰竭等。

慢阻肺是以咳嗽、哮喘等症日久不愈,肺脾肾虚损,气道壅滞不利,出现心中胀满,痰涎壅盛,上气咳喘,动后尤甚,甚则面色晦黯,唇舌发绀,颜面四肢浮肿,以病程缠绵、经久难愈为特征的疾病。本病在我国的患病率较高,是农村人口的首位死因。

慢阻肺属中医"肺胀""哮证""喘证"等范畴。

中医认为,呼吸急促者谓之喘;喉中有声音者谓之哮。因此,喘是指气息而言,喘证是以呼吸急促困难为特点,见于多种急、慢性疾病的一种病证。哮是指声响而言,哮证是以喉中有哮鸣音为特点的一种反复发作的疾病,是一种有"宿根"的疾病。哮证必然兼有喘证,而喘证未必兼有哮证。

二、病因病机

本病的发生,多因久病肺虚、痰浊内停所导致,每因再感外邪诱使病情发作或加重。

(一) 久病肺虚

如内伤久咳、支饮、喘哮、肺痨等肺部慢性疾病,迁延失治,痰浊内停,气滞肺间,日久导致肺虚,成为发病的根本原因。

(二) 感受外邪

肺虚则卫外不固,容易被六淫侵袭,诱使本病发作,病情日益加重。

病变首先在肺,继则影响脾、肾,后期病及于心。病理性质多属标实本虚,但有偏虚、偏实之不同,感邪则偏于邪实,平时则偏于本虚,多以标实为急。

三、辨证分型

(一) 痰浊壅肺型

咳嗽痰多,色白黏稠或呈泡沫状,喘息气短,动则加剧,脘腹痞满,纳少,倦怠乏力,舌淡,苔腻,脉滑。

(二) 痰热郁肺型

咳逆喘息气粗,烦躁,胸胀满,痰白或黄,黏稠难咳;或身热,有汗不多,口渴,溲黄,便干,舌红,苔黄或黄腻,脉数或滑数。

(三) 痰蒙神窍型

神志恍惚,谵妄,烦躁不安,撮空理线;或表情淡漠,嗜睡,昏迷;或肢体抽搐,咳逆喘促,咳痰不爽,舌质黯红或淡紫,苔白腻或淡黄腻,脉细滑数。

(四) 肺肾气虚型

呼吸浅短难续,声低气怯,甚则张口抬肩,倚息不能平卧,咳嗽,痰白如沫,咳吐不利,胸闷,心慌,形寒汗出,舌淡或黯紫,脉沉细数无力,或有结代。

(五) 阳虚水泛型

面浮肿,下肢肿,甚则一身皆肿,腹部胀满有水,心悸,喘咳,咳痰清稀,脘痞,纳差,尿少,怕冷,面唇青紫,舌胖质黯,苔白滑,脉沉细。

四、养生康复技术

（一）传统功法

慢阻肺的缓解期，可通过适当的体育锻炼，如六字诀、站桩功、八段锦、放松功、太极拳等不仅增加肌肉活动提高机体抵抗力，而且也锻炼呼吸循环功能。练功时间每次30分钟，也可根据体力而适当延长，最长不超过60分钟。每日2~3次。

知识链接

呼吸锻炼

呼吸锻炼指导患者做深而慢的腹式呼吸和缩唇呼气。肺气肿患者常呈浅速呼吸，呼吸效率差。深而缓的腹式呼吸，可使流速减慢，呼吸阻力减低，潮气量增大，死腔通气比率减少，从而使气体分布均匀，通气/血流比例失调改善。肺气肿患者因肺泡弹性回缩力减低，小气道阻力增高，等压点向末梢小气道移动，呼气时小气道提早闭合，致使气体滞留在肺内，加重通气/血流比例失调。缩唇呼气增加气道外口段阻力，使等压点移向中央大气道，可防止气道过早闭合。通过阻力呼吸或二氧化碳过度通气等锻炼，可改善呼吸肌功能。

（二）饮食调理

本病患者应忌食油腻、辛辣，以清淡食物为宜，一般应给予低脂低盐饮食，如蔬菜水果、瘦肉、木耳等，并应戒烟。营养不良不仅是阻塞性肺气肿患者预后不良的独立影响因素，也是急性发作的主要诱因之一，急性发作期可采用经胃肠营养和静脉营养，缓解期一般经胃肠营养。应避免碳水化合物，以免产生过多CO_2，加重CO_2潴留。

附：食疗药膳方

1. 四仁鸡子粥　白果仁、甜杏仁各1份，核桃仁、花生仁各2份，捣碎研末，每日取20g，加水1小碗，粳米适量，鸡蛋1个，煮熟加冰糖适量服用，连服半年。

2. 五味子蛋　五味子250g，水300ml，煮30分钟，凉后将新鲜鸡蛋浸入汤中，待7天后，蛋壳变软即可取出，服用前将鸡蛋在热水浸泡5分钟，早晚各服一个。

3. 猪肺三子煲　猪肺半个，诃子（捣碎）3g，五味子（捣碎）5g，葶苈子6g。猪肺切成条状，药物用纱布包好，置砂锅内共同煮至猪肺烂熟，即可服用，隔日1次。

4. 燕窝炖白及　燕窝、白及各10g。小火炖烂，每日早晚各服1次。

5. 人参莲肉粥　白人参10g，莲子（去心）10枚，冰糖30g。将白人参、莲子放在碗里，加清水泡发，再入冰糖，置蒸锅内隔水蒸炖1小时。人参可连续使用3次，第3次时，同人参一起服下。每日早晚各服1次。

6. 蜜酒蛤参散　蛤蚧1对，涂以蜜酒后烤脆、研末，人参研末，混匀。每日早晚各1次，每次3g，用温开水送服。

7. 米酒老茶树根　老茶树根50g，水煎去渣，兑入米酒，睡前服用。

（三）精神情志调理

本病患者由于劳动能力、生活能力的下降，会产生一系列心理异常，如情绪恶劣、躁狂、焦虑、抑郁、过度的躯体关注、依赖性强等，因此注意调畅患者的情志，有助于病情的康复和生活质量的提高。

1. 说理开导法　针对患者的具体情况，可采用不同方法，减轻和消除异常情志反应和致病性情志因素的影响。对于焦虑太过者，可给予安慰，使其消除疑虑，坚持康复治疗；对于抑郁者，可以采用鼓励的方法，使之树立信心。

2. 色彩疗法　可采用冷色调的应用以缓解抑郁及焦虑。

（四）针灸康复

1. 体针　取肺俞、脾俞、肾俞、膏肓、列缺、气海、命门、足三里、太渊、太溪等穴。如咳剧加大杼、尺泽；喘剧加天突、定喘、膻中，痰多加足三里、丰隆。每天或隔日 1 次，每次选 3~5 穴，针用补法。

2. 耳针　取平喘、肺、气管、咽喉，配以神门、内分泌、三焦、枕等穴。久病者配以脾、肾、心。每周 1 次，每次埋针 3~5 穴，每天按压 3~5 次，每次 5 分钟。

3. 皮肤针　取颈前两侧足阳明胃经循行部位、尺泽至鱼际手太阴肺经循行部位、第 1~12 胸椎两侧足太阳膀胱经循行部位，轻叩，隔日 1 次，以皮肤微红为度。

4. 穴位注射（水针）　取胸 1~6 夹脊穴，每次选穴 1 对，每穴注射胎盘注射液 0.5~1ml，由上而下，逐日更换。亦可取定喘穴、肺俞、天突等，方法同上。

5. 灸法　取大椎、肺俞、膏肓、风门、肾俞、膻中、气海、鸠尾等穴，用直接灸，每穴每次灸 3~5 壮，每次 10~15 分钟，10 天灸 1 次，3 次为 1 个疗程。三伏天治疗最佳。

（五）推拿康复

可选择腰背部及胸腹部推拿操作程序为主，配合四肢穴位刺激，如揉合谷、血海、足三里等。

直接灸操作

本病患者多易感冒，而感冒又可诱使本病发作或加重，甚至引起各种并发症，因此，可让患者常进行自我按摩，以掌摩法做浴面、擦颈项、擦胁、推背等，以透热为度；指摩法做擦鼻、点迎香、浴面、擦颈项、揉合谷、叩击足三里、擦涌泉等，全身（胸腹、腰背、四肢）拍打等，预防感冒。

（六）沐浴康复

1. 海水浴　海水的压力、冲击及游泳动作可使呼吸加深，从而提高呼吸功能。在适合的季节，每日 1 次或隔日 1 次，每次不超过 30 分钟。

2. 日光浴　采用全身日光浴，时间不宜长，也可用紫外线照射，先全身照射，然后照射天突、膻中、大椎、肺俞、膏肓、膈俞、肾俞、命门等穴位。痰多者加足三里、丰隆，易感冒者加合谷、涌泉。

3. 矿泉浴　可选择碘泉、碳酸泉及碳酸氢钙泉浴等。

（七）中药康复

1. 内服

（1）痰浊壅肺型：宜化痰降气，益肺健脾。苏子降气汤、三子养亲汤、六君子汤加减。药用：白术、苍术、苏子、莱菔子、白芥子、陈皮、厚朴、杏仁、茯苓、麻黄、皂角、旋覆花等。

（2）痰热郁肺型：宜清肺化痰，降逆平喘。越婢加半夏汤、桑白皮汤加减。药用：石膏、苏子、浙贝母、白皮、黄芩、白芍、金荞麦、款冬花等。

（3）痰蒙神窍型：宜涤痰、开窍、息风。涤痰汤加减。药用：橘红、竹沥、半夏、茯苓、制南星、竹茹、枳实、菖蒲、郁金、远志、僵蚕、地龙、钩藤、石决明等。另服安宫牛黄丸或至宝丹。

（4）肺肾气虚型：宜补肺纳肾，降气平喘。平喘固本汤、补肺汤加减。药用：人参、冬虫夏草、紫河车、鹿角片、肉桂、熟地、山萸肉、山药、胡桃肉、补骨脂、附子、五味子等。

(5)阳虚水泛型:宜温肾健脾,化饮利水。真武汤合五苓散加减。药用附子、桂枝、黄芪、白术、茯苓、防己、葶苈子、川椒、车前子等。

2. 外用 用白芥子、延胡索各20g,甘遂、细辛各10g,研末,加麝香0.6g,和匀,在夏季初伏,中伏、末伏三天,用姜汁调敷于大椎、风门、肺俞、膏肓、百劳等穴,1~2小时后除去。每年1个疗程,连续治疗3年。

(李 丰)

复习思考题

1. 什么是慢性阻塞性肺疾病?
2. 慢性阻塞性肺病的康复辨证要点是什么?

第十二节 癌 症

学习要点

1. 癌症各期的辨证要点。
2. 根据辨证要点如何选择合适的康复技术。

一、概述

癌症即恶性肿瘤,是机体在各种致瘤因素作用下,局部组织细胞在基因水平上失去了对自身生长正常调控的作用而形成的新生物,是一类严重危害人类健康和生命的疾病。临床最常见的有脑瘤、鼻咽癌、食管癌、胃癌、肠癌、肝癌、肺癌、乳腺癌、宫颈癌和白血病等。

知识链接

恶性肿瘤

本病是以细胞分化异常、增殖异常、生长失控为特征的一类疾病,癌细胞可直接侵袭周围组织器官或经血道、淋巴形成转移,累及正常器官,影响机体功能形成恶病质而导致患者死亡。恶性肿瘤的发生是一个多因子、多步骤、复杂而漫长的生物学过程。正常细胞经致癌因素启动、促癌因素作用,直接或间接损伤的DNA或RNA基因组整合到人体的DNA链中,逐步形成恶性细胞。临床上能检出的肿瘤,其细胞数约在10^9个,病变体积为$1cm^3$,重3.1g,这种状况下的肿瘤细胞已经至少经过了30次以上的倍增。癌症的病因归结起来主要是外环境作用与体内染色体变化的综合结果。不良生活习惯(吸烟、烈性酒、辛辣高脂饮食)、化学品(石棉、联安苯、烯环烃、黄曲毒素),电离辐射(紫外线、高伏电子线),病毒感染(如乙肝病毒、疱疹病毒)等在癌症发生过程中起到直接致癌或促进癌变的作用。

目前我国恶性肿瘤的发生率约为100/10万人以上，在癌症患者中，可以治愈的约为40%，而在60%难以治愈的癌症患者中，在有效的医学干预下又有一部分可存活相当长的时间。因此，对癌症患者的康复治疗，是十分必要的。

中医学称本病为癌症。根据发病部位的不同，又有相应的病名，如噎膈（食管癌及贲门癌）、伏梁（胰腺癌或结肠癌）、乳岩（乳腺癌）及石瘕（子宫肌瘤或子宫恶性肿瘤）等。

二、病因病机

各种癌症的发病原因并不完全相同。但“生活方式癌”所占的比例高达80%以上，如食管癌、胃癌多与饮食不节、情志失调、正气虚损有关；直肠癌、结肠癌则与饮食不节、久痢久泻有关；肺癌则主要是因为肺之气阴虚损，邪毒（大量吸烟、空气污染等）乘虚犯肺而致；脑瘤则多因情志不遂，或饮食失调所致；乳腺癌主要与情志不遂，肝气郁滞，或冲任失调，气血不畅有关。

三、辨证分型

恶性肿瘤的发生发展是内外因多种致病因素综合作用的结果。内外合邪，脏腑功能失调而发病，其主要与气、血、痰、毒、虚密切相关。

（一）气虚腑实型

恶性肿瘤患者经手术、化疗、放疗后，正气大虚，邪毒未尽，特别是消化道肿瘤手术后加以禁食及胃肠减压等，使胃肠功能紊乱，常出现疲乏无力，气短懒言，食欲极差，进食甚少，腹胀满，大便秘结，口干口苦，舌苔黄厚而干等。

（二）气血两虚型

癌症经根治术后，或病程过久，脾肺气虚，腠理空疏，固摄无力，出现虚汗淋漓，动则更甚，心悸失眠，汗出后畏寒，疲乏无力，舌淡或嫩红，脉细弱或细数。

（三）气阴两伤型

癌症康复期，口干烦渴，大便干结，舌红绛，少苔或无苔，脉细数。

（四）热毒灼津型

多见于癌症手术之后合并感染，出现发热、咳嗽气促、胸闷腹胀，口干喜饮，大便干，小便黄赤，或见肌肤甲错，面色黧黑等症，多兼见正气虚弱之症状。

（五）肝肾阴虚型

病情相对稳定，但出现形体消瘦或大肉尽脱，头晕耳鸣，口干咽燥，纳少，烦热盗汗，舌红，少苔或无苔，或黑苔，脉细数。

四、养生康复技术

（一）传统功法

中国传统功法主要通过调心、调息、调身，来达到内外兼修，增强体质，调整气血阴阳的目的。针对本病的发生机制，一般来说，癌症患者的康复期应避免剧烈、运动量大的活动方式，宜选择传统功法中比较适合的锻炼形式。如患者病情允许、能自由活动、病情较轻者，可选择太极拳、五禽戏、八段锦、站桩功等。病情较重者，可做“坐式”或“卧式”的静功（放松功、内养功等）。

（二）饮食调理

癌症患者经过治疗后，大都正气虚损严重，需要用营养丰富的食物进行调养。癌症患者康复期的饮食应以清淡而有营养为宜。还有一些食物具有特殊的作用，如番茄有抗癌、抗衰老的作用；大枣、山药、枸杞子、芝麻等有补气养血的作用；黄芪、大枣能健脾益气，促进正气的恢复；薏苡仁、香菇、蘑菇、木耳、海带、海蜇、紫菜、牡蛎、甲鱼、芋艿等，有助于癌症患者的康复和软坚作用。针对各种癌症患者正气损伤的情况不同，应给予相应的食疗或药膳进行调养。

附：癌症的饮食宜忌

1. 脑瘤　脑瘤患者忌烟酒、生葱、生蒜、芥末等辛辣走窜之品。术后饮食宜芳香化浊之品，如薏苡仁粥、山药、杏仁、小茴香、冬瓜、西瓜、香蕉等；放疗时以营养丰富爽口开胃为宜，如牛奶、鲫鱼、茭白、芹菜、荸荠、柑橘等；化疗时以高蛋白、高维生素饮食为主，如鸡蛋、牛肉、甲鱼、鲤鱼、花生、香菜、白菜、菠菜、香蕉、大枣、桃、杏等。

2. 鼻咽癌　鼻咽癌患者严禁烟、酒、辣椒等刺激性食品，慎用生葱、芥末，少用热性食物。放疗期间主食应以营养丰富、味道鲜美的半流食或软烂食物为主，多吃新鲜蔬菜、水果，尤其要多吃萝卜、荸荠、番茄、梨、莲藕、柑橘、柠檬、山楂等。平时口含青果和鲜山楂，有消炎杀菌、清咽生津的作用。

3. 食管癌　食管癌患者应严禁烟、酒、辣椒、硬脆油炸食品。术后要以流食、半流食为主，避免任何刺激性饮食摄入，防止吻合口感染和损伤。一般饮食可选用高营养、少刺激食品，如薏米粥、糯米粥等，可适量食用鲜肉、鲜蛋、鲜蔬菜、鲜水果等。放疗时应选用营养丰富、容易咽下的食品，如牛奶、蛋糕、新鲜水果和蔬菜等。

4. 肺癌　肺癌患者切忌烟酒，少吃生葱、生蒜，忌过咸之品。术后多食杏仁、山药、鲜白菜、白萝卜、冬瓜、梨、莲藕等。放疗时应多食新鲜蔬菜、水果，如菠菜、荸荠、杏仁、桃仁、核桃仁、枇杷、枸杞等。化疗时可进食鲤鱼、白木耳、香菇、燕窝、向日葵、白梨、银杏等。

5. 乳腺癌　乳腺癌患者少吃生葱、生蒜。术后可进食山药粉、菠菜、丝瓜、海带、大枣等。放疗时可食用杏仁、枇杷、白梨、莲藕等。化疗时可进食薏苡仁、橄榄、木耳、光慈菇、新鲜蔬菜和水果。

6. 肝癌　肝癌患者要禁用一切有毒药物，忌饮白酒，忌食辣椒、母猪肉、韭菜，慎食过硬及焦脆食物，少食牛肉、肥肉等难消化的食物。术后要以高蛋白、高维生素饮食为主，如牛奶、鸡蛋、猪肝、鸡肝、羊肝、香蕉、山楂、西瓜等。放疗时要选择营养丰富而滋润的食物，如莲藕、茭白、荸荠、梨、冬瓜、葡萄等鲜菜、鲜水果。

7. 胃癌　胃癌患者忌食母猪肉、白酒、辣椒。避免食用过凉、过硬的食物，应定时定量进食。术后的饮食应遵照医嘱调配，恢复后，也应选高营养、少刺激的食物。如有饭后恶心、呕吐现象，可用生姜 10g 煎水频服。

8. 宫颈癌　宫颈癌患者忌烟酒，少吃韭菜、生葱。术后可进食猪肝、山药、桂圆肉、枸杞、油菜、桑椹、黑芝麻、莲藕等。放疗时可食用牛肉、猪肝、菠菜、芹菜、莲藕、木耳、石榴、菱角等。化疗时可食用动物肝、胎盘、阿胶、甲鱼、山药、木耳、枸杞子、莲藕、香蕉等。

9. 直肠癌　直肠癌患者忌食辣椒、韭菜、生葱、扁豆，腹泻时少吃白薯等。术后饮食以营养丰富、易消化为原则。大便偏稀时，多食细粮和含纤维素少的蔬菜及酸涩水果(如石榴、乌梅等)。若大便偏干,可多食粗粮,以及核桃仁、芝麻和含纤维素多的蔬菜和水果(如芹菜、香蕉、苦瓜、猕猴桃等)。放疗、化疗时应多吃新鲜蔬菜、水果和动物内脏。

10. 白血病　白血病患者禁用烟酒和辛辣刺激饮食,少吃生冷难消化食品,如生葱、韭菜、扁豆、白薯等。化疗时以高蛋白、多维生素食物为主,如牛奶、鸡蛋、大枣、蘑菇、猴头菇、莲藕、菠菜、苹果、柑橘等。放疗时以滋润适口、营养丰富的食物为好,如鲫鱼、黄鳝、山药、黑芝麻、桑椹、杏仁、莲藕、香蕉、梨等。

(三) 精神情志调理

负性情绪能削弱机体免疫功能,增加对癌的感受性,加速癌症的恶化,因此使患者保持心情的愉悦,避免不良情志因素的刺激是非常必要的。癌症患者典型的心理状态是悲观、恐惧、丧失治疗信心,应针对不同癌症患者复杂的心理状态,对其本人及家属进行解释宣传工作,打消思想上不必要的顾虑,避免产生不良情绪。

对精神状态比较稳定的患者,应该向其告知病情,一般宜粗不宜细,从轻不从重。而对于精神比较脆弱的患者,应在其没有思想准备的情况下,暂时对其保密,等到条件成熟或必要的时候(如病情危重无法挽回)再将真相告知,并要用各种方法激发患者的求生欲望,积极配合治疗。

经过治疗,患者病情稳定或带瘤生存期间,应教会患者如何控制情绪,当患者出现焦躁、悲观、抑郁等情绪的时候,要指导其通过交谈、气功、欣赏音乐、抚琴弈棋、书画、游山玩水等方法来放松,缓解不良情绪,使之积极与疾病作斗争。

(四) 针灸康复

针灸在肿瘤康复方面的主要作用是缓解症状,提高免疫功能,增强放、化疗效果,减轻放、化疗副作用等。常用的手法原则是迎随补泻,调理阴阳为主。

常见癌症的针刺取穴如下:

脑瘤:百会、下关、风池、内庭、列缺;

鼻咽癌:风池、下关、上星、合谷;

食管癌:天鼎、天突、膻中、合谷、俞府、彧中;

肺癌:肺俞、心俞、尺泽、曲池;

乳腺癌:乳根、肩井、膻中、三阴交;

肝癌:肝俞、内关、外关、公孙、足三里;

胃癌:胃俞、膈俞、脾俞、足三里、条口;

宫颈癌:肾俞、关元、中极、三阴交;

直肠癌:百会、中极、关元俞、大肠俞;

白血病:足三里、曲池、肝俞、血海。

艾灸穴位:

缓解消化道反应,如恶心、呕吐、厌食等:中脘,足三里;

治疗白细胞减少症:大椎,关元;

缓解癌性疼痛:阿是穴,足三里;

治疗癌性发热(低热):大椎;

提高免疫力:神阙。

灸法操作:以艾条在相应的穴位上进行悬灸,每个穴位施灸 20 分钟,以局部皮肤发热红晕而不产生灼痛为度,隔日灸一次。

（五）足部保健按摩康复

足部保健按摩部位的选择,可遵循“全足按摩,重点加强”的原则。重点按摩时的反射区配方是先基本区,再主要区,后相关区。按摩反射区时,若增加穴位按摩,则治疗效果更好。穴位的选取,可由癌变部位来确定,一般以五输穴的疗效较佳。按摩手法可按个人习惯来定。力度和节奏要恰当掌握。一般治疗对相关反射区的按摩要用中等力度。一般以上午按摩为宜,一天一次即可。

（李　丰）

扫一扫
测一测

复习思考题

1. 肝癌患者如何饮食、针灸康复?
2. 癌症的康复治疗原则是什么?

PPT 课件

10章PPT

扫一扫
知重点

第十章

常见不适症中医养生康复技术

第一节　老年人常见不适症

学习要点

对老年人“亚健康”状态常见的不适症，运用中医养生保健技术来进行预防、调理、康复等，达到延年益寿的目的。

一、概述

随着社会的进步，人们生活水平的日益提高，我国已逐步走进老龄化社会，对于老年人健康问题，我们通过发挥中医药“治未病”的学术思想，选择老年人“亚健康”状态常见的不适症。讲究“三分调治、七分调养”的方法，可以运用中医推拿按摩和医疗练功技术，来预防、调理、康复疾病的不适症。

二、老年人常见的不适症

（一）睡眠不好

睡眠不好是指入睡困难，或睡后易醒、多梦等睡眠质量下降，或总睡眠时间减少，通常少于 6 小时。偶尔出现为失眠现象，如不引起重视，长时间出现失眠，就会导致身体疾患，需到医院去检查，并采取相应的调治方法。如果仅仅是失眠现象，尤其是老年人，说明人体的脏腑功能开始出现衰退，经络、气血功能受到影响，不得不引起高度注意和重视。

睡眠不好，中医总体来讲是阳不交阴，导致失眠的原因主要是胃不和，则卧不安；或思虑过度，伤及脾阳；或心肾不交，或肝阳上亢；或心神不安等。有病需要到医院去治疗，但平时睡觉也要注意。

导致睡眠问题因素很多，如心理问题、精神因素、慢病困扰、癌变早期等。中医有句老话说得好：晚上睡不好，如同一根蜡烛两头烧，再健康的人、再精力充沛的人，也有油尽灯枯的一天。需要提高警惕，不可轻视。

可以采取以下推拿按摩的方法帮助老年朋友调整睡眠。

1. 推拿按摩

防治失眠的自我按摩

（1）开天门分阴阳：患者取仰卧位，操作者用拇指从印堂推至神庭，左右手交替进行，再双手拇指分推，从印堂，分推至太阳穴，反复操作 5~10 遍。

（2）指按揉太阳穴：用拇指螺纹面按揉太阳穴，以有酸胀感为度，采用“两揉一按”方式进行，反复操作 5~10 遍。

（3）五指干梳头部：五指弯曲成弓形，用手指螺纹面为着力部位，或用木梳，从前向后梳，左右手交替进行，反复操作 5~10 遍。

（4）五指侧击头部：五指分开，以小指尺侧交替叩击或合掌指侧击头部，用小指手指尺侧为着力部位，利用手腕旋转，放松叩击头部顶端，采用“连续叩击或三轻一重”方式，交替有节律地叩打经穴，约 1 分钟左右。

（5）指按揉安眠穴：用右手中指按揉左侧的安眠穴（在耳后乳突后方的凹陷处），2~5 分钟，然后交换左手中指按揉右侧安眠穴 5 分钟，采用“三揉一按”方式，进行刺激穴位。

（6）指推擦耳根部：用中指和无名指夹住耳根部，进行上下往返推擦至发热为度。

（7）空拳叩击脐周：双手五指分开，以小指尺侧为着力部位，双手左右交替进行叩击建里、关元穴、天枢穴位，有节律地叩击腹部穴位，反复操作约 3 分钟左右。以腹部穴位有胀痛感为好。

（8）捶打足三里穴：被操作者端坐位或仰卧在床上，操作者手握空拳，对准足三里穴进行“三轻一重”方式叩击，以足三里有胀痛感为好。反复操作约 1 分钟，左右交替进行。如果力量达不到，可以用家庭常用的擀面杖或一把筷子来操作。

（9）掌推擦涌泉穴：可先用热泡脚 5~10 分钟后，一手抓握足大趾，另一手小鱼际推擦左脚涌泉穴至发热为度，左右交替进行，约 1~3 分钟。

2. 自我调理　在床上仰卧位，双眼闭上，排除思想杂念，放松心情，心中意念“我要睡了”，然后，再双手搓热，虎口打开，放在肚脐两旁，进行深呼吸运动，当吸气时，腹部放松隆起，当呼气时，腹部凹陷，同时双手稍用点力量向下按，如此反复练习 10~50 次，当有睡意时，就不用练习了。

3. 健康叮嘱

（1）学会睡“子午”觉，即晚上在 11 点前睡觉，中午 11 点到 1 点之间也要小睡一会，大约半小时左右。这是因为晚上 11 点到凌晨 1 点是胆经最旺的时候，《黄帝内经》吸“凡十一脏，取决于胆”之说，就是说五脏六腑都要取决于胆的生发，全身气血都跟随胆经气血而生发，中午小睡，是心经当令之时，也是上午下午阳气与阴气转换点，小睡就不会扰乱天地阴阳气血的转换，这是中医顺应天时睡觉养生的观念。

（2）晚餐宜少、清淡饮食，睡前可喝点热牛奶，吃点水果之类帮助睡眠的食物。

（3）睡前可进行适当体育运动，如睡前空拳捶打腹部和后背，有利于脊背肌肉放松、缓解疲劳、安定情绪、促进血液循环，有利于睡眠。

（4）睡前热水澡，或泡热水脚下，相互搓擦脚背，让身体有微微发热感，然后睡在床上抬腿、蹬腿 50~100 次，也可帮助入睡。

（二）记忆力下降

老年人记忆力下降多为老年性痴呆的表现，是一种慢性进行性精神衰退性疾病，多见于 70 岁以上老人，出现记忆力、计算力、判断力、注意力减退，认知功能障碍，人格改变及语言障碍等,是老年人大脑衰退的一种表现。如果在65岁之前出现,可能是“老年性痴呆”早期现象,不得不预防。推拿按摩可以起到预防和延缓老年痴呆发生和发展。

1. 推拿按摩

(1)热手掌抚面部:被操作者仰卧位,操作者端坐于头顶端,洗净双手,用少量PP油(即婴儿润肤油)放在手心,双手掌大鱼际搓热,热敷眼睛,然后向上或向两侧分抹5~10遍。

(2)指按揉睛明穴:操作者双手食指指端,向头顶方向按揉两侧睛明穴,以有酸胀感为度,采用“三揉一按”反复操作5~10遍。

(3)指按揉太阳穴:操作者用中指螺纹面按揉太阳穴,以有酸胀感为度,采用“三揉一按”反复操作5~10遍。

(4)鸣天鼓擦耳根:操作者用掌心按压盖住被操作者外耳孔,约10秒钟,然后松开,即会感觉“鼓鸣音”,反复操作5~10遍。然后双手中指和无名指夹住耳根,进行快速推擦至耳根发热,10~30秒钟。

(5)指向后干梳头:操作者五指分开弯曲,用手指螺纹面,或指甲背侧,或梳子,进行从前向后梳被操作者头部,左右手交替进行,30~60次。

(6)五指叩击头顶:操作者五指分开弯曲,以手腕屈伸用力,用指端对头部采取“三轻一重”方式叩击被操作者头部,约30秒钟。

(7)中指揉风池穴:操作者左手扶前额,右手拇指和中指端,按揉双侧风池穴,双手对称用力,有酸胀感为度,采用“三揉一按”方式,反复操作5~10遍。左右交替进行。

(8)手掌捏拿后项:操作者左手扶前额,右手拇指与其他手指对称用力挤压后项肌肉,约10次左右,然后换左手捏拿,约10次左右。左右交换操作约3遍。

(9)掌横擦热后项:操作者左手扶前额,用右手全掌进行横擦后项部,以发热为度。

2. 自我调理

(1)握拳伸掌、搓掌鼓掌、动趾踏步多运动。

(2)擦脸梳头、叩齿鼓腮、动眼揉耳随时做。

(3)每天坚持散步1小时。

3. 健康叮嘱

(1)预防老年痴呆,坚持自己的事情自己做。

(2)保持平淡、愉悦的心情要放在第一位,家庭成员要从心理上关心体贴老年,孝敬、孝顺老人,让老人心理得到家庭的亲情和精神状态的平衡。

(3)多参加社会活动和沟通,脑力活动与体力活动都要加强。提高对外界事物的认知能力。

(4)从膳食来讲,以清淡食物为主,但要注意饮食营养、均衡,尤其是抗氧化剂应用,如多种维生素等。

(5)学会睡子午觉:即晚上在11点前上床休息入睡,中午11~1点上床小睡一会儿,建立睡眠生物钟。

（三）食欲不好

当今我国老年人，因为历史的原因，曾经历了人生的磨难，饮食习惯一直不太讲究，吃出来了“胃病”，如今生活条件好了，吃不是问题了，却吃不得了。常表现为不想吃、吃不进、吃得少等，因为脾胃功能虚弱，所以要增强脾胃功能。学会内脏推拿按摩能增强食欲。

防治胃部不适的按摩

1. 推拿按摩

（1）掌揉腹部活动肠胃：被操作者先解完大小便，放松仰卧在床上，操作者用手掌吸定腹部，缓慢进行揉脐周五穴：即脐中神阙穴、上腹部建里穴、下腹部关元穴，脐旁两侧天枢穴。每个穴约1分钟左右。

（2）指按揉脐周四穴：操作者用中指或拇指按揉建里、关元、天枢穴，采用“三揉一按”的方式进行，也可以随着其呼吸进行，即当吸气时，进行揉动穴位，当呼气时，深按穴位，如此反复，每个穴操作5~10遍。注意呼吸是进行深呼吸，宜缓慢细长。

（3）捏拿腹肌放松腹部：操作者拇指与其他手指对称用力，以肚脐为中心，双手缓慢捏拿起腹部肌肉，反复操作10~30次。

（4）松振腹部健脾和胃：操作者用右手全掌紧贴放在脐部，手腕放松，利用手腕屈伸，如同拍球状，对腹部进行松振腹部，左右手交替进行，5~30分钟。

（5）空拳叩击脐周四穴：操作者双手五指分开，以小指末节尺侧端为着力部位，左右手交替进行叩击建里、关元穴和腹部两旁的天枢穴位，有节律地叩击腹部穴位，反复操作约3分钟。以腹部穴位有胀痛感为好。

（6）捶打足三里穴：被操作者仰卧位，操作者手握空拳，或以掌根叩击足三里穴，采用“三轻一重”方式叩击，以足三里有胀痛感为好。反复操作约1分钟，左右交替进行。如果力量达不到，可以用家庭常用的擀面杖或一把筷子来操作。

2. 自我调理

（1）以肚脐为中心五穴，我们称之为“腹部梅花五穴”，即脐中神阙穴、上腹部建里穴、下腹部关元穴，脐旁两侧天枢穴，常以空拳叩击腹部穴，有利于助胃肠道蠕动。

（2）手握拳或用硬物，揉按或叩击足三里，有酸胀疼痛，以可忍耐为度，可起到健脾和胃的作用。

3. 健康叮嘱

（1）人老脏腑功能相应衰退是自然规律，如果脾胃功能下降，身体自然会差，老年人大多为脾胃虚寒，主要是因为饮食失调、过食生冷、劳倦过度、或久病或忧思伤脾等原因所致，中医对于膳食是很有讲究的，老年人更应注意。

（2）一日三餐，定时定量，到时进餐，七分饱即可，不管肚子饿与不饿，都应主动进食，更不可饥一餐或饱一餐，要使胃肠道有规律地运动。

（3）老年人进食宜清淡为主，少食刺激性食物，同时吃饭时细嚼慢咽，有利于唾液分泌，对胃黏膜有保护作用。

（4）食物温度适宜，不烫不凉为度，过烫或过凉的食物都会刺激胃黏膜，久而久之，易引发胃病。

（5）在无糖尿病情况下，甘味暖食，能滋补脾胃，如山药、南瓜、小米等，有补益脾胃的作用，提高免疫能力。

（6）中餐饭后，不能马上睡觉，而应适当休息10~30分钟后入睡。晚餐后，锻炼宜选择慢运动，如慢走，不能进行剧烈运动。

（7）睡前或早上起床后，自己做掌摩腹部、向下掌推腹部、空拳叩击腹部两侧天枢穴，然后大便，保证大便通畅。

（许卫平 王德瑜）

复习思考题

1. 老年人睡眠不好推拿按摩的步骤有哪些？
2. 老年人食欲不好要如何进行健康叮嘱？

第二节 成年男性常见不适症

学习要点

对成年男性“亚健康”状态常见的不适症，运用中医养生保健技术来进行预防、调理、康复等，达到延年益寿的目的。

一、概述

成年男性属于家庭和社会的中流砥柱，面临着繁重的工作压力和家庭压力，容易出现身体上种种问题导致身体不适。生活中可以运用中医推拿按摩和医疗练功技术为主，起到预防、调理、康复成年男性不适症的目的。

二、成年男性常见的不适症

（一）腹部肥胖

人到壮年，事业有成，生活压力变化和应酬等原因，男人容易出现腹部肥胖，俗称“将军肚”，不仅是不好看，更重要的是影响身体健康。要想消除将军肚，需要坚持科学的膳食和适量运动，“管住嘴，迈开腿”，再配合正确的推拿按摩方法，相信一定会瘦身成功。

1. 推拿按摩

（1）掌揉腹部五穴：被操作者取仰卧位，操作者用右手掌心对准腹部穴位，吸定皮肤缓慢揉脐周五穴：即脐中神阙穴、上腹部建里穴、脐旁两侧天枢穴，下腹部关元穴。每个穴约1分钟左右。

（2）指按揉腹部四穴：被操作者取仰卧位，操作者用拇指或中指深按揉腹部穴位（建里穴、两侧的天枢穴、关元穴）。采用“两揉一按”方式进行。按压时配合深呼吸，即呼气时腹部凹陷，用力按压穴位，呼气时腹部隆起，放松按压，以防止腹部紧张。按压以有酸胀感为度，每个穴位按揉6~10遍。

（3）五指捏拿腹部：被操作者取仰卧位，操作者站在一侧，将双手虎口打开，拇指与其他手指相对用力捏拿起腹部肌肉，从上向下操作，反复挤压捏拿10~30次。

(4)侧掌击腹：被操作者取仰卧位，操作者站于一侧，五指分开，用侧掌快速、柔和、有节律地叩击腹部脐部周围。力量一般以右手为主，左手为辅，操作2~3分钟。注意不要击到两侧肋骨。

(5)松振腹部：被操作者取仰卧位，操作者站于一侧，手掌紧贴放在脐部，手腕放松，利用手腕屈伸，如同拍球状，对腹部进行松振腹部，约3分钟。

(6)摩腹消脂：被操作者取仰卧位，操作者用右手掌紧贴放在其脐部，以肚脐为中心，采用顺时针摩腹。幅度由小到大，约30圈，然后逆时针操作，反复操作，约5分钟。注意：是在体表抚摩，不要带动皮下肌肉，摩腹后使其局部应有微热感。

2. 自我调理

(1)屈髋屈膝仰卧起坐：仰卧在床上，双手抱头，屈髋屈膝，双脚掌落在床面部，请家人压住足背，进行仰卧起坐。反复练习，一般20次为一组，次数由少逐渐增加，以不过度劳累为度。

(2)平板支撑：俯卧在床上，屈肘以肘尖支撑在床面上，脚尖支撑在床面部，身体离开床面成水平位。支撑身体时间，由少逐渐增加，30秒~5分钟。

3. 健康叮嘱

(1)中医认为：脾主运化，负责输布和转化水谷精微。意思是决定人食入的物质能否顺利转换成营养物质并被吸收的重要脏器。暴饮暴食、过食生冷寒凉之品易伤及脾胃，因此，切忌暴饮暴食和食入过度辛辣、寒凉刺激之品，并规律作息。

(2)“管住自己的嘴”是一个重要环节。家庭科学膳食，尽量减少在外用餐，减少油腻食物，尤其是尽量少食入动物内脏等高胆固醇食物。坚持每天按时用餐，以清淡为宜，多食用新鲜蔬果。

(3)“迈开自己的腿”是另一个重要环节。坚持适当运动，滴水穿石，不求速效，功到自然成。

（二）“三高症”

防治“三高症”的自我按摩

“三高症”是指高血压、高血糖（糖尿病）和高血脂（高脂血症）。这是大家听得很多而且十分常见的病种，它又被现代社会称为“富贵病”。单纯的“三高”并不可怕，但是由于“三高”所带来的并发病往往成为影响中年男人健康的又一重要杀手，越来越引起人们的重视。它的形成与遗传因素和日常的生活习惯等都有着密切的关系。推拿按摩对控制“三高”有着十分重要的意义和作用。

1. 推拿按摩

(1)揉按头颈控血压：①被操作者取坐位，操作者站于一侧，用右手固定前额，左手拇指和中指置于颈项两旁的风池穴。采用“两揉一提”的方式操作30次，操作时力量要循序渐进，避免用暴力进行操作，该法能有效改善颈部、脑部的血液循环。②操作者将拇指置于耳后缘，从下向上指推降压沟，当推到耳上缘时顺势揉按角孙穴，揉按30次，操作3遍，与此同时，被操作者用食指、中指并拢逆时针点揉气海穴、关元穴各30次。能起到平肝降逆、安定心神之效。

(2)背部捏脊调血糖：①被操作者取俯卧位，充分暴露背部。操作者坐于一侧，将两手的拇指、食指和中指放在被操作者脊柱两侧，捏紧皮肤，自下而上进行捏脊操作，操作过程采用“两捏一提”的方式，反复操作3遍；操作前可先涂润滑油等介质。②同样的位置采用掌根擦法操作3遍。③操作者分别揉按被操作者肝俞、胆俞、肾俞等穴，每穴操作 5~10 遍。

(3)多元取穴降血脂:①被操作者取俯卧位,操作者在其后侧,将两手拇指指腹对称地放置于脾俞的位置,其余四指起到支撑作用,持续用力按压脾俞,然后迅速松开,如此反复操作 30 次,以驱散脾脏热毒,加速血液运行,降低血脂。②被操作者取仰卧位,操作者用弹拨法操作小腿外侧的丰隆穴 2 分钟以调和脾胃,促进水液代谢。③操作者将右手食指弯曲,用关节处顶压足底的涌泉穴和小肠反射区以改善血液循环,调节人体消化系统,有效调节血脂。

2. 自我调理

(1)闭目,用意念集中于两眉头中央,顺时针和逆时针交替转动眼球。用右手中指点揉印堂穴 30 次,然后沿着头部前正中线揉按至百会穴,百会穴亦操作 30 次。移动的速度要慢,力量要沉稳、着实。反复操作 2 遍。此法可明显改善由于血压增高引起的头痛、头晕等不适症状,缓解疲劳,降低颅内压。

高血糖、高血脂的常见症状及注意事项

(2)取坐位,同时用两手拇指揉按足三里穴各 50 次,力度由轻到重,按照顺时针的方向进行;然后用右手食指和中指揉按中脘穴 30 次;达到降低血糖的目的。

(3)将拇指和食指并拢,逆时针揉按中脘穴 3 分钟,然后以此法操作水分穴 3 分钟以降逆利水、清利湿热,从而降低血脂。

3. 健康叮嘱

(1)积极参加体育锻炼,增强体质。锻炼应把握“适量、有效”的原则。

(2)有家族遗传病史的应定期进行体检,发现不适应赴医院就诊,积极预防并发症的发生。

(3)高血压患者要经常检测血压,最好家里备用一个血压计。低盐、低脂饮食。戒烟戒酒,作息要有规律,心态平和,保持大便通畅。

(4)高血糖患者要保持乐观的心态,减少糖类和脂肪的摄入,主食以粗粮为主。定期检测血糖枪口及肝、肾功能、血常规等。衣服和鞋子要穿着宽松、柔软,避免外伤。

(5)高血脂患者应减少动物脂肪和高胆固醇食物的摄入,如动物内脏、肥肉等,多食如新鲜瓜果类食材,玉米、香菇、番茄等有一定的降脂作用。

(三)胸闷心痛

成年男性常出现胸闷、心痛,是一种主观自我感觉,即呼吸费力或上气不接下气,胸前区板闷不适。轻者不把它当回事,重者似乎被石头压在胸膛,甚至发生呼吸困难,人体身上有很多穴位有利帮助缓解症状。中医认为肝主情志,过度思虑可导致肝气郁结、胸闷心痛,推拿按摩可以调理心脏亚健康状态,提高生活质量。

1. 推拿按摩

(1)按揉膻中调宗气:被操作者取仰卧位,操作者位于右侧,用右手中指按揉膻中穴,逆时针方向进行“两揉一按”,有酸胀感为度,操作 1 分钟。膻中穴为宗气在胸中积聚之处,宗气的生成直接关系到一身之气的盛衰。

(2)分推胸胁畅气机:被操作者取仰卧位,操作者位于右侧,将两手的五指分开,指尖向外,掌根置于前正中线上,然后由内向外沿着肋间隙从上到下进行分推,反复操作 3~5 遍。

(3)抚摩胸部聚心神:被操作者取仰卧位,操作者位于右侧,用手掌平贴于其胸部,抚摸胸前壁,力量要轻柔、连贯、和缓。顺时针、逆时针各 36 圈。

(4)点揉胸穴解烦闷：被操作者取仰卧位，操作者位于右侧，用中指指腹往返按揉气户、云门、中府、期门四要穴。采用“两揉一按”方式进行按揉，反复操作6~10遍，以疏肝理气，解郁除烦。

(5)摩任脉理气归元：被操作者取仰卧位，操作者位于右侧，右手指尖向上直向，左手横向，交替用两手沿前正中线从上至下抚摩至脐部，当到达脐部时稍停顿，轻轻按揉。动作宜轻不宜重，反复操作20次。

(6)拇指按揉心俞穴：被操作者取俯卧位，操作者用拇指按揉背部膀胱经上左右侧的心俞穴，采用“三揉一按”方式进行操作，以有酸胀感为度，5~10遍。

(7)按揉内关调心律：被操作者取坐位，操作者用拇指和中指对称用力按揉内关和外关穴，采用“三揉一按”方式进行操作，以有酸胀感为度，5~10遍，左右侧交换进行。

2. 自我调理

(1)用手掌或大鱼际或掌根，揉按胸胁闷痛处，同时做深呼吸运动。

(2)以手掌指面进行轻轻拍打或抚摸胸胁闷痛处。

(3)以拇指指甲掐内关、合谷，左右手交替进行。

3. 健康叮嘱

(1)面对繁忙的工作之余，要学会调节自我的情志，多与人沟通，及时吐露心中的烦闷，必要时找心理医师进行心理咨询。

(2)每天用温水淋浴洗澡，激活体内“快乐因子”，洗澡后穿宽松一点的衣服。

(3)规律作息，多参加户外体育锻炼。

(4)保证充足的有质量的睡眠。睡前喝一杯300ml左右的温开水，可以稀释血液黏稠度，减少心肌梗死、心绞痛、脑血栓等突发危险。

（许卫平　王德瑜）

复习思考题

“三高”症如何进行健康叮嘱？

第三节　成年女性常见不适症

学习要点

对成年女性常见的不适症，如何运用中医养生保健技术进行预防和调理，以改善体质，增进健康。

一、概述

在经济快速发展、竞争日益激烈、信息日新月异、生活节奏加快的当前社会，成年女性在社会中承担着多重角色，压力也与日俱增，给女性的健康带来了诸多问题。因成年女性具有月经、胎孕、产育、哺乳等生理特点，感情丰富的心理特点，精血神气颇多耗损，极易出现一系列不适症状，已成为困扰当今社会的严重健康问题。运用推拿按摩、艾灸、养生保健功法等中医养生康复技术和方法，可预防并减少成年女性不适症的发生，改善偏颇体质，增进身心健康。

二、成年女性常见的不适症

（一）宫寒少腹疼痛

宫寒少腹疼痛是指成年女性不在行经、妊娠及产后期间出现的少腹疼痛，有坠重感，得温则减，遇冷加重，甚则痛连腰骶。有时伴有畏寒肢冷、性欲淡漠、大便稀溏，舌质黯淡，苔白，脉沉濡等全身症状。多见于阳虚体质的成年女性。

宫寒腹痛，中医总体来讲是寒入胞宫，血行不畅，不通则痛。主要原因是先天禀赋不足，命门火衰，胞宫失于温煦，血行迟滞；或经期产后，余血未尽，冒雨涉水，感寒饮冷，伤及胞脉，寒凝血滞，以致宫寒腹痛。

宫寒腹痛不仅影响女性的日常生活和工作，日久还可导致痛经、不孕不育或孕期流产等，必须引起足够重视。常以暖宫散寒、活血行气为治疗原则，可以采取以下方法进行调养。

1. 艾灸疗法

（1）取附子 10g，肉桂、川芎、细辛、艾叶各 5g。按以上药物比例混合，研成细末密封保存备用。

（2）施灸时取少量药末，加适量黄酒拌匀，调和成膏状，制成直径约 3cm、厚约 0.8cm 的药饼，中间用针穿刺打孔。

（3）选取神阙、关元、中极、子宫、腰阳关、次髎、三阴交等穴位，将药饼放在施灸部位，外用医用橡皮膏固定，再将艾炷放置上面，点燃艾炷上端，按照腰骶部、下腹部、下肢的顺序施灸，每穴 10~15 分钟，每日 1~2 次。

知识链接

艾灸调理宫寒腹痛的优势

中医学认为“寒者热之”，对于宫寒腹痛的调理，最为简便且行之有效的便是艾灸疗法。任脉和带脉是胞宫周围的重要的经脉。在这两条经脉上的穴位施以艾灸的方法可温煦腹部以及腰部经络，起到暖宫散寒、调经止痛的作用，并可鼓动阳气，极大改善成年女性的阳虚体质。

防治痛经的自我按摩

2. 自我调理

（1）药膳调理。用红糖、艾叶、益母草煮水喝，以暖宫散寒、调经止痛。疼痛缓解后，一周喝一次，月经期间连续服用数日。

（2）坚持睡前热水泡脚。取艾叶、肉桂、花椒煎水，用以浸泡双脚，具有温肾散寒，温经通络之功，能有效改善宫寒腹痛。

3. 健康叮嘱

（1）注意保暖。除日常腹部的保暖外，将艾叶、益母草等药末装入“兜肚”或“肚束”中，以加强温暖腹部的作用。也要注意脚部保暖，春夏之交不要过早暴露双腿和脚踝，以防寒从脚下生。

（2）合理饮食。一方面，多食用温经暖宫的食物，如羊肉、核桃、大枣、花生、洋葱、韭菜；另一方面，忌食生冷、水果和酸性食物，如绿豆、苦瓜、凉瓜等。

（3）加强运动。中医有“动则生阳”之说，每天保证半小时的运动时间，如散步、慢跑、太极拳、五禽戏、八段锦和各种健身操等，能促进血液循环，改善体质。也可常做日光浴、空气浴以强壮卫阳。

（4）月经期间、产后、哺乳期要注意避免过多接触寒凉，如不要冒雨涉水、坐卧寒凉之处。

（二）乳房肿块疼痛

乳房肿块疼痛是成年女性的常见病之一，临床表现为单侧或双侧乳房有多个大小不等的肿块，质韧实或囊性感，界限不清，活动度好，自觉乳房胀痛，与月经、情志变化相关。常于经前肿块增大、胀痛明显，经后肿块缩小、胀痛减轻或消失，严重者经前经后均呈持续性疼痛。多发于25~40岁之间，尤其气郁体质的成年女性。

属于中医“乳癖”范畴。中医学认为多由情志内伤，肝郁痰凝，积聚乳络所致。冲任失调为发病之本，肝气郁结、痰凝血瘀为发病之标。本症必须及时治疗，去医院排除病理因素后应予以重视。若久病损及肝肾，导致阴虚血少，经脉失养，而成痼疾。

西医学认为与内分泌失调有关。现代生活节奏快，竞争激烈，精神压力、不良情绪、饮食结构失衡，长期接触电脑、电磁波辐射等许多因素都可能引起女性内分泌失调而导致乳房肿块的产生。虽然多数乳房肿块是良性的，但女性一定要养成经常检查乳房的习惯，预防癌变的发生。

乳房肿块疼痛应以疏肝理气，散结消肿为治疗原则，可通过以下中医养生康复技术和方法进行有效调治。

1. 推拿按摩

（1）推乳：取坐位，操作者一手托住患者一侧乳房，另一手四指从乳房根部四周推向乳头，由轻而重，由浅入深，左右交替进行，操作约3分钟。

（2）指拿肩井穴：取坐位，操作者用三指拿法拿两侧肩井穴，指尖用力，一松一紧，操作时间为2分钟，以穴位局部出现酸胀感为佳。

（3）按压合谷穴：取坐位，操作者用拇指按压合谷穴，左右交替进行，操作时间为2分钟，以酸胀感为度。

（4）轻摩膻中穴：患者取仰卧位，操作者以食、中两指的指腹轻摩膻中穴，可稍微轻推至穴位周边，操作时间为3分钟。

（5）点按肿块和乳周穴位：取仰卧位，操作者用拇指点按乳房肿痛处，按揉灵墟、乳根、期门、膺窗、渊腋等穴，左右交替进行，每穴半分钟左右。

（6）捶打足三里穴：取仰卧位，操作者手握空拳，拳眼向下，对准足三里穴进行“三轻一重”方式叩击，反复操作约1分钟，左右交替进行。以产生酸、麻、胀、痛和走窜感为宜。

（7）点揉三阴交：取仰卧位，操作者用拇指或中指指端先用力向下按压，先顺时针方向、再逆时针方向揉三阴交，操作约2分钟，以产生酸胀感为宜。

（8）按揉太冲穴，推至行间穴：取仰卧位，操作者用拇指指腹按揉太冲穴，以产生酸胀感为宜，按揉50次。再由太冲穴推至行间穴，反复约300次，动作宜轻柔。

（9）侧擦腋—腰：取侧卧位，操作者用指擦法，从腋下擦至腰部，反复进行50次。

(10)推肝俞穴:取俯卧位,操作者用一指禅推法推肝俞、胃俞穴,操作时间为1分钟。

2. 自我调理

(1)自我按摩。每晚临睡前仰卧位,用热毛巾敷两侧乳房3~5分钟,再用手掌部按摩乳房周围,左右与上下各揉按30次。每天按摩1次,坚持按摩2~3个月,可减轻乳房肿块。

(2)中成药或药茶。配合内服具有疏肝理气、活血化瘀、软坚散结作用的中成药,如加味逍遥丸、乳癖消等。也可玫瑰花泡水,每日代茶饮。

(3)贴敷法。取大黄、黄柏、乳香、没药各等份,冰片少量,研成细末,用鸡蛋清调成膏状,敷于肿痛处,外盖纱布,以胶布固定。每天换药1次。

3. 健康叮嘱

(1)心理调摄。不良情绪是乳房肿块疼痛的重要因素。春季正是疏养肝气、调畅情志的最佳季节。保持心情开朗,肝气才能条达舒畅。培养读书、唱歌、外出郊游等兴趣爱好以怡情养性。

(2)宜清淡饮食,以植物性食物为主,多吃蔬菜、水果,少吃肉类、油炸食品、甜食以及烧、烤、熏、腌的食物。

(3)适量使用避孕药,禁止服用含雌激素的食品或美容用品。

(4)避免人流,坚持母乳喂养。

(5)不要熬夜和吸烟,切勿过度饮酒。

(6)选择适宜保健养生功法,如太极拳、武术、五禽戏、叩齿、甩手、"六字诀"中的"嘘"字功等活动,以舒畅肝气、调息养神。

(7)定期进行乳房自检,最好在月经结束后的第3~7天为佳。20岁以上的女性应每隔3年做一次红外线乳透检查,40岁以上者每年都要去医院检查一次。发现肿块者,应及时到正规医院就诊,定期复查。

(三) 产后大便难

产后大便难是产后常见的一种并发症。表现为产后大便艰涩,或数日不解,或排便时干燥疼痛,难以排出。一般饮食如常,且无腹痛、呕吐等症状。与其他疾病引起的便秘有所不同。

引起产后大便困难的原因很多,主要是产后分娩失血,营血骤虚,津液亏耗,不能濡润肠道;或素体气虚,又因产时耗气,大肠无力传导,导致燥屎内结,难以排出。

根据产后多虚多瘀的病理特点,治疗以润肠通便、补养气血为主,通常采用以下中医养生康复技术和方法进行积极调养。

1. 推拿按摩

(1)患者取仰卧位,操作者用一指禅推法推中脘、天枢、大横穴,每穴1分钟;再以顺时针方向摩腹,力度要渗透进腹腔,使肠道跟随手掌在腹腔中蠕动,以腹内有热感为佳,操作时间约10分钟。

(2)按揉关元、气海穴:操作者将一手食指和中指并拢,以环形方式按揉关元、气海穴,由轻而重,由慢渐快,操作时间为5分钟。

(3)患者伸出手臂,操作者用拇指指腹沿顺时针方向按揉位于手背腕横纹上3寸的支沟穴,力度由轻渐重,以产生酸麻感为佳,左右交替进行,操作时间为2分钟。

(4)患者取俯卧位，操作者用一指禅推法沿脊柱两侧从肝俞、脾俞到中髎穴，再按、揉、摩胃俞、肾俞、大肠俞，反复2~3遍，操作时间为5分钟。

(5)推擦腰骶：操作者两手五指并拢，以掌根自上而下地推擦腰骶部，直至腰骶部发热为度。

2. 自我调理

(1)自我按摩：一般自然分娩后6~8小时产妇就坐起，进行一些翻身活动。患者也可自我按摩，先排空小便，然后在床上取仰卧位，右手掌根部紧贴腹壁，左手叠在右手背上，双手用力，以顺时针方向沿右下腹、右上腹、左上腹、左下腹的顺序按摩腹部，力度由轻渐重，每2秒循环一圈，一般按摩100次左右，可有便意。

提肛运动的养生之道

(2)提肛训练：方法是做忍大便的动作，将肛门向上提，然后放松。早晚各一次，每次20~30遍。此方法可锻炼骨盆底部肌肉，促进肛门部血液回流。

(3)食疗：制作牛奶蜂蜜饮，取牛奶250ml，蜂蜜30g，芝麻15g。先将芝麻炒香，研末备用。牛奶煮沸后，放入芝麻，待30℃左右时放入蜂蜜，混匀，晨起空腹饮用。坚持数日，可有效改善产后便秘。

3. 健康叮嘱

(1)建议早期下床活动，不要久卧不动，也要避免长时间下蹲、站立，注意劳逸结合。保证充足的睡眠，养成定时排便的习惯。

(2)保持乐观情绪。不良的情绪会使胃酸分泌量下降，肠胃蠕动减慢，平时应保持精神愉快、心情舒畅，避免不良的精神刺激。

(3)产后饮食要合理搭配，荤素结合。多食蔬菜、瓜果。忌食辣椒等辛辣刺激食物，不可饮酒。多喝汤水，有助于润滑肠道，促进排便。

(4)选择一些具有补血养阴、润肠通便作用的食疗药膳。

(5)药物辅助排便。大便已秘结，无法排出体外时，可暂用开塞露，待大便软化后即可排出。平时也可配合柔和缓泻的中成药，如五仁丸等。

(安丽凤　许卫平)

复习思考题

1. 成年女性宫寒少腹疼痛如何进行自我调理？
2. 乳房肿块疼痛的推拿按摩步骤有哪些？
3. 妇女产后大便难要如何进行健康叮嘱？

第四节　少儿常见不适症

学习要点

对少儿常见的不适症，如何运用中医养生保健技术进行预防和积极调养，以达健康、抗病、促愈的目的。

一、概述

少儿是指从出生到12岁这段时期。中医学认为少儿脏腑娇嫩，形气未充，抗病能力较差，一旦调护失宜，则外易为六淫所侵，内易为饮食所伤，出现感冒发烧、腹泻、营养不良等常见不适症。

少儿不适症的调养有别于成年人，关键在于把握其生理特点和病理特点，应用推拿按摩、刮痧、足疗、浴身、饮食调摄等中医养生保健技术和方法，既可调动少儿自身平衡、维护健康的能力，又能培补元气、调理脏腑、畅通经络，提高抗病、促愈、康复的能力。

二、少儿常见的不适症

（一）少儿感冒发烧

少儿感冒发烧是儿内科最常见的病症，临床以发热恶寒、头痛鼻塞、流涕咳嗽、喷嚏为特征。本症一年四季均可发病，以冬春多见，在季节变换、气候骤变时发病率高。

中医学认为多由感受风邪引起，病变脏腑在肺。少儿肺脏娇嫩，若先天禀赋不足或卫外功能减弱时，稍有不慎则易感受外邪，外邪经口鼻或皮毛侵犯肺卫，腠理开合失司，卫阳被遏，导致感冒发烧。又因少儿具有“阳常有余，阴常不足”的生理特点，故患感冒时多易出现发烧症状。

西医学认为人体内有产热系统和散热系统互相调节，体温才维持在一个相对恒定的水平，而小儿因中枢神经系统发育不完善，体温调节能力较差，因此易出现发烧。少儿时期正常体温较成年人稍高，且昼夜波动较大，但范围不超过1℃。一般少儿舌下温度超过37.5℃，腋下温度超过37.4℃，即为发烧。本症的基本治疗原则为宣肺解表退热，可通过以下推拿按摩等康复技术和方法进行调治。

1. 推拿按摩

（1）开天门。患者取仰卧位，操作者从眉心至额上发际正中间，用两手拇指交替自下向上推。速度宜慢，力量宜轻，推30~50遍。

（2）推坎宫。操作者用两拇指桡侧从眉心向眉梢作分推，推30~50遍。

（3）揉太阳。操作者用两手食指指腹环旋揉动两眉后凹陷处，揉20~30遍。注意左右动作要同步。

（4）揉耳后高骨。取坐位，操作者用中指指腹揉患儿耳后乳突后缘高骨下凹陷处，揉20~30遍。

（5）拿风池。操作者用右手拇指和食指同时拿患儿后发际两侧凹陷处，5~10遍。

（6）清肺经。操作者左手握住患儿的右手腕偏上一点的位置，右手拇指指腹沿着患儿右手无名指以末节横纹推向指尖方向，推100~200遍，左右交替进行。

（7）清天河水。患儿手心向上，操作者用食指和中指从手腕（腕横纹）推向手肘（肘横纹），推100~200遍，左右交替进行。

（8）推脊。取俯卧位，操作者用食指和中指配合，从颈部大椎穴下推至尾椎骨。注意动作不宜太快、过猛。

2. 自我调理

（1）药浴法。柴胡、荆芥、紫苏、薄荷各20g，煎汤浸浴。浴后用干毛巾拭干，盖被静卧片刻。注意保证室温，浸浴时间不宜超过 20 分钟。

（2）中成药辅助疗法。根据病情选用午时茶、小柴胡冲剂、清开灵冲剂等中成药。

3. 健康叮嘱

（1）增加休息时间，保证充足的睡眠，以增强患儿的抗病能力。

（2）观察体温。如果患儿体温超过 38.5℃，应及时进行物理降温。

（3）饮食宜清淡、易消化、有营养为佳。多饮水，以促降温和排泄体内有害物质。

（4）注意随气候变化增减衣服，尤其气温骤变时。勿长期衣着过暖。

（5）冬春感冒流行时，少去公共场所，避免感染。

（6）保持大便通畅。保持患者的大便通畅，有利于体温恢复正常。

（7）注意体格锻炼，多做户外活动，增强体质。

药浴退热妙处多

（二）少儿腹泻

少儿腹泻是以大便次数增多、粪质清稀或如水样为主症的消化道疾病。一年四季均可发生，以夏秋季节多发。属中医“泄泻”范畴，多因感受外邪，内伤饮食与脾胃虚弱有关。外受风寒，饥饱无度，进食油腻、生冷、不洁食物均可造成少儿胃肠功能紊乱，从而引起泄泻。

家长不要惊慌，只要小儿不发烧，神志清楚，精神状态良好，大便未见脓血，通过以下方式进行积极调养，可以加快康复，减少并发症，避免导致小儿发育不良及其他不良后果。

1. 推拿按摩

（1）补脾经。患儿取仰卧位，操作者用左手握住患儿左手，同时以拇指和食指掐捏住患儿拇指，使之微屈，再用右手拇指从患儿拇指指尖推向指根，推 100~500 遍。

（2）揉板门。操作者用拇指揉患儿大鱼际平面中点，推 100~300 遍。

（3）揉外劳宫。操作者用中指指端揉患儿手背中指与无名指掌骨中间，揉 100~500 遍。

（4）补大肠经。操作者用右手拇指桡侧面从患儿食指桡侧指尖直推至指根，推 100~500 遍。

（5）运摩神阙。操作者将双手掌心搓热，放在肚脐上，手指微翘，逆时针摩动。也可以肚脐为中心，逐渐向外扩大到整个腹部，下到关元穴，上到中脘穴。摩 100~200 遍，至有热感为宜。

（6）推上七节骨。取俯卧位，操作者用食指和中指指腹从下（尾椎骨）而上（第 4 腰椎）直推患儿七节骨，推 100~200 遍。推至皮肤微红为度。

（7）揉龟尾。操作者用中指指腹轻揉患儿尾椎骨端，揉 100~300 遍。

知识链接

推拿按摩治疗少儿腹泻的机制

推拿按摩是中医的一种传统疗法，在儿科应用比较广泛。通过一些特定的手法作用于患儿体表的特定部位，以调整机体的生理和病理状态。推拿按摩用来辅助治疗少儿腹泻的作用机制，一则减慢肠道蠕动，缓解小肠痉挛疼痛，促进水液吸收，恢复肠道泌别清浊；二则振奋腹部阳气，恢复脾胃功能，增强抗病能力。

2. 自我调理

(1)补充水分。少儿腹泻时会伴有脱水的状况,所以一定要注意饮食,需要补充些淡盐水或咸稀饭,少食多餐,由稀渐浓。

(2)贴敷法。将吴茱萸20g,丁香5g,胡椒20粒,共研细末。每次取药2g,用植物油调成糊状,外敷患儿脐上,以纱布固定,每日换药1次。或睡前先用热泡脚5~10分钟后,将大蒜捣烂,敷贴足心,以纱布固定。

(3)食疗。鸡内金山药糯米粥具有健脾消食之效,能有效改善少儿腹泻。取鸡内金1个,山药30g,糯米50g,清水适量。先将鸡内金、山药炒香研成末备用。把糯米淘净放入锅中,再加入5g药末和适量清水,一起煮成糜粥食用。每天1剂,病好为度。

(4)中成药辅助疗法。根据病情选用保和丸、四神丸、红灵丹、脉安冲剂、藿香正气丸等中成药。

3. 健康叮嘱

(1)讲究饮食卫生,饭前便后要洗手,餐具要定期消毒。

(2)注意气候变化、居室温度、居室通风、居室卫生,及时增减衣服,避免腹部受凉。不让小儿在烈日下嬉戏,或长久坐卧湿地,避免受暑或着凉。

(3)避免长期滥用抗生素,防止菌群失调而导致的肠炎。

(4)注意调摄饮食。饮食宜定时定量,不要暴饮暴食;不能服用生冷和刺激类食物,对肠道有刺激;不能服用导致腹胀的食物,如豆类、过多的牛奶等会使肠内胀气,加重腹泻;不能吃高糖食物,如糖果、巧克力、甜点等含糖量较高,在肠内会引起发酵而加重胀气;不能吃高脂、不易消化的食物和垃圾食品。

(5)如果患儿出现体温升高、无精打采、啼哭无泪、眼眶下陷,这是重度腹泻的症状,必须立即去医院治疗。

(三)少儿营养不良

少儿营养不良为儿科四大症之一,是一种慢性营养缺乏症,又称蛋白质、热量不足性营养不良症。临床表现为面色苍白、乏力、厌食、肌肉松弛、头发干枯等。患儿体重增长缓慢或停滞,甚至下降,皮下脂肪消失,出现进行性消瘦,甚至影响生长发育。

属中医"疳证""奶痨"的范畴。中医学认为脾胃失调是引起本症的主要原因。少儿为"脾常不足"之体,饮食失调、喂养不当或其他因素(如慢性泄泻、病后失调)均可导致少儿脾胃虚损,运化失职,吸收功能长期障碍,脏腑失养、津液干涸、形体羸瘦,而成本症。

少儿营养不良宜早防治,若迁延日久,累及其他器官,则缠绵难愈。患儿常因消化能力减弱,身体得不到足够的营养补充,迫使自身组织消耗,从而容易导致腹泻、肺炎、水肿、营养性贫血和各种维生素缺乏症。治疗原则常以调整脾胃为主,以消积导滞、补养气血为辅,可通过以下方式进行积极调养。

1. 推拿按摩

(1)补脾经。患儿取仰卧位,操作者用左手握住患儿左手,同时以拇指和食指掐捏住患儿拇指,使之微屈,再用右手拇指从患儿拇指指尖推向指根,推100~500遍。

(2)揉板门。操作者用拇指揉患儿大鱼际平面中点,推100~300遍。

(3)推四横纹。患儿食指、中指、无名指、小指四指并拢,操作者从食指的横纹推向小指的横纹,推100~200遍。

(4)清大肠。操作者用右手拇指桡侧面，从患儿合谷穴直推至食指指尖，推 100~300 遍。

(5)分腹阴阳。患儿仰卧，操作者正面而立，两手掌平放患儿脐下，以指腹沿肋弓角边缘或自中脘至脐，向两侧推出，分推 200 次。

(6)顺、逆时针摩脘腹各 3 分钟。

(7)点按中脘、天枢穴各 1 分钟。

(8)按揉足三里穴 1 分钟。

(9)捏脊。取俯卧位，操作者两手沿脊柱两旁，用拇指和食指捏提患儿背部皮肤，以"捏三提一"的方式由下而上，自尾骶部开始，捏到枕颈部。反复操作 2~3 遍。注意用力不宜过大、过猛，动作要协调。

2. 自我调理

(1)食疗。制作麦芽山楂糕，取大麦芽 100g、山楂(去核)50g、糯米粉 150g、白糖 75g。先将大麦芽和山楂研成细末，加入糯米粉、白糖和少量蜂蜜，调和均匀，蒸熟食用。

(2)中成药辅助疗法。根据病情选用健脾和胃、补养气血的中成药，如人参健脾丸、十全大补丸、启脾丸等。

3. 健康叮嘱

(1)注意饮食搭配。合理喂养，进食定时定量；防止偏食、挑食，纠正吃零食等不良习惯；尽可能母乳喂养，及时添加辅助食品，注意营养。不宜吃生冷、油腻的食物，以保护小儿肠胃功能。

(2)缺锌、铁、钙等微量元素的患儿，应给予适当补充。

(3)注意饮食卫生，预防各种肠道传染病和寄生虫病。

(4)经常到户外活动，多晒太阳，增强体质。

（安丽凤　许卫平）

扫一扫
测一测

复习思考题

1. 少儿感冒发烧推拿按摩的步骤有哪些？
2. 如何应用贴敷法调治少儿腹泻，请举例说明。
3. 少儿营养不良要如何进行健康叮嘱？

主要参考书目

1. 王德瑜.中医养生康复技术[M].北京:人民卫生出版社,2014
2. 邓沂.黄帝内经养生智慧解密[M].北京:中国中医药出版社,2017.
3. 邓沂,吴玲燕.茶饮与药酒方集萃[M].第2版.北京:人民卫生出版社,2018.
4. 周少林,宋诚挚.中医学基础[M].第2版.北京:中国医药科技出版社,2017.

复习思考题答案要点和模拟试卷

《中医养生康复技术》教学大纲